高等职业教育"十四五"规划教材

实验室诊断

王文利　　张玉仙　　主编

中国农业大学出版社
·北京·

内 容 简 介

本书内容包括血液检验、血清生化检验、尿液检验、粪便检验、皮肤检验、穿刺液检验、细菌学检验、兽医病理学检验等,诊疗技术以岗位任务为驱动,以岗位诊疗技术能力培养为核心,以宠物医师等各个职业资质为评估标准,力求培养技能型、实用型、高素质的宠物疾病诊疗人才。

图书在版编目(CIP)数据

实验室诊断/王文利,张玉仙主编. --北京:中国农业大学出版社,2022.3
ISBN 978-7-5655-2720-3

Ⅰ.①实… Ⅱ.①王…②张… Ⅲ.①实验室诊断－高等职业教育－教材 Ⅳ.①R446

中国版本图书馆 CIP 数据核字(2022)第 021974 号

书　名	实验室诊断			
作　者	王文利　张玉仙　主编			

策划编辑	张　玉　郭建鑫	**责任编辑**	田树君
封面设计	郑　川		
出版发行	中国农业大学出版社		
社　址	北京市海淀区圆明园西路 2 号	**邮政编码**	100193
电　话	发行部 010-62733489,1190	**读者服务部**	010-62732336
	编辑部 010-62732617,2618	**出　版　部**	010-62733440
网　址	http://www.caupress.cn	**E-mail**	cbsszs @ cau.edu.cn
经　销	新华书店		
印　刷	北京溢漾印刷有限公司		
版　次	2022 年 7 月第 1 版　2022 年 7 月第 1 次印刷		
规　格	185 mm×260 mm　16 开本　14.75 印张　360 千字		
定　价	45.00 元		

图书如有质量问题本社发行部负责调换

编写人员

主　　编　王文利（北京农业职业学院）
　　　　　张玉仙（北京农业职业学院）

副 主 编　田长永（辽宁农业职业技术学院）
　　　　　邓位喜（遵义职业技术学院）

编写人员　刘明荣（北京农业职业学院）
　　　　　李　朋（北京农业职业学院）
　　　　　张玉仙（北京农业职业学院）
　　　　　王文利（北京农业职业学院）
　　　　　王金秋（北京农业职业学院）
　　　　　张　磊（北京全心全意连锁动物医院）
　　　　　张海涛（北京全心全意连锁动物医院）
　　　　　王黎霞（北京农业职业学院）
　　　　　田长永（辽宁农业职业技术学院）
　　　　　邓位喜（遵义职业技术学院）

企业技术指导　张　磊（北京全心全意连锁动物医院）
　　　　　　　张海涛（北京全心全意连锁动物医院）

前　言

　　随着人们生活水平和收入的提高以及观念的转变，人们对物质生活的要求得到满足的同时，提出了更高的精神生活要求，开始追求多样化的生活方式，而饲养宠物已成为追求精神生活的一种方式。犬、猫作为伴侣动物进入千家万户，成为许多家庭的特殊成员，在当代社会生活中扮演着越来越重要的角色。相应地，犬、猫疾病的诊断治疗问题也日渐突显。

　　随着科学技术的迅猛发展，新理论、新技术、新设备不断更新，实验室诊断技术进入了一个以高新技术科技化、诊疗技术精准化为主体的发展时代。《实验室诊断》是为适应飞速发展的动物医学科学而编写的，其内容包括血液检验、血清生化检验、尿液检验、粪便检查、皮肤检验、穿刺液检验、细菌学检验、兽医病理学检验等，诊疗技术以岗位任务为驱动，以岗位诊疗技术能力培养为核心，以宠物医师等各个职业资质为评估标准，力求培养技能型、实用型、高素质的动物疾病诊疗人才。

　　本教材由北京农业职业学院王文利、张玉仙担任主编；辽宁农业职业技术学院田长永和遵义职业技术学院邓位喜两位教授为副主编；北京农业职业学院李朋、刘明荣、王黎霞、王金秋，北京全心全意连锁动物医院院长张磊、张海涛参加编写。

　　在编写本教材过程中，编者听取了宠物行业专家和宠物医学界同仁提出的宝贵建议，参考了同行专家研究成果和珍贵资料，在此表示诚挚的谢意。

　　本教材是全国高等职业院校动物医学、宠物医学等畜牧兽医类专业教材，内容涵盖了国家高级动物疫病防治员职业标准对动物疾病诊疗工作与技术的要求，可作为宠物医师职业岗位资格证书的技能培训与鉴定教材，也可供广大畜牧兽医科技工作者、动物防疫检疫科技人员学习与参考之用。

　　由于这部教材涉及面广，编者水平有限，错误之处在所难免，恳请广大读者和同仁不吝赐教。

编　者

2021 年 6 月

目　　录

1

项目 1

绪 论

任务 1.1 概 论

1.1.1 实验室诊断的概念与发展现状

实验室诊断技术主要是运用物理学、化学和生物学的技术和方法,对动物的血液、体液、分泌物、排泄物、组织等进行检验,以获得反映机体功能状态、病理变化或病因等的客观资料。实验室检查结果与临床资料结合进行综合分析,以确定疾病的性质,为确诊、制定防治措施及判断预后均有重要意义。同时,某些实验室检验的结果可从分子水平研究动物疾病的发生、发展与转归,阐述疾病的发生机理,为检疫、检验提供依据。因此,实验室检查是现代实验室科技与兽医学在更高层次上的结合,其目的和任务是为疾病的诊断、预后及防治提供全面的和可靠的实验室分析数据。由此可见,实验室检查是现代检验学中一个重要组成部分,它是联系兽医基础学科与动物疾病诊断的纽带,是检验学发展的基础和保证。

实验室诊断技术随着兽医学和生物医学及边缘学科(如分子生物学、细胞生物学、遗传学、免疫学、生物化学、应用分析化学、生物物理学、计算机、生物工程等)的基础理论和技术的飞速发展,检验手段和内容不断丰富,检验方法的精确性和结果的准确性进一步提高,并逐渐形成了检验学这一新兴的综合学科。实验室诊断技术的发展在兽医疾病(特别是群发病,如传染病、寄生虫病、中毒病和营养代谢病)的快速诊断、预测、预报和防治中发挥着日益重要的作用,为高质量地诊断动物疾病提供保证。

在兽医实践中常见不同疾病检查同一项目有相同或类似的结果,而同一疾病也可能因病情、病期和个体差异而使实验结果有很大差异,即便检查结果相同,其机制也各不相同。由于机体不断变化和代谢,所得到的检查结果实际是不断变化的,所以,在进行疾病诊断时应结合临床症状和实验室检查结果,进行动态地分析,才能做出合理的结论,指导和帮助临床诊治和预防动物疾病。兽医对检查项目的基础理论掌握得越深入,对疾病了解得越深刻,越能使实验室检查发挥更大的诊断价值。

1.1.2 实验室诊断技术的主要内容和应用范围

实验室诊断技术的内容广泛,涉及检验学的许多方面,有些内容已在相关学科中有详细的

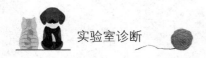

叙述,本书只介绍一些常规的检验。

1. 血液学检验

作用于机体的任何刺激,都会引起血液成分的改变。血液学检验主要针对血液和造血组织引起的血液病及其他疾病所致的血液学变化。兽医临床上主要进行血常规检查,包括红细胞总数、白细胞总数、血红蛋白含量、红细胞比容和抗凝血功能检验等。

2. 血液生化检验

血液生化检验以化学和医学知识为基础,应用分子生物学、仪器学、计算机电子学等学科知识测定血液中常见的生化指标。检验项目包括电解质紊乱和酸碱平衡失调的检查、肝功能检验、肾功能检验、心脏及肌肉疾病的检验、其他血清酶检验以及微量元素、维生素检测等。这些项目对动物疾病的诊断和鉴别诊断、判断病情及预后等具有重要的意义。

3. 尿液检验

尿来源于血液,主要功能是排泄体内的代谢产物、异物、毒物等,同时调节电解质代谢及酸碱平衡,借以维持内环境的相对恒定。尿液检验包括物理性状、主要化学成分定性、有形成分检查等。

4. 寄生虫学的检验

寄生虫学的检验包括体内寄生虫检查(如粪便中寄生虫检查、血液中寄生虫检查、生殖器寄生虫检查等)和体外寄生虫检查。

5. 病原微生物与免疫检验

病原微生物检验就是利用涂片、染色、镜检的方法观察病原微生物,但有的病原微生物没有细胞结构,在显微镜下难以观察到,所以要采用免疫学检验手段进行检查。免疫学检验主要是利用抗原—抗体反应原理进行病原诊断。随着免疫学理论的发展和技术进步,现在临床免疫学应用和检查远远超出过去临床血清学检查范围,除临床血清学检查外,还包括特异性和非特异性免疫功能、各类免疫活性细胞、免疫分子、淋巴细胞及其亚群、淋巴细胞分化抗原、免疫球蛋白及其轻重链和片段、异常或病理性免疫球蛋白检查、补体和免疫复合物、各种变态反应性疾病、肿瘤、风湿病、移植免疫等检查。

1.1.3 实验室诊断技术的应用范围

随着畜牧业生产逐步向集约化、规模化、工厂化和产业化发展,实验室诊断技术不仅仅为诊断疾病所用,而且在疾病的预测、预报和安全生产等方面也发挥着重要作用。

1. 疾病诊断

通过试验检查、对疾病病因、病原、病期、病型、病情以及疾病的静止、活动、恶变、恶性复发、转移或散播、有无并发症和复合性疾病等提出科学的试验依据,协助与指导制订治疗计划,确定疗效标准、实验观察指标和判定预后的根据等。

2. 疾病的监测

通过对动物定期进行相关指标的测定,了解动物的健康状态,做到对疾病(特别是营养代谢病)的早期预测、预报,也可及时发现某些潜在性的疾病,为进一步采取措施提供依据。

实验室诊断还可用于环境毒理和动物性食品的安全评价。

任务 1.2 样本的采集

　　动物的离体组织、排泄物和体液都可作为实验室诊断分析的样本,是分析疾病诊断的基本条件,在此基础上结合其他资料进行综合分析,对疾病的确诊、病情发展的预测及防预措施的制定有重要意义。样本能否正确反映机体真实情况与样本的采集过程密切相关,包括样本采集的时机,采集前的准备,采集时动物的身体状态,采集的量、方法及保存等。不恰当的采集过程可能引起疾病的误诊,故正确采集样本是保证诊断正确、治疗无误的最基本的条件。

　　样本采集前的准备:为确保所采集的样本能正确反映患病动物机体的真实情况,应当尽量减少额外的影响与干扰,如饲料、饮水、环境、药物等,尤其是与此相对应的一些特殊诊断应特别注意。如测定血液或组织中的微量元素时,应在采集前一段时间控制其微量元素的摄入量;测定动物的激素分泌状况时,应注意激素药物的使用。此外,对盛装样本的容器也应根据样本的不同而异,尤其在采集样本使用易挥发的溶剂时应注意容器的密封;血液的检查应在采血前加入一定量的抗凝剂。

1.2.1　血液样本的采集及处理

1. 血液样本的采集

　　(1)前臂头静脉采血　前臂头静脉位于前肢桡骨背侧,是最常选用的静脉。采血时,助手位于犬的左侧,用左手从腹侧环抱犬颈部以固定头部,右手跨过背部,于右侧肘关节的上部握紧采血肢。对于小型犬、猫,用止血带紧扎于肘关节上部使血管怒张,以便采血。对采血部位进行剪毛、消毒,采血者用左手握住采血肢,拇指平行静脉走向将静脉固定,右手持注射器,针头与静脉呈 45°角刺入静脉,见回血后沿血管向前送针,回抽注射器活塞芯杆,血液进入针管内采集需要的血量(如图 1-1 所示),抽出注射器针头同时用干棉球按压止血,解除止血带,继续按压止血 1～2 min。

　　(2)后肢隐静脉采血　猫后肢内侧隐静脉采血,让猫侧卧,左手抓住两前肢,右手抓住两后肢,暴露血管。犬后肢外侧隐静脉采血,让犬侧卧,左手抓住两前肢,肘部固定头,右手抓住两后肢,暴露血管。保定好之后,确定血管大概位置,绑紧止血带,酒精棉球刺激血管扩张以便寻找血管。找到血管后,左手拇指压住干棉球并固定血管。酒精棉球消毒,稍微等待酒精挥发之后再将注射器插入血管,采集需要量的血液,抽出注射器,松开止血带,干棉球按压止血 1～2 min(如图 1-2 所示)。

　　(3)颈静脉采血　颈静脉采血(如图 1-3 所示)多用于采血量较多及幼犬、猫采血。采血时,助手需用双腿夹住动物的身体,左手抓住动物的两前肢,右手扶住小型犬的下颌,上抬,暴露血管(如图 1-4 所示)。采血部位剪毛、消毒,采血者左手拇指按压近心端颈部静脉,其余手指于颈基部固定,拇指压迫颈静脉使其怒张,右手持注射器,针头与颈静脉呈 30°角向头部方向刺入血管,见回血后进行采血,采集需要量的血液,抽出注射器,用干棉球按压止血 1～2 min。

　　采血时注意事项:①在进针采血前,酒精消毒必须要等酒精挥发后或者用相对干燥的酒精棉球擦拭穿刺部位。②采血前检查注射器,注射器不能漏气和出现空气,采血后,必须除去针头再将全血注入抗凝管中,否则会造成操作性溶血。③血常规检查时,采血量最好大于 0.5 mL,若采血量低于含 EDTA 抗凝管的最小刻度 0.1 mL 时,会出现血细胞比容(HCT)的人为降低。

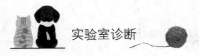

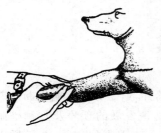

图1-1 前臂头静脉采血

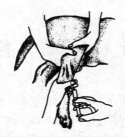

图1-2 小隐静脉采血

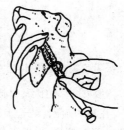

图1-3 颈静脉采血

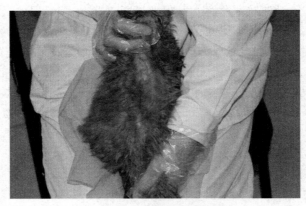

图1-4 小型犬颈静脉采血保定方法

2. 血液的抗凝

采集全血或血浆样本时,在采血前应在采血管中加入抗凝剂,制备抗凝管。如用注射器采血,应在采血前先用注射器吸取少许抗凝剂,然后再采血。常用的抗凝剂有如下几种。

(1)草酸盐 草酸盐溶解后解离的草酸根与血液中的钙离子形成草酸钙沉淀,使 Ca^{2+} 失去凝血功能。

$$Na_2C_2O_4 + Ca^{2+} \longrightarrow Ca_2C_2O_4 \downarrow + 2Na^+$$

草酸盐抗凝的优点是溶解度好、价廉。1 mL 血液用 2 mg 草酸盐即可抗凝。常用的草酸盐为草酸钠、草酸钾等,配成10%溶液,根据抗凝血量加入试管或玻璃管中,置45～55 ℃(不超过80 ℃)烘箱内烤干备用。此抗凝剂不适宜钾、钠和钙含量的测定,并且能使红细胞缩小6%,故也不适宜红细胞比容的测定。临床上一般用草酸盐合剂,配方为草酸钾0.8 g,草酸铵1.2 g,加蒸馏水100 mL溶解,取此液0.5 mL可抗凝5 mL血液。此抗凝剂能保持红细胞的体积不变(草酸铵能使红细胞膨胀,草酸钾使红细胞皱缩),适用于血液细胞学检查,但不适用于非蛋白氮、血氨等含氮物质和钾、钙的测定。

(2)枸橼酸钠 主要为枸橼酸三钠,凝血试验时枸橼酸盐能与血液中的钙离子结合形成螯合物,从而阻止血液凝固。

$$2Na_3C_6H_5O_7 + 3Ca^{2+} \longrightarrow Ca_3(C_6H_5O_7)_2 + 6Na^+$$

枸橼酸钠的溶解度和抗凝度较弱,5 mg 可抗凝 1 mL 血液。使用时配成3.8%溶液,0.5 mL可抗凝5 mL全血。其主要用于红细胞沉降速率的测定和输血,一般不作为生化检验的抗凝剂。其优点是毒性小,可作为血液保养液。

(3)乙二胺四乙酸二钠(EDTA-Na$_2$)　乙二胺四乙酸二钠能与血液中钙离子结合成螯合物,因而使 Ca^{2+} 失去凝血作用,从而阻止血液凝固。1 mL 血液需 1～2 mg EDTA-Na$_2$,常配成10%溶液。取此溶液 2 滴加入试管或玻璃管中,置 50～60 ℃干燥箱中烘干备用,可抗凝 5 mL 血液。由于此物质对血细胞和血小板形态影响较小而功能影响较大,故常用于一般血液检查,不用于血小板功能检查。当样品中加入高浓度的此类抗凝剂时,可发生溶血和改变血液 pH,干扰血浆中钾、钠和氨的测定,且抑制某些酶的活性,其优点是溶解好,价廉。

(4)肝素　肝素广泛存在于肺、肝、脾及肥大细胞和嗜碱性粒细胞的颗粒中,是一种含硫酸基团的黏多糖,通过与抗凝血酶Ⅲ结合,增强抗凝血酶的作用,灭活丝氨酸蛋白酶,从而阻止凝血,使纤维蛋白原不能转化为纤维蛋白。0.1～0.2 mg 或 20 IU(1 mg 相当于 126 IU)肝素可抗凝 1 mL 血液。肝素常配成 1%溶液,加入试管或玻璃管中在 37 ℃左右烘干备用,适用于大多数实验室诊断的检查。其优点是抗凝作用强,不影响血细胞的体积,不致溶血等;缺点是白细胞的染色性较差。肝素可用于多种血液生物化学分析和红细胞比容测定。

3. 血样的处理

如分离血清,应将全血采集在试管中(不加抗凝剂),在室温下或 25～37 ℃温水中倾斜放置,血清析出后即可分离。血浆应在抗凝血采集后离心分离。血浆与血清的区别是血浆中含有纤维蛋白原,而血清中不含有。血液采集后应尽快送检和检测。不能及时送检的血样,血片应固定,抗凝血、血浆和血清应冷藏。送检血样应编号,并避免剧烈振摇。血液学检查项目与血样保存的期限参见表 1-1。

表 1-1　血液学检查项目于采血后可保存的时间

检查项目	保存时间/h	检查项目	保存时间/h
白细胞计数	2～3	血红蛋白含量	48
红细胞计数	24	红细胞比容	24
血小板计数	1	红细胞沉降速率	2～3
网织红细胞计数	2～3	白细胞分类技术	1～2

1.2.2　尿液样本的收集

尿液是血液经肾小球滤过,肾小管的重吸收和分泌作用而产生的终末代谢产物。引起尿液理化成分改变的因素有很多,如物质代谢障碍、血液理化性质的改变、神经体液调节机能障碍、肾脏的机能性及血质性病变、毒物中毒等。故尿液检查可对以上相关机能状况及疾病的判断有一定的意义。尿中成分波动大,所含物质多,检测时易发生干扰,以致较难确定随时采集样本的参考值。随时留取的样本主要用于尿常规、化学定性和有形成分检查,一般为 10～20 mL。尿液样本如不能马上检查时,为防止发酵分解,需保存在冰箱中或加入防腐剂保存,如硼酸、麝香草酚、甲苯、福尔马林等,但注意用于微生物检验用的尿液,采集时应遵守无菌原则,且不可加入防腐剂。

1.2.3　粪便样本的采集

粪便检验主要是观察消化功能、寄生虫及微生物等。因检查目的不同,样本采集方法和留

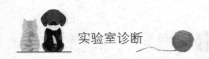

取的量各有不同。粪便常规检查仅需 5～10 g,采集后盛于清洁容器内立即送检,以免变干。因动物种类不同,测定项目不同,粪便采集处理也不同。如进行粪便潜血检验时,青草中含有过氧化氢酶,因此草食动物的粪便应加热,以破坏酶的活性,防止干扰检验结果。肉食动物采集粪便样本前应禁食肉类食物 3 d。

1.2.4 胃液、肠液及其内容物的采集

胃液检验主要包括胃液分析和脱落细胞的检查。胃液分析为功能性试验,要求抽取样本。肠液,尤其是十二指肠液检查较多,一般采用十二指肠引流术来抽取液体。采集胃内容物,常用胃管吸引法。

1.2.5 体腔液及分泌物样本的采集

动物体腔液主要包括浆膜腔液、支气管肺泡冲洗液、脑脊液、滑膜液等。

动物浆膜腔包括胸腔、腹腔、心包腔、关节腔和阴囊鞘膜腔等。生理状态下,浆膜腔含有少量液体,与浆液膜毛细血管的渗透压保持平衡;但在病理状态下,浆膜腔内会出现渗出液和漏出液,收集该液体于干净容器内,立即送检或加入适量的抗凝剂。

支气管肺泡冲洗液的检查较普遍,通过支气管肺泡冲洗,将所得液体进行细胞学、生物化学及免疫学等检查,有助于揭示呼吸道深部疾病的变化及诊断。其采集方法是:颈腹侧剪毛消毒,从喉管腹侧处(小动物)或气管环之间(大动物)插入套管,视动物大小注入数量不等的无菌生理盐水,在动物咳嗽时迅速将其液体吸出。

脑脊液在生理状态下为一种清晰透明的水样液体,其分泌与吸收相平衡,容积、压力及化学成分的变化甚小,但当中枢神经发生疾患时,有关疾病的病理过程都会影响脑脊液的性质。一般脑脊液压力的测定是通过穿刺时脑脊液由针孔流出的速度来判断的。

任务 1.3　常用器械的准备和灭菌

兽医微生物检验所用的器械种类甚多,如吸管、试管、烧杯、培养皿、培养瓶、毛细吸管、玻片、盖玻片、橡皮塞、橡胶管、刀、剪、镊等,在选购时应注意各种规格和质量,一般应能耐受多次高热灭菌。器械用前必须清洁、干燥、无菌,因此,从事兽医微生物检验工作的人员应熟悉和掌握各种器械用前、用后的处理。现将常用器械的准备和灭菌列述如下。

1.3.1 一般玻璃器皿的准备

1. 玻璃器皿的处理

(1)新购入玻璃器皿的处理　新购玻璃器皿常附有游离碱质,不可直接使用,应先在 2%～3%盐酸溶液中浸泡数小时(或过夜),以中和其碱质,然后再用肥皂水及清水刷洗以除去遗留的酸质。

(2)用后玻璃器皿的消毒和处理　凡被病原微生物沾污过的玻璃器皿,在洗涤前必须进行严格的消毒,其方法如下。

①平皿、试管、烧杯、三角瓶、注射器、组织培养瓶等。可用高压灭菌器灭菌(0.105 MPa,

121 ℃,20～30 min)。

②吸管、载玻片、盖玻片等。可浸泡于5%石炭酸、2%～3%来苏儿或0.1%升汞中48 h。若其中有炭疽病料时,还应在升汞溶液中加入盐酸使其浓度为3%。浸泡吸管的玻璃筒底部应垫以棉花,以防投入吸管时吸管尖破裂。玻片和滴管也可用2%～5%碳酸钠煮沸消毒5～10 min,煮沸后用清水冲洗干净,拭干,保存或浸泡于95%酒精中以备使用。

③盛有固有培养基(如琼脂)或沾有油脂(如液体石蜡或凡士林等)的玻璃器皿。应于消毒后,趁热将内容物倒掉,用温水冲洗,再以5%肥皂水或其他洗涤剂溶液煮沸5 min,然后以清水冲洗。

(3)云雾状玻璃器皿的处理 凡玻璃器皿上有云雾状而不能用普通方法洗净者,可用清洁液处理。

①清洁液的配制法。将重铬酸钾10 g溶于常温清水63 mL中,配成重铬酸钾饱和溶液,再吸取此液35 mL加入粗质浓硫酸1 000 mL中即成。

②处理。将有云雾状的玻璃器皿浸泡于清洁液24 h,然后取出用清水冲洗。还洗不净者弃之。清洁液可重复应用多次,直至颜色变为蓝绿色或黑色为止。

2. 玻璃器皿的洗涤

欲洗涤玻璃器皿上的油脂和污垢,其步骤如下。

(1)一般玻璃器皿

①将处理过的玻璃器皿浸泡于水中,用毛刷或试管刷擦上洗涤剂或肥皂,刷去油脂和污垢,然后用自来水或清水冲洗数次,最后用蒸馏水冲洗。

②经清水冲洗后,如发现玻璃器皿上尚有油迹仍未洗干净时,可置于2%～5%碳酸钠溶液或5%肥皂水中煮沸30 min,再用毛刷刷去油脂和污垢,最后用清水或蒸馏水冲洗干净。

(2)吸管

①将吸管从消毒剂中取出,先用细铁丝取出管口的棉塞,棉塞太紧不易取出时,可将铁丝尖部压扁,插入棉塞与管壁之间,轻轻一转即可将棉塞拉出。

②将吸管浸泡于5%热肥皂水中,用纱布或棉花少许缠于细铁丝尖端上,以刷洗管内的油脂和污垢。铁丝尖端的纱布或棉花应随时更换。

③用洗耳球一吸一挤反复冲洗数次,然后用清水和蒸馏水反复冲洗数次,倒立于垫有纱布的金属丝篓或干净的搪瓷盘中干燥。

3. 玻璃器皿的干燥

洗净的玻璃器皿通常倒插于干燥架上,令其自然干燥,必要时可放于恒温箱或50 ℃左右干燥箱中,以加速其干燥,但温度不宜太高,以免玻璃器皿破裂。干燥后用干净的纱布或毛巾拭去干后的水迹。

4. 玻璃器皿的包装

(1)棉塞的制作 依试管口和瓶口的大小,取适量棉花卷成圆锥形的棉塞,或用纱布包裹棉花制棉塞。如直接用棉花制作棉塞时,要选择纤维长的新棉花,不能用脱脂棉,制作时将棉花分成数层,互相重叠,折叠卷紧,制成4～5 cm长的圆锥形的棉塞。如纱布包裹制作棉塞时,可选用脱脂棉,制作时将纱布放于试管口或瓶口上,取适量棉花塞入纱布中,制成长4～5 cm

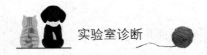

长的圆锥形的棉塞,用纱布包好,最后用线绳扎紧即可。

(2)试管的包装　将试管口塞上棉塞,以8～10支为一捆,用棉线在试管的中部捆扎,再用一张牛皮纸或报纸将塞上棉塞的试管口端包好,纸外用棉线捆好即成。

(3)吸管的包装　先用细铁丝或长针头在吸管口端塞入少许棉花(塞入的棉花应大小适宜,太小则松,吹吸时随气流上下移动而失去作用;太大则紧,阻塞气流而吹吸不便);然后用报纸从尖端开始斜向卷曲缠绕包裹,口端多余的纸筒向前;再以10支为一捆,用报纸或牛皮纸包起,纸外用棉线捆好,置于铝制消毒筒内消毒。

(4)平皿的包装　相同大小的平皿,以4～6个为一捆,底朝上盖朝下叠成圆柱状,然后用报纸或牛皮纸卷筒包裹。

(5)组织培养瓶和青霉素瓶的包装　单个或数个一包,用报纸或牛皮纸包裹,外用棉线捆好即可。

(6)锥形瓶和烧杯的包装　锥形瓶塞上棉塞后,用报纸逐个包扎。烧杯或锥形瓶可直接用报纸逐个包扎。

5. 玻璃器皿的消毒

包扎好的玻璃器皿用前进行干热灭菌(160～180 ℃,1～2 h)或高压灭菌(0.105 MPa,121 ℃,20～30 min)。

1.3.2　供细胞培养用的玻璃器皿的准备

1. 清洗

无论是新购买的还是用过的玻璃器皿,都必须浸泡于粗硫酸或清洗液中过夜,次日取出用自来水浸泡4～6 h后,用自来水冲洗10次以上或用流水冲洗5 min以上,最后用蒸馏水或双蒸馏水冲洗3～6次,在温箱中干燥后即可包装。

2. 包装

供细胞培养用的玻璃器皿的包装方法基本同一般玻璃器皿。细胞培养瓶可用软木塞塞上,外包以牛皮纸;青霉素瓶直接放入消毒盒内消毒。

3. 消毒

包装好的玻璃器皿,均以干热灭菌(160 ℃,1～2 h)。消毒过的器皿,必须在1周内用完,过期应重新消毒。

1.3.3　橡胶制品的准备

橡胶制品如橡皮塞、胶头滴管、洗耳球、橡胶管等一般经肥皂水煮沸20 min后,流水冲洗10次,再以蒸馏水冲洗2次后,用双蒸馏水浸泡于玻璃缸中备用。使用前煮沸消毒15 min,也可取出晾干包装高压灭菌后使用。

1.3.4　金属用具的准备

刀、剪、镊子等金属用具使用后,应用肥皂、清水洗净擦干,防止生锈。刀、剪、镊子等金属用具使用前浸在95%酒精内,用时取出经过火焰,待器械上酒精自行燃烧完毕即可使用,注意不要烧伤手。器械上如有动物组织碎屑,应先在5%石炭酸中洗去碎屑,然后蘸酒精燃烧灭菌。

项目 2

血液检验

血液由血浆和血细胞(红细胞、白细胞、血小板)组成,通过循环系统与全身各组织器官密切联系,参与机体的各种功能活动,对维持动物体正常新陈代谢和保持与外界环境间的平衡起着重要的作用。作用于有机体的任何刺激,都可使血液成分发生改变,而血液细胞发生质量和数量的改变又能产生相应的病理变化,这种病理变化不仅直接影响造血器官(如出血性贫血时,刺激造血机能加强),而且也影响其他器官(由于贫血引起氧缺乏,刺激呼吸增强)。反之,造血器官发生病理过程会直接影响血细胞(造血功能衰竭,血细胞减少),而其他组织器官的病变又可引起血液成分变化(如体内炎症可引起嗜中性白细胞增多)。因此,血液的检验在动物疾病诊断中是最常用和最重要的检查项目之一,是兽医临床工作者必须掌握的基本知识和技能。

当前血球计数仪能够检测 36 个项目和 3 个细胞体积分布直方图,包括红细胞(RBC)、血红蛋白(HGB)、血细胞比容(HCT)、平均红细胞容积(MCV)、平均红细胞血红蛋白(MCH)、平均红细胞血红蛋白浓度(MCHC)、红细胞体积分布宽度(RDW)、白细胞(WBC)、嗜中性粒细胞数及其百分比(嗜中性粒细胞绝对值和相对数,NEU♯ & NEU%)、分叶嗜中性粒细胞数及其百分比(Seg. NEU♯ & Seg. NEU%)、杆状嗜中性粒细胞数及其百分比(Band. NEU♯ & Band. NEU%)、淋巴细胞数及其百分比(LYM♯ & LYM%)、嗜酸性粒细胞及其百分比(EOS♯ & EOS%)、嗜碱性粒细胞数及其百分比(BASO♯ & BASO%)、单核细胞数及其百分比(RETIC♯ & RETIC%)、有核红细胞数及其百分比(NRBC♯ & NR-BC%)、血小板(PLT)、平均血小板容积(MPV)、血小板比容(PCT)、血小板体积分布宽度(PDW)、未成熟粒细胞数及其百分比(IG♯ & IG%)、异形淋巴细胞数及其百分比(VARL♯ & VARL%)、原细胞数及其百分比(BLST♯ & BLST%),以及红细胞体积分布直方图、白细胞体积分布直方图和血小板体积分布直方图。

任务 2.1 红细胞检验

红细胞(RBC)起源于骨髓中的多能干细胞,多能干细胞经过增殖,分化为定向干细胞,在红细胞生成素(EPO)的作用下,进而发育为原始红细胞。原始红细胞再经过 3 次有丝分裂,依次经早幼、中幼和晚幼红细胞各发育阶段而发育成熟,排出胞核,进入骨髓窦,然后释放到外周血液中。

红细胞的主要生理功能是作为呼吸载体,从肺部携带氧气输送至全身各个组织,并将组织

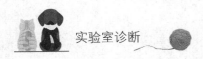

中的二氧化碳运送到肺部而呼出体外。这一功能主要是通过红细胞内的血红蛋白来完成的,每克血红蛋白可携带氧 1.34 mL。

红细胞具有一定的寿命。犬红细胞的平均寿命约为 100 d;猫为 85～90 d。虽然循环红细胞保持恒定,但是犬每天大约有 1% 的循环红细胞被新生红细胞取代(猫的百分比要稍高一点)。新生红细胞都是未成熟的形态异常的红细胞,具有体积大、多染性的特点。衰老红细胞被脾、骨髓和肝脏中的巨噬细胞吞噬和代谢。代谢产生的铁可被重新利用。

红细胞生理与促进红细胞功能和保护红细胞的完整性相匹配。红细胞的主要代谢途径为无氧酵解。糖酵解途径可使红细胞利用最少的氧气产生能量,来维持细胞膜的稳定性。红细胞还有其他的代谢途径(如磷酸己糖支路和高铁血红蛋白还原酶)来保护血红蛋白不被氧化。血红蛋白的氧化可导致高铁血红蛋白症和(或)海因茨小体生成。猫的血红蛋白比犬的血红蛋白更容易被氧化,这是因为它含有较多易被氧化的含硫氨基酸。因此,猫比犬更容易出现海因茨小体和发生海因茨小体性溶血性贫血。

正常动物每天有一定量的红细胞衰老破坏,同时也有相应数量的红细胞和血红蛋白生成以维持动态平衡,使血液循环中的红细胞和血红蛋白数量保持相对恒定。衰老的红细胞破坏后释放出来的血红蛋白在单核—巨噬细胞系统内降解为铁蛋白、珠蛋白和胆色素。有多种原因可造成红细胞生成与破坏的平衡遭到破坏,使红细胞数量减少或增多。但某些疾病并未引起红细胞的数量改变,而是使红细胞在质量方面发生改变。因此,通过对红细胞和血红蛋白的数量的检查,以及对红细胞形态和生化改变的检查,可对这些疾病的诊断具有一定的指导意义。

2.1.1 红细胞总数(RBC)

红细胞总数是指每升血液中所含红细胞的个数,健康犬红细胞总数的正常值为(5.5～8.5)×10^{12} 个/L,猫的为(5.0～10.0)×10^{12} 个/L。哺乳动物外周血液里的红细胞基本上没有细胞核,禽类有细胞核。

1. 红细胞增多

每升血液中红细胞数高于正常参考值上限时,称红细胞增多。红细胞增多可分为相对增多和绝对增多两类。

(1)红细胞相对增多 红细胞相对增多是由于血浆中水分丢失、血液浓缩所致,此时红细胞绝对数不变。红细胞相对增多常出现在以下情况。

①脱水。水丢失如严重呕吐、腹泻、大出汗和多尿等,水摄取减少,子宫蓄脓。

②休克。如外伤性的、过敏性的和急腹症性的(如急性胃肠炎、肠便秘、肠变位等引起的休克)。

③兴奋性脾脏收缩。可释放脾内的贮血细胞,能使红细胞比容增加 10%～15%。

④其他。如大面积烧伤、日射病与热射病、渗出性胸膜炎、渗出性腹膜炎。

(2)红细胞绝对增多 红细胞绝对增多是由于红细胞增生活跃的结果,此时血浆量不变,红细胞数增多。红细胞绝对增多按发病原因分为原发性和继发性两类。

①原发性红细胞增多。原发性红细胞增多又称真性红细胞增多症,是一种原因不明的骨髓增生性疾病,目前认为是骨髓增殖性紊乱、慢性肺心病所致。

②继发性的红细胞增多。继发性红细胞增多是非造血系统疾病,发病的主要原因是红细胞生成素增多。A. 红细胞生成素代偿性增多:因血氧饱和度减低,导致组织缺氧,红细胞生成素增加,骨髓造血机能亢进而引起红细胞增多。红细胞增多的程度与缺氧程度成正比。见于

高原适应、慢性阻塞性肺病、先天性心脏病(如肺动脉狭窄、动脉导管未闭、法乐氏四联综合征)、血红蛋白病(如高铁血红蛋白症、硫化血红蛋白症)。B. 红细胞生成素非代偿性(病理性)增多:见于肾肿瘤、肾盂积水、肾囊肿及一些内分泌紊乱(如肾上腺皮质机能亢进)。

2. 红细胞减少

(1)红细胞正常减少　正常幼年犬、猫红细胞数较成年犬、猫少(减少 10%～20%),其血红蛋白和红细胞比容相对也少。妊娠、蛋白血症及老年犬、猫红细胞也减少。

(2)加速红细胞丢失　加速红细胞丢失常出现在以下情况。

①出血。出血又分急性出血和慢性出血,内出血和外出血。

②溶血。A. 血管内溶血:细菌感染、红细胞内外寄生虫、化学和植物毒物损伤、代谢紊乱、免疫介导性疾病(不相称的输血、新生幼犬溶血和自身免疫溶血性贫血)、腔静脉(红细胞碎裂)综合征、低渗透压、低磷血症、红细胞内酶缺陷、红细胞膜缺陷。B. 血管外溶血:脾功能亢进、球蛋白合成异常、免疫介导性疾病。

(3)红细胞生成减少

①红细胞生成减少(降低增殖)。红细胞生成素缺乏(肾疾患引起),慢性炎症,恶性肿瘤,多种感染,细胞毒素性骨髓损伤,骨髓痨(全骨髓萎缩),营养不良性衰竭,缺乏铁、铜和维生素 B_{12} 及叶酸。

②红细胞分化和成熟障碍。红细胞分化和成熟障碍包括核酸合成障碍、血红素和珠蛋白合成缺陷综合征。

(4)红细胞相对减少　红细胞相对减少多见于肝硬化时,体内水钠滞留,血浆量增多。

2.1.2　红细胞比容

红细胞比容,又称红细胞压积(PCV)是指一定量的抗凝全血经离心沉淀后,测得下沉的红细胞占全血的容积比,是一种间接反映红细胞数量多少及体积大小的简单方法。红细胞比容结合红细胞计数和血红蛋白含量,可计算红细胞平均值,有助于贫血的形态学分类;此外,在兽医临床上还借此了解血液浓缩程度,作为补液量的参考。健康犬红细胞比容 0.37～0.55 L/L,猫 0.24～0.45 L/L。

1. 红细胞比容增高

(1)生理性增高　红细胞比容的生理性增高多见于动物兴奋、紧张或运动后。这是由于脾脏收缩将贮存的红细胞释放到外周血液所致。

(2)病理性增高　红细胞比容的病理性增高见于各种性质的脱水,如急性肠炎、急性腹膜炎、食管梗塞、咽炎、小动物的呕吐等。由于红细胞比容的增高数值与脱水程度成正比,所以根据这一指标的变化可客观地反映机体脱水情况,从而推断应该补液的数量。一般红细胞比容每超出正常值最高限的一个小格(1 mm),一日之内应补液 800～1 000 mL。如果患病动物仍在继续失水或饮水困难,则在此数量之外还应酌情增补。

2. 红细胞比容降低

红细胞比容降低主要见于各种贫血,但降低的程度并不一定与红细胞数一致,因为贫血有小细胞性贫血、大细胞性贫血及正细胞性贫血之分。

贫血的严重程度可能有助于确定其原因。贫血的分级见表 2-1。

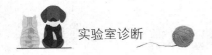

表 2-1　贫血的分级

类型	PCV	
	犬	猫
轻微	30%～31%	20%～24%
中度	18%～29%	15%～19%
严重	＜18%	＜14%

注意测定 PCV 微量红细胞压积使用离心机时,试管中血浆外观也为诊断疾病提供了重要信息,应注意是否发生黄疸、溶血和脂血症(如图 2-1 所示)。

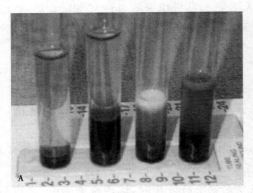 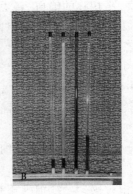

A. 从左到右分别是黄疸、正常血浆、　　　　B. 从左到右分别是黄疸、脂血症、溶血
脂血症加溶血及溶血的血浆颜色　　　　　和正常的血浆,前两份 PCV 显著降低

图 2-1　红细胞压积测定
(注:引自《犬猫血液学手册》P18)

2.1.3　血红蛋白(Hb)

血红蛋白是一种含铁的色蛋白,是红细胞的主要内含物。血红蛋白是血红素和珠蛋白肽链连接而成的一种结合蛋白,属色素蛋白。每个正常红细胞内所含的血红蛋白占红细胞重量的 32%～36%,或红细胞干重的 96%。血红蛋白测定是指测定并计算每升血液中血红蛋白的克数(g/L)。犬血红蛋白正常值为 120～180 g/L,猫血红蛋白正常值为 80～150 g/L。

由于血红蛋白是红细胞的内含物,因此红细胞数与血红蛋白含量的增多或减少通常是平行的相对关系。但在某些类型贫血时,如低色素贫血时,红细胞与血红蛋白降低的程度常不一致,血红蛋白的降低比红细胞明显。故同时测定红细胞数与血红蛋白量以做比较,对诊断更有实际意义。

1. 红细胞数和血红蛋白量增多

每升血液中红细胞数及血红蛋白量高于正常参考值上限时,称红细胞和血红蛋白增多。此时可分为相对性增多和绝对性增多两类。

(1)相对性增多　这是由于血浆中水分丢失,血液浓缩所致;见于严重呕吐、腹泻、大量出汗、急性胃肠炎、肠便秘、肠变位、渗出性胸膜炎、渗出性腹膜炎、日射病与热射病、大面积烧伤等。

(2)绝对性增多　这是由于红细胞增生活跃的结果,按发病原因可分为原发性和继发性两类。

①原发性红细胞增多。原发性红细胞增多又称真性红细胞增多症,是一种原因不明的骨

髓增生性疾病,目前认为是多能干细胞受累所致。其特点是红细胞持续性显著增多,全身总血量也增加,见于犬和猫。

②继发性红细胞增多。继发性红细胞增多是非造血系统疾病,发病的主要环节是血中红细胞生成素增多。

A. 红细胞生成素代偿性增加:因血氧饱和度减低,导致组织缺氧,红细胞生成素增加,骨髓制造红细胞的机能亢进而引起红细胞增多。红细胞增多的程度与缺氧程度成正比。见于高原适应、慢性阻塞性肺病、先天性心脏病(如肺动脉狭窄、动脉导管未闭、法乐氏四联综合征)、血红蛋白病(如高铁血红蛋白症、硫化血红蛋白症)。

B. 红细胞生成素病理性增加:红细胞生成素增加与肾脏疾病或肿瘤有关,如肾囊肿、肾积水、肾血管缺陷、肾癌、肾淋巴肉瘤、小脑血管瘤、子宫肌瘤、肝癌等。

2. 红细胞数和血红蛋白量减少

每升血液中红细胞数、血红蛋白量及红细胞比容低于正常参考值下限时,称为贫血。按病因可将贫血分为4类。

(1)失血性贫血　慢性失血性贫血见于胃溃疡、球虫病、钩虫病、捻转血矛线虫病、螨病、维生素 C 和凝血酶原缺乏等疾病。急性失血性贫血见于丙酮苄烃香豆素中毒、草木樨中毒、脾血管肉瘤、犬和猫自体免疫性血小板减少性紫癜、手术和外伤等。

(2)溶血性贫血　见于焦虫病、钩端螺旋体病、洋葱中毒、犬自体免疫性溶血性贫血等。

(3)营养性贫血　见于蛋白质缺乏,铜、铁、钴等微量元素缺乏,维生素 B_1、维生素 B_2、维生素 B_6、维生素 B_{12}、叶酸、烟酸缺乏等。

(4)再生障碍性贫血　见于辐射病、蕨中毒、梨孢镰刀菌毒病、羊毛圆线虫病、犬欧利希文病、猫传染性泛白细胞减少症、慢性粒细胞白血病、淋巴细胞白血病、垂体功能低下、肾上腺功能低下、甲状腺功能低下等。

3. 血色指数

血色指数可帮助鉴别动物高色素性贫血和低色素性贫血。计算公式如下:

$$血色指数 = \frac{被检动物血红蛋白量(g/L)}{健康动物平均血红蛋白量(g/L)} : \frac{被检动物红细胞数(个/L)}{健康动物平均红细胞数(个/L)}$$

正常时,血色指数平均为 1(0.8～1.2);当血色指数>1.2 时为高色素性贫血,见于焦虫病、钩端螺旋体病、马传染性贫血、新生骡驹溶血病、犬自体免疫性溶血性贫血等疾病。当血色指数<0.8 时为低色素性贫血,见于慢性失血性贫血、缺铁性贫血等。

2.1.4　红细胞指数的计算及临床意义

1. 红细胞指数计算

在测定红细胞数、血红蛋白含量及红细胞压积后,为了鉴别贫血的类型,应进行红细胞指数的计算。红细胞指数包括平均红细胞容积(MCV)、平均红细胞血红蛋白量(MCH)和平均红细胞血红蛋白浓度(MCHC)。

(1)平均红细胞容积(MCV)　MCV 是指每个红细胞的平均体积,以飞升(fL)为单位。$1 L = 10^{15} fL$。计算公式如下:

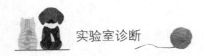

$$MCV = PCV(L/L) \div RBC(个/L) \times 10^{15} (fL)$$

（2）平均红细胞血红蛋白（MCH）　MCH 是指每个红细胞内所含血红蛋白的平均量，以皮克（pg）为单位，$1\ g = 10^{12}$ pg。计算公式如下：

$$MCH = Hb(g/L) \div RBC(个/L) \times 10^{12} (pg)$$

（3）平均红细胞血红蛋白浓度（MCHC）　MCHC 是指每升血液中平均所含血红蛋白浓度，以 g/L 表示。计算公式如下：

$$MCHC = Hb(g/L) \div PCV(L/L)$$

（4）正常参考值　犬、猫的 MCV、MCH、MCHC 正常参考值参见表 2-2。

表 2-2　犬、猫的红细胞指数正常参考值

项目	犬	猫
红细胞平均容积 MCV/fL	60～74	39～52
红细胞平均血红蛋白量 MCH/pg	19.5～25.4	12.5～17.5
红细胞平均血红蛋白浓度 MCHC/(g/dL)	32～36	30～37

2. 临床意义

（1）大细胞性贫血　MCH 和 MCV 增加，MCHC 正常或减少。见于钴缺乏、维生素 B_{12} 缺乏、叶酸缺乏引起的贫血、甲状腺机能下降的贫血等。

（2）正常细胞性贫血　MCH、MCV 正常，MCHC 正常或减少。见于急性出血性贫血、再生障碍性贫血、多数溶血性贫血、骨髓疾病所致的贫血。

（3）小细胞低色素性贫血　MCH、MCV、MCHC 均减少。见于铁缺乏、铜缺乏、维生素 B_6 缺乏、铅中毒、钼中毒等引起的贫血。

（4）贫血形态学分类　贫血形态学分类参见表 2-3。

表 2-3　贫血形态学分类

贫血形态学分类	MCV/fL	MCH/pg	MCHC/(g/dL)	常见病因
正常细胞性贫血	60～77	19.5～24.5	32～36	急性失（溶）血性贫血、再生障碍性贫血、白血病等
大细胞性贫血	＞77	＞24.5	32～36	缺乏叶酸及维生素 B_{12} 引起巨幼细胞性贫血、恶性贫血等
单纯小细胞性贫血	＜60	＜19.5	32～36	慢性感染、炎症、尿毒症、恶性肿瘤等
小细胞低色素性贫血	＜60	＜19.5	＜32	慢性失血性贫血、缺铁性贫血、地中海性贫血、铁粒幼细胞性贫血等

2.1.5　红细胞形态学检查

1. 血涂片制作、染色及镜检

（1）选片　取 2 块崭新、干净的载玻片，1 块为推片，1 块为抹片。

（2）制作　在载玻片靠近磨砂的一边，滴一小滴血液（如图 2-2A 所示）。再取一块载玻片放置在第一块载玻片上，两者呈 30°角；往回拉上面的载玻片，直到接触到血滴（如图 2-2 中 B、C 所示）。当血液蔓延到距离玻片边缘 2～3 mm 时，把第 2 块载玻片匀速、平稳地在第 1 块载玻片上向前推过到另一端（如图 2-2C 所示），使血液被均匀地涂于载玻片上，形成一厚度适当的薄膜（对光观察时呈霓虹色）（如图 2-2D 所示）。在磨砂上注明畜别、编号、日期等。制作好的涂片要尽快干燥、染色、镜检。

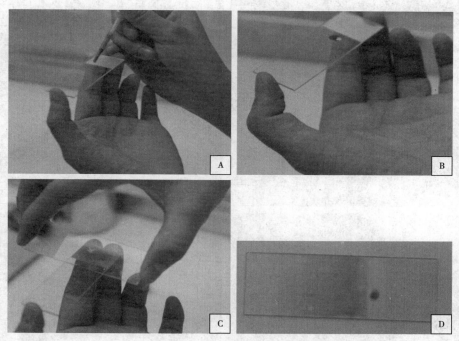

A. 滴一小滴血液于载玻片的一端；B. 和 C. 第 2 块载玻片用来涂开血液，两玻片夹角小，则血涂片长而薄；夹角大，则血涂片短而厚；D. 推好的血片

图 2-2　血涂片的制作过程

【制作注意事项】①采完的血液尽量第一时间制作血涂片，避免因为血凝而影响血涂片结果。②血涂片制作过程需要匀速而不是快速，否则会出现血涂片断层。③当滴的血样稍多时，抬高推片，如果血样过多，可以在下压血液扩散之后上提上面的载玻片到前面再推。两玻片夹角越大，血涂片就越厚越短；角度越小，血涂片就越薄而长。④当载玻片脏时，会出现大量的气泡。⑤尽量选择一张边缘摩擦较少的载玻片或者自己磨出一张好的载玻片，可以长期用作推片，这样可以减少因为载玻片之间的摩擦给血涂片带来的影响，比如锯齿形红细胞，或血涂片的尾呈尖刺样。⑥血涂片制作过程中，应尽量避免推片用力过大而造成红细胞变形，如锯齿样红细胞。

（3）染色

①瑞氏染色　将自然风干的血涂片置于染色架上（如图 2-3B 所示），滴加瑞氏染液 2～5 滴（以覆盖血膜为度），染色 1～2 min 后（如图 2-3C 所示），滴加等量的缓冲液或双蒸馏水（如图 2-3D 所示），并轻轻吹动使之混匀（如图 2-3E 所示），再染色 3～10 min，用蒸馏水冲洗（冲洗时，切勿倾去染色液后再冲洗，而应边冲洗边倾斜载玻片）（如图 2-3 中 F、G 所示），干燥（如图 2-3H 所示）后镜检。

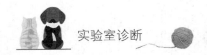

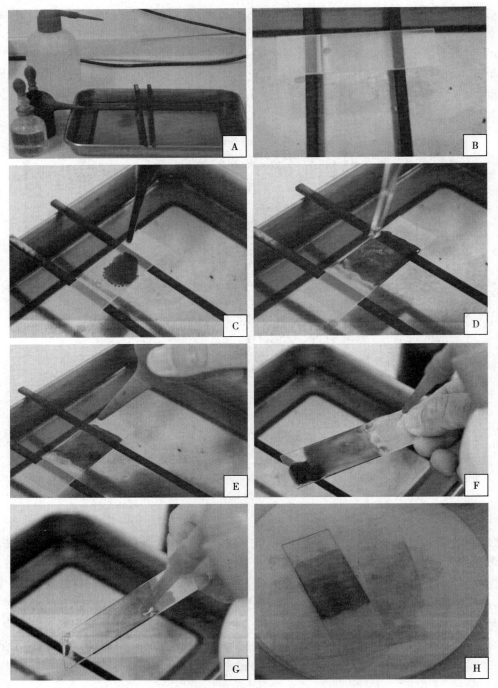

A. 瑞氏染色所需要准备的材料:瑞氏染液、染色缸及染色架、洗瓶、洗耳球、吸水纸;B. 将风干固定的血涂片放置在染色架上;C. 在载玻片上加瑞氏染液,把血膜覆盖过来为宜,吹匀,计数滴加染料的滴数,染色 1 min;D. 加等量的缓冲液,吹匀,复染 3 min;E. 用洗耳球将瑞氏染液和缓冲液混匀;F. 和 G. 洗片,复染结束后进行洗片,先将蒸馏水加到载玻片上,然后再边冲洗边倾斜载玻片,直至将载玻片冲洗干净;H. 干片,将载玻片夹在两张吸水纸中间,按压吸水纸将载玻片上的水吸干,以待镜检

图 2-3 血涂片的染色过程

②亚甲蓝染色　亚甲蓝染色如图 2-4 所示,将抗凝血液和染液一比一混匀,20 min 后推片,风干后镜检。有时候为了看得更清楚,可以使用瑞吉氏染液复染,操作同上。亚甲蓝染色适用于贫血,或者在瑞吉氏染色时发现存在大量多染性红细胞或者洋葱中毒等时采用,主要是为了观察网织红细胞和海因茨小体。

③Diff-Quik 染色　Diff-Quik 染液如图 2-5 所示,包括 A、B、C 三种染液。将风干的血涂片放在 A 液里染色 15 s,提起血涂片放在 B 液里染色 15 s,提起血涂片放在 C 液里染色 15 s,之后用蒸馏水先冲血涂片然后倾斜血涂片冲洗,清洗玻片背面。将染色后的血涂片放在两层滤纸之间,轻轻按压上层滤纸,将多余的水分吸走。此操作方便快捷而且受污染相对较少。但是这种染液对嗜碱性粒细胞、肥大细胞、多染性红细胞等着色效果不佳。

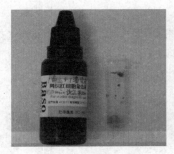

图 2-4　亚甲蓝染液

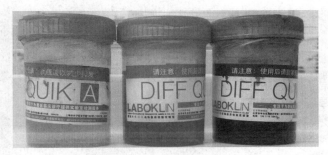

图 2-5　Diff-Quik 染液

④吉姆萨染色　于干燥的血片上滴加甲醇 2～3 滴,使血膜固定 3～5 min,再用吉姆萨染液染色 20～60 min,用蒸馏水冲洗,干燥后镜检。

【染色注意事项】①血涂片必须尽快风干,彻底风干,有时候很多血涂片只是表面看起来是干燥的。如果着急,或者实验室血涂片制作量比较大,可以使用吹风机风干,凉风距离载玻片10 cm 左右风干背面,否则会造成红细胞形态变化,如虫蛀样或折光小体。②染液尽量不要使用存放时间过长或老化的,因为大量杂质会影响细胞的判读,有些杂质和寄生虫很小,如猫血液寄生虫、焦虫。③染色过程必须将染液吹匀,避免染色不均。④冲洗过程要注意,先将蒸馏水加到血涂片上,然后再倾斜血片,但洗瓶不能直接冲洗血膜,以免造成血膜脱落。⑤在滤纸吸干多余水分时,按压滤纸用力过大会使被染好的涂片出现操作性毁坏。

(4)镜检　操作者应养成良好的使用显微镜的习惯。所有的镜检都应选择从低倍镜开始,4 倍镜下找单层细胞区域,然后调到视野中间;再转到 10 倍镜下,找白细胞多的区域,调到视野中间,并放上一张盖玻片;调到 40 倍镜,在 40 倍镜下进行白细胞计数。计数之后看白细胞形态有无异常,无异常之后调回 10 倍镜找单层红细胞,调到视野中间,再调至 40 倍镜,看红细胞形态。

【镜检注意事项】①显微镜的使用顺序如下:先调整好一个舒服的姿势,放上要看的载玻片,打开开关;然后慢慢调节光强度按钮,将它调到最大,调节好合适的瞳距;之后用手调节物镜旋转盘,调到最低倍数的物镜;打开合适的光圈,慢慢调节载物平台,调粗准焦螺旋到轻微看见细胞,调细准焦螺旋直到看清细胞。低倍数物镜看单层细胞,寻找单层细胞后调整物镜旋转盘到 10 倍镜,调好焦距后,寻找可以被判读的单层细胞;之后转换到 40 倍镜,判读细胞。判读完之后,先下调载物台到最低,拿下载玻片,将物镜调到最小,固定样本器调到中间,关掉光圈,将灯光调到最暗,关掉电源。清理显微镜及周围台面。②油镜必要时再使用,应尽量养成避免使用油镜的习惯。必须两只眼睛同时看显微镜,否则看到的是一个二维的平面图。显微镜最好不要和离心机放在一块,否则离心机会影响显微镜的寿命。在调换物镜时,一定要调物镜旋转盘而不是直接调物镜,否则会影响物镜的使用寿命。③报告填写:填写报告时,需要注意的是根据医院的习惯填写白细胞的相对值或绝对值。其计算方法是:分叶粒细胞绝对值=分叶粒细胞相对值/100×白细胞总数。填写异常红细胞、血小板时,应该填写+、++、+++。比如多染性红细胞,应该写"多染性红细胞++""长椭圆形血小板+"。异常白细胞按百分比写,比如出现反应性淋巴细胞应该写"10%反应性淋巴细胞""20%嗜中性粒细胞分叶过度"。

2. 正常红细胞的形态

(1)犬正常红细胞的形态 犬正常红细胞呈两面双凹的圆盘状,中央区域呈灰白色(如图2-6所示),直径 $6.0\sim7.0\ \mu m$。正常的情况下,能在视野中看到多染性红细胞,占红细胞总数的1%。中度的缗钱状红细胞堆积。

(2)猫正常红细胞的形态 猫正常红细胞呈两面双凹的圆盘状,中央灰白区域很小(如图2-7所示),大小为 $5.5\sim6.0\ \mu m$。与犬相区别的是,猫的红细胞中间的灰白区域很小,缗钱状红细胞显著,多染性红细胞占红细胞总数的 $1.5\%\sim2\%$,豪-乔氏小体比犬多见。

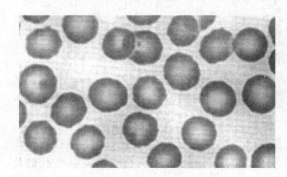

图2-6 犬正常红细胞形态

注:犬的红细胞大小、形态和颜色均一,细胞中央呈灰白色(100×)

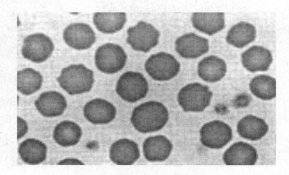

图2-7 猫正常红细胞形态

注:猫的红细胞呈两面双凹的圆盘状,中央灰白区域很小。猫的红细胞比犬的红细胞小,稍微有点皱缩,中央呈灰白区域较小(100×)

(3)异常红细胞的形态

①红细胞中心淡染(如图2-8所示)。红细胞中心淡染指红细胞中间的灰白区域变大,主要出现于缺血红蛋白性贫血。

②多染性红细胞(如图2-9所示)。多染性红细胞在使用瑞吉氏染色时,细胞被染成淡蓝色;在使用罗曼诺夫斯基染色时,不易着色。其主要形成原因是幼稚的红细胞胞质内仍残留着裂解的细胞器。多染性红细胞是再生性贫血的重要标志之一。

③网织红细胞(如图2-10所示)。网织红细胞需要使用亚甲蓝染色才能更好地辨别。显微镜下,可以在细胞胞质上看见大量残留的细胞器,呈弥散的灰蓝色或多染性。网织红细胞使用瑞吉氏染色或罗曼诺夫斯基染色不易着色。网织红细胞成熟的下一步就是多染性红细胞。当网织红细胞>80 000 个/μL时,提示再生性贫血。所以,当一个动物发生贫血时,一定要亚甲蓝染色进行网织红细胞计数。其主要方法是计数 1 000 个红细胞里的网织红细胞数,再乘以红细胞总数。与犬不同,猫的网织红细胞有两种不同的形式,除了聚集型与犬一样之外,其里面还含有 $2\sim8$ 个独立的嗜碱性小颗粒的点状型。

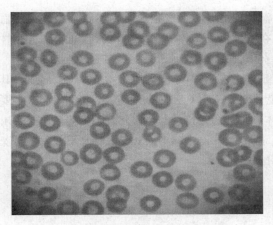

图2-8　缺血红蛋白性贫血犬的血涂片

注:红细胞中央灰白色的淡染区变大

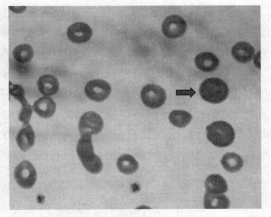

图2-9　再生性贫血犬的血涂片

注:观察到未成熟红细胞,体积较大,胞浆呈蓝灰色,这些细胞被称为多染性大红细胞(100×),如箭头所指

如果网织红细胞指数(RI)的百分比超过3%,且贫血表现为轻微到中度,通常表明是再生性贫血,犬网织红细胞指数计算参见表2-4。

表2-4　犬网织红细胞指数的计算

1. $\dfrac{\text{病毒的 PVC}}{45} \times \text{网织红细胞的百分比} = A$

45是犬的平均PVC;用于纠正贫血引起的误差(即PVC降低时,网织红细胞的百分比会夸大细胞的绝对数)

2. 如果血涂片内存在多染性红细胞,那么就将A除以2以纠正循环中的成熟时间

3. 如果结果>2.5,那么为再生性贫血

④豪-乔氏小体(如图2-11所示)。豪-乔氏小体在红细胞上出现的圆形染色均匀的小点。它的出现主要是贫血时幼稚红细胞内残留的细胞器,当这些细胞经过脾脏时,巨噬细胞吞噬这些残余细胞器。所以,当动物脾摘除或者出现脾脏疾病时,这类细胞增多。正常情况下,也偶见这类细胞。

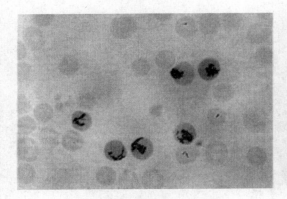

图2-10　新亚甲蓝染色犬的血涂片

注:观察到的网织红细胞呈浅黄色,含嗜碱性RNA沉淀物(100×)

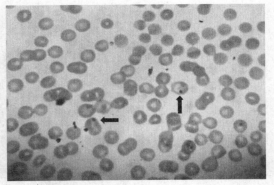

图2-11　含豪-乔氏小体犬的血涂片

注:红细胞细胞质小而圆的嗜碱性包涵物(箭头所指)为细胞核残体(40×)

⑤红细胞大小不等（如图 2-12 所示）。红细胞大小不等即红细胞的大小不一。这就说明血液中存在着大红细胞或者小红细胞或者两个都存在。大红细胞多见于未成熟的红细胞如再生性贫血，MCV 会增大。小红细胞常见于再生障碍性贫血，MCV 会降低，缺铁性贫血也会出现。

⑥海因茨小体（如图 2-13 所示）。在红细胞细胞膜上出现的直径 1～2 μm 的鼻状突起，其在瑞吉氏染色时，呈未被着色的灰白区；在亚甲蓝染色时，呈灰蓝色的着色区。它的出现，主要是细胞上的血红蛋白被氧化物氧化变性形成小体并附着于细胞膜上。相比于犬，猫更容易出现海因茨小体，正常情况下，可以高达 5% 左右。猫在患淋巴肉瘤、甲亢或者糖尿病时，海因茨小体也会增加。这些氧化物包括洋葱、乙酰氨基酚等。

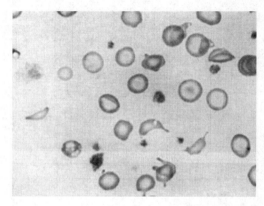

图 2-12　缺铁性贫血犬的血涂片

注：出现明显的低色素血症和异形红细胞症。由于血红蛋白含量的减少，低色素性红细胞的中央灰白色区域更大一些，其细胞质空泡化或虫蛀样，红细胞大小不一（100×）

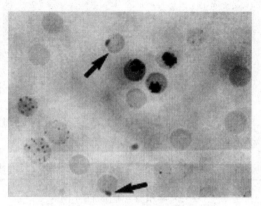

图 2-13　新亚甲蓝染色猫的血涂片

注：可在红细胞边缘观察到蓝色的海因茨小体（箭头所示）（100×）

⑦棘形红细胞（如图 2-14 所示）。棘形红细胞指红细胞表面上的不均匀，形状不规则，不同长度和直径的突起。区别于锯齿形红细胞，常见于脂肪代谢异常的动物，例如患肝脂肪沉淀综合征的猫或者肝脏疾病的犬、猫，以及患肝脏血管肉瘤的犬。同时，患再生性贫血的大、中型老年犬出现这种细胞，则提示血管瘤。

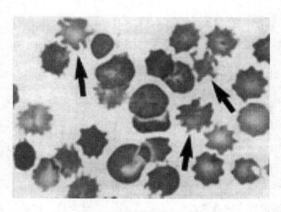

图 2-14　含棘形红细胞的犬血涂片

注：血涂片中的异性红细胞具有不规则的细胞膜突起，突起顶端呈圆形。这些细胞称为棘形红细胞（箭头所指），这意味着在动物体内发生了某些病变（100×）

⑧缗钱状红细胞(如图2-15、图2-16所示)。缗钱状红细胞指红细胞排列成钱串样。缗钱状红细胞的出现主要与机体存在脱水或者制片时间延长、血液凝固等有关。猫常见缗钱状红细胞。

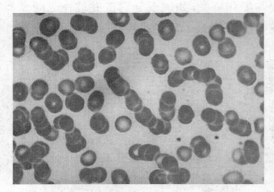
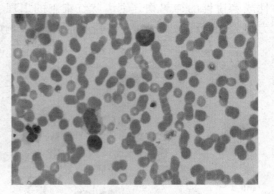

图2-15 含缗钱状红细胞犬的血涂片
注:红细胞重叠排列成链状,为缗钱状红细胞(40×)

图2-16 含缗钱状红细胞猫的血涂片
注:红细胞重叠排列成链状,为缗钱状红细胞(40×)

⑨偏心红细胞(如图2-17所示)。着色血红蛋白偏于一侧的红细胞称为偏心红细胞。偏心红细胞的一侧被着色,另一侧未被着色。这些红细胞的血红蛋白偏于一侧,是因为对侧的细胞膜由于氧化损伤而发生融合。导致该变化的原因与引起海因茨小体的原因一样。偏心红细胞常见于溶血性疾病。

⑩裂红细胞(如图2-18所示)。裂红细胞是红细胞破裂而形成的。红细胞被卷曲血管、血管内的纤维沉淀或者剧烈的湍流切割时,就会形成裂红细胞。这些红细胞的边缘具有明显的切口,使红细胞形成一个膜性"小尾巴",且这些红细胞呈头盔状。

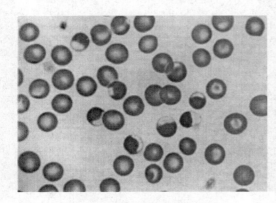
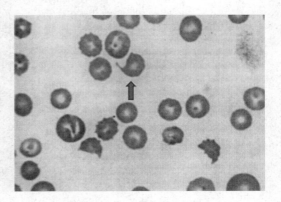

图2-17 含偏心红细胞的血涂片
注:血红蛋白偏于红细胞的一侧,称为偏心红细胞,另一极为未着色区域,常见于溶血性疾病(100×)

图2-18 含裂红细胞犬的血涂片
注:红细胞被卷曲血管、血管内的纤维沉淀或者剧烈的湍流切割时,就会形成裂红细胞。这些红细胞的边缘具有明显的切口,使红细胞形成一个膜性"小尾巴",且这些红细胞呈头盔状(100×)

⑪球形红细胞(如图2-19所示)。球形红细胞的中间灰白区域减少或消失。球形红细胞是由于抗体或补体附于红细胞膜上,巨噬细胞吞噬部分细胞膜,从而造成红细胞表面积减少。

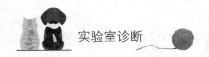
它的出现提示着免疫介导性溶血性贫血,这种贫血通常是再生性贫血。因为这种细胞体积不会变小,所以大部分情况下 MCV 是没有变小的。

⑫锯齿状红细胞(如图 2-20 所示)。锯齿状红细胞指红细胞表面具有均匀、形状规则的钝性或者锐性的突起物。锯齿状红细胞的出现主要与操作有关,如风干延迟或者玻片之间摩擦力过大;此外还见于肾脏疾病、淋巴肉瘤、被响尾蛇咬过的犬、猫。应注意其区别于棘形红细胞。

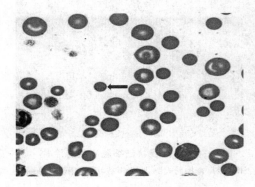

图 2-19　含球形红细胞的血涂片

注:球形红细胞(箭头所指)性再生性贫血。大红胞和球形红细胞形成大小不等症。球形红细胞比正常红细胞小且没有中央灰白区域(100×)

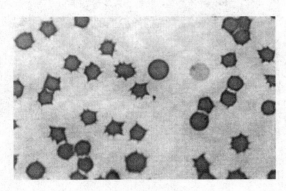

图 2-20　含锯齿状红细胞的血涂片

注:细胞膜上出现短而规则、顶端尖锐的突起时,表明出现了人为引起的红细胞形态异常,称为锯齿状红细胞。采血后血涂片制备延迟或风干时人为异常可引发这种变化(100×)

⑬折光小体(如图 2-21 所示)。折光小体是因为风干不良而导致的红细胞表面出现的折光性,调节微调时,红细胞上的光圈会发生形态的变化。其主要原因是血涂片风干延迟或风干不良。

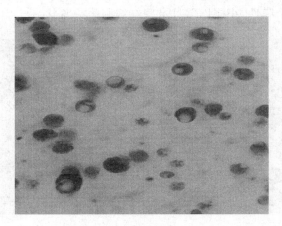

图 2-21　人为引起的折射

注:细胞中央灰白色区域内含有气泡,可产生一个折射形的圆形结构,这会与红细胞包涵体相混淆。当旋动微调时,这些结构呈"宝石样",但可以看清它位于红细胞膜外(100×)

⑭嗜碱性点彩。应注意染料沉淀与嗜碱性点彩相区分。染料沉淀是人为造成的(如图 2-22 所示),其有时可以黏附于红细胞,形成类似于寄生虫或包涵体的形态。这些颗粒大小不等,且与犬常见红细胞寄生虫都不相似。如果调节焦距,这些物质可呈"宝石样"或折光性小体

样。嗜碱性点彩（如图2-23所示）是一些红细胞胞浆内含有细小的嗜碱性颗粒。犬、猫发生严重的再生障碍性贫血，或者犬发生铅中毒时，可观察到嗜碱性点彩。发生中毒时，常伴发有核红细胞的释放紊乱。

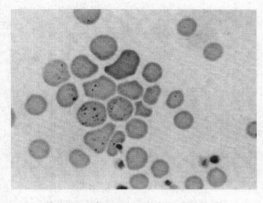

图2-22　含染料沉淀犬的血涂片

注：人为导致的颗粒沉淀。染料沉淀有时可以黏附于红细胞，形成类似于寄生虫或包涵体的形态。这些颗粒大小不等，且与犬常见红细胞寄生虫都不相似。如果调节焦距，这些物质呈"宝石样"或折光性小体样（100×）

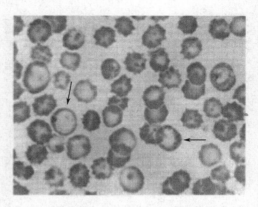

图2-23　含嗜碱性点彩犬的血涂片

注：一些红细胞胞浆内含有细小的嗜碱性颗粒（箭头所指）。犬、猫发生严重的再生障碍性贫血，或者犬发生铅中毒时，可观察到嗜碱性点彩（100×）

⑮影红细胞（如图2-24所示）。影红细胞指红细胞破裂后，只剩下的一层不着色的细胞膜，其不仔细观察很容易被忽略。中毒时，该红细胞容易出现。

⑯薄红细胞（如图2-25所示）。薄红细胞又叫密码红细胞，可以表现为口形红细胞、折叠红细胞或链接红细胞。口形红细胞是细胞中间出现一条不着色的折痕，正常血涂片中偶见。折叠红细胞是红细胞的两边向中间折叠，重叠部分出现淡染区，细胞体积变小。链接红细胞是红细胞中间出现线状的深染区，两边出现淡染区。薄红细胞的大量出现多与制片有关，也可能与贫血、肝脏疾病有关。

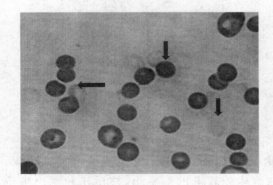

图2-24　含影红细胞的犬血涂片

注：球形红细胞增多症，这些没有中央灰白区域、体积较小的红细胞就是球形红细胞。箭头所指是一个影红细胞，这表明存在一定程度的血管内溶血（100×）

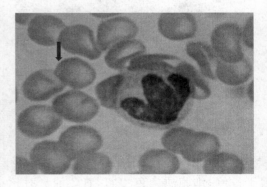

图2-25　薄红细胞

注：薄红细胞可以表现为口形红细胞、折叠红细胞或链接红细胞（箭头所示）。口形红细胞是细胞中间出现一条不着色的折痕，正常血涂片中偶见，大量出现时多与制片有关，也可能与贫血、肝脏疾病有关（100×）

⑰镰刀形红细胞(如图 2-26 所示)。镰刀形红细胞指红细胞弯曲呈镰刀状。它的出现主要是体外氧合压力降低导致的,常见于缺铁性贫血。

⑱口形红细胞(如图 2-27 所示)。红细胞中央灰白区域呈棒状的多染性红细胞就是口形红细胞。

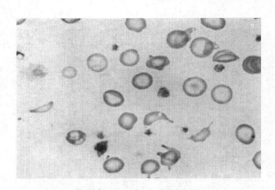

图 2-26 镰刀形红细胞

注:此时红细胞弯曲呈镰刀状。镰刀形红细胞的出现主要是体外氧合压力降低导致的,常见于缺铁性贫血

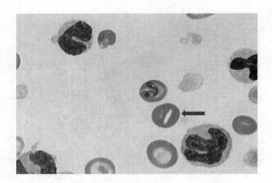

图 2-27 口形红细胞

注:口形红细胞(箭头所指)中央灰白区域呈棒状(100×)

⑲角膜红细胞(如图 2-28 所示)。角膜红细胞指红细胞内出现一个或多个类似于囊泡样物,主要是细胞膜密封而形成的。这类细胞的出现提示的可能包括缺铁性贫血、肝脏疾病、猫链霉素中毒、骨髓发育不良综合征等,当猫血液使用 EDTA 保存时也可能会出现此类细胞。

⑳卵圆红细胞(如图 2-29 所示)。卵圆红细胞呈卵圆形。这种细胞是被拉长而形成的,见于各种类型的贫血。

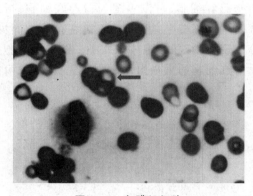

图 2-28 角膜红细胞

注:角膜红细胞(箭头所指)内出现一个或多个类似于囊泡样物(100×)

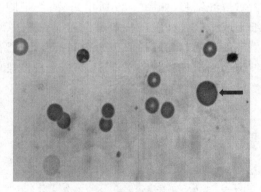

图 2-29 含卵圆红细胞的猫血涂片

注:卵圆红细胞在中间区域。多染卵圆红细胞为箭头所指。红细胞的形态表明出现再生性贫血(100×)

㉑有核红细胞(如图 2-30 所示)。有核红细胞指未成熟的红细胞,其细胞核圆形染色深,偏于一侧;细胞质染色均匀,着色淡。有核红细胞体积较淋巴细胞小,核质比较淋巴细胞小。注意区分淋巴细胞和浆细胞。有核红细胞主要是由于机体外周需要大量红细胞,骨髓提前释放出来的幼稚型红细胞,严重贫血时会出现,不能作为再生性贫血或再生障碍性贫血的依据。

㉒原红细胞(如图 2-31 所示)。原红细胞的体积较大,圆形,细胞核圆形,在中间,有核仁,细胞质呈嗜碱性,核质比大。

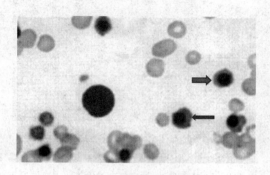

图 2-30　有核红细胞

注:有核红细胞(箭头所指)是未成熟的红细胞,细胞核圆形染色深,偏于一侧(100×)

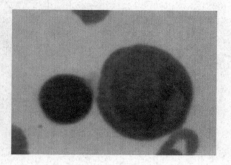

图 2-31　原红细胞

注:原红细胞体积较大,圆形,细胞核圆形,在中间,有核仁,细胞质呈嗜碱性,核质比大(100×)

3. 由寄生虫所引起的异常红细胞形态

(1)巴贝斯虫(如图 2-32 所示)　巴贝斯虫是寄生于红细胞上的寄生虫,呈成对的梨形,主要由蜱传播,可以引起红细胞在血管内外破裂,继发溶血性贫血。

(2)焦虫(如图 2-33 所示)　焦虫为血液原虫,指在红细胞内呈圆形、椭圆形或者安全别针形的嗜碱性虫体,引起再生障碍贫血。

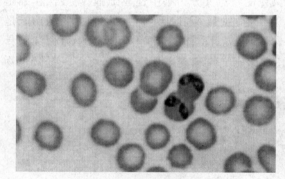

图 2-32　含巴贝斯虫犬的血涂片

注:红细胞内的成对梨形原虫就是犬的巴贝斯虫,可导致红细胞在血管内和血管外破坏,从而引起溶血(100×)

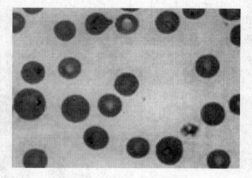

图 2-33　含焦虫猫的血涂片

注:猫焦虫指寄生于猫体内的一种细胞内原虫,可导致猫非再生性贫血,使其红细胞内出现圆形、椭圆形或者别针形状的嗜碱性寄生虫(100×)

(3)巴尔通体(如图 2-34、图 2-35 所示)　巴尔通体呈嗜碱性环状物附着在红细胞表面,引起溶血性贫血。注意区分杂质和焦虫。

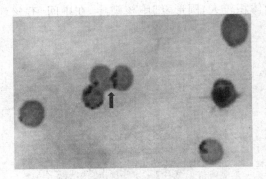

图 2-34　含巴尔通体猫的血涂片

注:猫的巴尔通体(箭头所指),呈嗜碱性环状物位于红细胞表面,可引起溶血性贫血(100×)

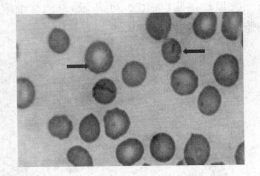

图 2-35　含巴尔通体犬的血涂片

注:犬的巴尔通体(箭头所指),犬血巴尔通体病比猫血巴尔通体病少见,是一种由蜱传播的犬血液原虫病。其在红细胞表面呈多链状。单个的犬血巴尔通体比猫血巴尔通体更大,更容易辨认。巴尔通体可引起犬轻度溶血性贫血(100×)

任务2.2　白细胞检验

　　白细胞不仅存在于血液中,还存在于循环系统之外。白细胞根据胞浆中有无粗大颗粒分为颗粒细胞和无颗粒细胞两类,颗粒细胞按其颗粒染色的特点又分为嗜中性粒细胞、嗜酸性粒细胞和嗜碱性粒细胞,无颗粒细胞包括单核细胞和淋巴细胞(如图2-36所示)。白细胞主要的功能是依赖于自身具有的游走性、趋化性和吞噬作用等特性,实现对机体的保护作用。嗜中性白细胞具有很强的运动游走与吞噬能力,能吞噬入侵的细菌、坏死细胞和衰老的红细胞,可将入侵微生物

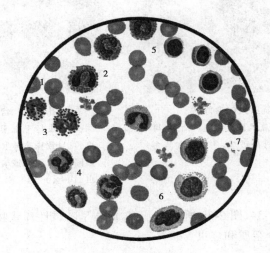

图 2-36　血细胞的分类

注:1. 红细胞;2. 嗜酸性粒细胞;3. 嗜碱性粒细胞;4. 嗜中性粒细胞;5. 淋巴细胞;6. 单核细胞;7. 血小板

限定并杀灭于局部,防止其扩散。单核细胞也具有运动和吞噬能力,并能激活淋巴细胞的特异性免疫功能,促进淋巴细胞发挥免疫作用。嗜酸性粒细胞的功能主要在于缓解过敏反应和限制炎症过程。嗜碱性粒细胞含有组织胺、肝素和5-羟色胺等生物活性物质。淋巴细胞的主要功能在于参与机体的免疫反应。

各类白细胞的来源并不相同。颗粒白细胞由红骨髓的原始粒细胞分化而来。单核细胞大部分来源于红骨髓,一部分来源于单核巨噬细胞系统。淋巴细胞主要来源于骨髓、胸腺和其他淋巴组织。

白细胞在血液中一般停留若干小时至几天,衰老的白细胞大部分被单核巨噬细胞系统的巨噬细胞所清除,小部分可在执行防御功能中被细菌或毒素所破坏,或经由唾液、尿、肺和胃肠黏膜排除。

2.2.1 白细胞计数(WBC)

白细胞计数是指计算每升血液内所含白细胞的数目。健康犬 WBC 为$(6.0\sim17.0)\times10^9$个/L,猫为$(5.5\sim19.5)\times10^9$个/L。

白细胞计数的临床意义如下。

(1)白细胞增多 当白细胞数高于正常参考值的上限时,称白细胞增多。见于大多数细菌性传染病和炎性疾病,如肾炎、子宫炎、胸膜炎、肺炎、心内膜炎、乳腺炎、蜂窝织炎、严重脓皮病等疾病。此外,还见于白血病、恶性肿瘤、尿毒症、酸中毒等。

(2)白细胞减少 当白细胞数低于正常参考值的下限时,称白细胞减少。见于某些病毒性传染病,如猫泛白细胞减少症、犬细小病毒、猫传染性腹膜炎等;并见于各种疾病的濒死期和再生障碍性贫血。此外,还见于长期使用某些药物时,如磺胺类药物、青霉素、链霉素、氯霉素、氨基比林、水杨酸钠等。

2.2.2 白细胞分类计数

1. 嗜中性粒细胞

(1)形态(如图2-37所示) 嗜中性粒细胞直径$12\sim15\ \mu m$,是红细胞的$2\sim2.5$倍。其细胞核致密深染,可分$2\sim4$个叶;细胞质呈淡粉或淡蓝色的着色。嗜中性粒细胞颗粒细腻均匀,分叶状和杆状,两者的区别是细胞核最粗的部分大于最细的部分的3倍就是分叶核,否则为杆状核。正常的血涂片中,可以见到少量的杆状核。

(2)生理功能 嗜中性粒细胞在骨髓内生成发育成熟,一般需要$4\sim6\ d$,之后释放入血,在血液里持续存在将近$10\ h$,之后通过内皮细胞转移至各组织、器官皮肤的上皮表面存活$1\sim4\ d$。一般情况下,嗜中性粒细胞通常能够持续供应$5\ d$左右。嗜中性粒细胞在血液里循环时,主要存在于两个地方:一个在血管里,叫循环池;一个在血管壁上,叫边缘池。猫的循环池与边缘池之比为$1:3$,犬的是$1:1$。动物应激时,血管里血液流速加快,边缘池的白细胞会进入循环池,造成暂时性白细胞升高。嗜中性粒细胞在血液里主要的作用是预防、防御各种微生物的入侵,杀死细菌,参与破坏或者直接破坏病毒、霉菌和藻类。嗜中性粒细胞具有趋化性,就像一个国家的公安部门,哪些地方出现情况,就都一起赶至那里一样,当某个部位出现炎症时,血液中的粒细胞就会定向移动到那里。当组织的需求持续增长时,会刺激骨髓持续生成或者释放这些粒细胞,并直接对抗病原菌。一般情况下,晚幼粒细胞、杆状粒细胞和分叶粒细胞均

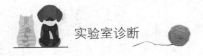

是分化完成的细胞,都具有杀菌的作用。

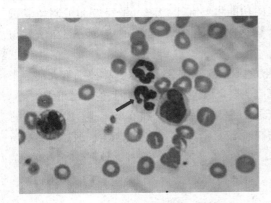

图 2-37 犬正常的嗜中性粒细胞

注:箭头所指为犬正常的嗜中性粒细胞。两个嗜中性粒细胞的细胞质呈浅粉色,含有小颗粒,均为分叶核(100×)

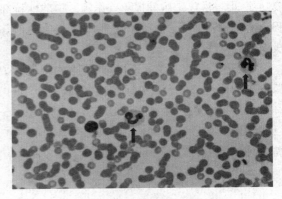

图 2-38 猫正常的嗜中性粒细胞

注:箭头所指为猫正常的嗜中性粒细胞。两个嗜中性粒细胞的细胞质呈浅粉色,含有小颗粒,均为分叶核(100×)

(3)临床意义 嗜中性粒细胞的临床意义如下。

①嗜中性粒细胞增多。是指循环池内的白细胞绝对值升高。一般白细胞数量的增多都是嗜中性粒细胞的增多引起的。引起嗜中性粒细胞增多的主要原因主要有生理性的增多和病理性的增多。

A. 生理性的增多:由于运动、恐惧、兴奋等情绪,导致肾上腺素释放,血流加快,使得边缘池的细胞进入循环池。这种情况一般是短暂性的,在动物回归平静 1 h 左右便可恢复正常值。猫一般还会伴发淋巴细胞的大量增多。

B. 病理性的增多:引起循环池内白细胞病理性增多的原因主要有:皮质类固醇或者应激诱发的嗜中性粒细胞增多,急、慢性炎症引起的嗜中性粒细胞增多,新稳定状态下的慢性炎症,出血或者溶血,遗传性粒细胞缺陷,粒细胞性白血病等。

a. 皮质类固醇增多:主要是由于外伤、疼痛、应激等原因使得内源性的皮质类固醇生成释放的浓度增加,或者医源性类固醇浓度增加,从而导致骨髓大量释放嗜中性粒细胞,转至循环池、边缘池的粒细胞数量增加。一般这种情况停药或者治疗 1~2 d 就能恢复正常。

b. 急性炎症:由于炎症、败血症、坏死或者免疫介导性疾病引起的组织对嗜中性粒细胞需求量增加,骨髓应答,大量释放粒细胞浸入骨髓。这种情况下,通常会白细胞大量增多,杆状粒细胞绝对值升高,淋巴细胞、嗜酸性粒细胞减少,核左移,嗜中性粒细胞不同程度的中毒。在病灶被摘除之后,粒细胞数量仍会继续升高。因为当病变组织被摘除之后,骨髓仍然继续释放粒细胞。

c. 慢性炎症:化脓性炎症、肿瘤等由于组织需求增多而导致的骨髓大量释放粒细胞。此时,可能会出现白细胞总数增多或者正常减少,核左移,不同程度的中毒性粒细胞、单核细胞增多,并出现高球蛋白血症、贫血等。

d. 新稳定状态下的慢性炎症:由于慢性炎症刺激,当机体调节供与求达到一个新的平衡时,将会出现一个新的平衡。这时候,白细胞数量可能稍微高一点,淋巴细胞正常,未出现核左移,偶见中毒性嗜中性粒细胞,单核细胞数量升高,出现贫血和高球蛋白血症。

e. 贫血:免疫介导性溶血性贫血的动物常见白细胞升高,嗜中性粒细胞增多,核左移。急性出血引起贫血的,主要是成熟粒细胞的增多。

f. 遗传性疾病:主要是因为 B_2 整联蛋白缺乏而导致的粒细胞黏附性、趋化性降低。爱尔兰雪达犬易得。

g. 慢性粒细胞性白血病:区分慢性炎症性粒细胞增多症。常见嗜中性粒细胞增多性白细胞升高,可见幼稚型粒细胞,肝脾脏肿大,不同程度的贫血,血小板降低。

②嗜中性粒细胞减少。指循环池里的嗜中性粒细胞数量减少。它通常是引起白细胞减少的最大原因。常见的引起粒细胞减少的原因有:组织的需求量或者消耗量增多,骨髓生成量减少,粒细胞生成无效,粒细胞从循环池转向边缘池的增加。

A. 组织的需求量或者消耗量增多:常见于慢性炎症后期、急性炎症初期,如胃肠炎、腹膜炎、子宫蓄脓后期、蜂窝织炎等。由于组织对粒细胞的需要量增加,速度超过骨髓的供应量,从而出现循环池的粒细胞减少。此时,常出现白细胞总数降低,核左移,严重的粒细胞中毒。一般预后慎重。

B. 骨髓生成数量降低:常见于骨髓发生中毒或者损伤导致骨髓生成的粒细胞数量减少。常见的病因主要有感染细小病毒、埃里希体病,使用雌激素、氯霉素、灰黄菌素、磺胺嘧啶、保泰松、甲氧苄氨嘧啶以及化疗药,接触一些有毒的物质以及免疫介导性骨髓病。此时常会出现红细胞、血小板一同降低。

C. 粒细胞生成无效使嗜中性粒细胞减少:这种情况下骨髓内生成的嗜中性粒细胞没问题,但是其在成熟或者释放过程中出现了问题,导致循环池的粒细胞量减少。常见于骨髓再生不良、免疫缺陷病毒、白血病。

D. 粒细胞由循环池转入边缘池的数量增加:由于过敏反应或者内毒素血症致使循环池里的粒细胞急速进入边缘池,造成暂时性的粒细胞数量降低。这种情况在接受药物治疗后会恢复正常。

2. 嗜酸性粒细胞

(1)形态(如图2-39、图2-40所示) 嗜中性粒细胞直径 12～20 μm,较嗜中性粒细胞大,细胞核致密深染,分叶状或杆状。嗜酸性粒细胞的细胞质含有橘红色的颗粒,其中犬的颗粒较粗大,偶尔能见到将近红细胞大小;猫的颗粒较为细腻,正常猫较多见。

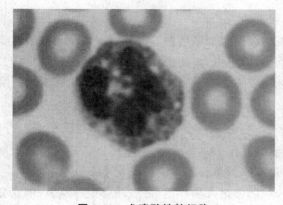

图2-39 犬嗜酸性粒细胞
注:犬嗜酸性粒细胞中细胞质内的颗粒呈圆形,且为大小、数量不等的圆形橙红色颗粒(100×)

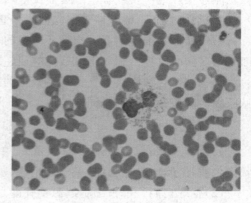

图2-40 猫嗜酸性粒细胞
注:猫嗜酸性粒细胞中细胞质内的颗粒呈棒状,虽然在染色的过程中嗜酸性粒细胞已经破裂,但仍能看到清晰的棒状颗粒(100×)

(2)生理功能 嗜酸性粒细胞生成和成熟于骨髓,其整个循环过程与嗜中性粒细胞相似。嗜酸性粒细胞主要是由T淋巴细胞产生的白介素5刺激骨髓而生成。嗜酸性粒细胞的主要

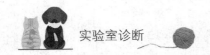

功能是抗过敏、抗寄生虫、抗肿瘤、吞噬和杀菌。但其杀菌能力有限。

（3）临床意义 嗜酸性粒细胞的临床意义如下。

①嗜酸性粒细胞增多。指循环池中的嗜酸性粒细胞数量增多了。引起这种增多的原因主要有过敏、寄生虫感染、肉芽肿、肿瘤，以及嗜酸性粒细胞综合征，嗜酸性粒细胞性白血病。

②嗜酸性粒细胞减少。指循环池里的嗜酸性粒细胞数量减少。其主要原因有内源性或者医源性的糖皮质激素导致骨髓里的嗜酸性粒细胞释放减少，同时循环池中的嗜酸性粒细胞的死亡速度增加。这种情况在血常规上比较少见，一般临床上血常规计数时，嗜酸性粒细胞的值为 0 是常见的，所以，应该多做几次或者多看一点。

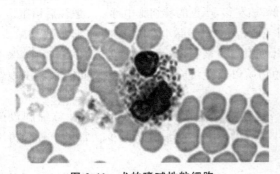

图 2-41　犬的嗜碱性粒细胞

注：细胞质中含有蓝紫色大小不等的颗粒（100×）

3. 嗜碱性粒细胞

（1）形态（如图 3-41 所示） 嗜碱性粒细胞直径 12～20 μm，与嗜中性粒细胞相似或稍大。其细胞核致密，深染，分叶状；细胞质呈淡紫色或灰色，含有少量散在的深色颗粒。正常血涂片上少见。

（2）生理功能 嗜碱性粒细胞生成于骨髓，之后继续在骨髓中发育将近 2.5 d，发育成熟后释放入血，在循环池里存在将近几个小时后，转移进入外周组织，在外周组织停留数周。嗜碱性粒细胞与肥大细胞起源于

同一个细胞，但是到达皮肤上时，其并不是演变成肥大细胞，而是两种细胞的功能相似。嗜碱性粒细胞的嗜碱性颗粒主要是肝素和组胺：肝素可以抑制凝血，在炎症反应中起到重要的作用；组胺可以在一些急速的过敏或者炎症的超敏反应中起到调节的作用。具有活性的嗜碱性颗粒能够很好地诱发或者调节炎症反应因子。

（3）临床意义 嗜碱性粒细胞的临床意义如下。

①嗜碱性粒细胞增多。指循环池中的嗜碱性粒细胞数量增多。这种情况通常与嗜酸性粒细胞增多同时发生。常见于过敏反应或超敏反应，寄生虫，高脂血症，嗜碱性粒细胞性白血病。

②嗜碱性粒细胞减少。指循环池中的嗜碱性粒细胞数量减少。这种情况很难被发现。常见原因与嗜酸性粒细胞相同。

4. 单核细胞

（1）形态（如图 2-42、图 2-43 所示） 单核细胞直径 15～20 μm，细胞核呈不规则的花边网状染色质，细胞质染色粗糙，呈淡蓝色，偶尔可见空泡。单核细胞的核质比小。

（2）生理功能 单核细胞起源于骨髓，并未成熟就进入循环池，之后转移至各组织，继而分化成巨噬细胞、上皮细胞、多核巨细胞。在血液中，单核细胞主要起到吞噬病原菌的作用。分化之后的巨噬细胞同时也具有吞噬病原菌，释放炎性介质调节炎症反应，将抗原传递给淋巴细胞，参与免疫应答，调节机体铁的储存等作用。

（3）临床意义 单核细胞的临床意义如下。

①单核细胞增多。指循环池中的单核细胞数量增加。常见于存在着炎症、组织坏死、病原菌的感染导致的吞噬需求。

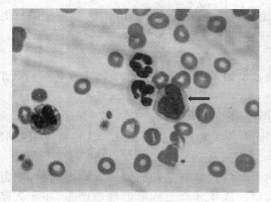

图 2-42 犬的单核细胞

注:箭头所指为犬的单核细胞,其稍大于嗜中性粒细胞,细胞质呈蓝灰色,核分叶,染色质呈花边状。单核细胞左上边有两个嗜中性粒细胞(100×)

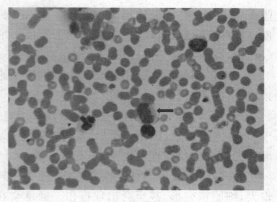

图 2-43 猫的单核细胞

注:箭头所指为猫的单核细胞,其细胞形状不规则,花边状网状染色质,细胞质大量,呈灰色或蓝灰色(100×)

②单核细胞减少。指循环池中的单核细胞数量减少,临床上很难发现,同时意义不明显。

5. 淋巴细胞

(1)形态(如图 2-44、图 2-45 所示) 淋巴细胞分大、小淋巴细胞两种,小淋巴细胞直径为 7~9 μm,圆形或肾形;比嗜中性粒细胞稍小,细胞核蓝紫色,胞浆少,蓝色。大淋巴细胞直径为 9~11 μm,较嗜中性粒细胞稍大,细胞浆相对较多,天蓝色。

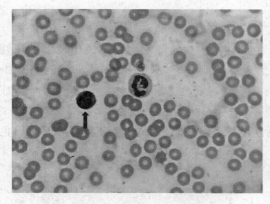

图 2-44 犬的淋巴细胞

注:箭头所指为犬的淋巴细胞。犬、猫的淋巴细胞大小与嗜中性粒细胞大小相同或稍小一些。圆形细胞核偏于一侧,浅蓝色的细胞质较少。它的右上方是一个嗜中性粒细胞(100×)

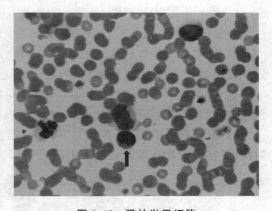

图 2-45 猫的淋巴细胞

注:箭头所指为猫的淋巴细胞。犬、猫的正常淋巴细胞形态相似。其细胞核呈圆形,偏于一侧,染色质成块。细胞质呈浅蓝色(100×)

(2)生理功能 正常的犬、猫中,T 淋巴细胞生成于胸腺,占总数的 70%;B 淋巴细胞生成于骨髓,占总数的 30%。淋巴细胞能存活数月至数年,所以,在感染细小病毒时,血涂片上看到的白细胞多是淋巴细胞。淋巴细胞在机体的组织和循环池内是可以重复循环的,并且每次都能在循环池中待 8 h 左右。淋巴细胞在机体内主要是特异性免疫系统的细胞。当病原体进入机体时,刺激淋巴细胞,B 淋巴细胞进一步分化成记忆浆细胞,以便淋巴细胞在循环时密切监视病原体。当病原体再次进入机体时,记忆浆细胞快速产生抗体与病原体结合参与体液免疫。T淋巴细胞则释放一些细胞因子直接作用于靶细胞参与细胞免疫。

（3）临床意义　淋巴细胞的临床意义如下。

①淋巴细胞增多。指循环池中的淋巴细胞数量增加了。淋巴细胞增多常见的原因主要有兴奋、抗原刺激、淋巴瘤、淋巴细胞性白血病。

A. 兴奋:常见于猫,原理与嗜中性粒细胞生理性增多一样。

B. 抗原刺激:抗原刺激后,淋巴细胞会升高,同时伴发着高球蛋白血症。这种情况引起的淋巴细胞多为反应性淋巴细胞,比如疫苗。

C. 淋巴瘤或淋巴细胞性白血病:此时视野中看到的大部分是肿瘤性的成淋巴细胞,细胞较大,细胞核变形,甚至会出现核仁。通常会在疾病的晚期才会出现淋巴细胞增多,并常会伴发血小板、红细胞数量的减少。

②淋巴细胞减少。指循环池中的淋巴细胞数量减少。常见于内源性或者外源性的循环糖皮质激素水平增加,淋巴细胞会轻微减少,如应激、库欣综合征,轻度淋巴细胞减少症,指淋巴细胞计数为 750～1 000 个/μL,当淋巴细胞计数低于 750 个/μL 时应考虑其他病因。淋巴细胞在循环过程中被渗出了,常见于乳糜胸。此时,淋巴细胞数量急剧降低,同时伴发血浆蛋白减少。淋巴肉瘤,因为再循环的淋巴细胞不能通过患病的淋巴结而导致循环池中的淋巴细胞数量减少,有时也会引起淋巴细胞增多。

2.2.3　异常白细胞

1. 异常嗜中性粒细胞

异常嗜中性粒细胞是指循环血液中嗜中性粒细胞形态发生异常。

（1）中毒性嗜中性粒细胞（如图 2-46 所示）　中毒性嗜中性粒细胞的细胞核出现了不规则分叶或环形核,细胞质呈嗜碱性,染色成灰蓝色,出现空泡或者不规则的嗜碱性包涵体（Dohle 小体）。包涵体的出现,提示着机体出现严重的炎症或者毒血症,其形态学变化的程度与炎症和毒血症的强度成正比。用＋到＋＋＋来表示轻度、中毒和严重的中毒变化。

（2）犬瘟包涵体（如图 2-47 所示）　犬瘟包涵体是指在嗜中性粒细胞中出现的圆形淡粉色颗粒,其常在犬瘟初期的时候会出现。

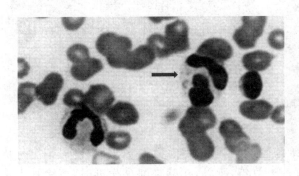

图 2-46　中毒性嗜中性粒细胞

注:机体存在严重的炎症或毒血症,嗜中性粒细胞发生形态学变化,包括嗜碱性细胞质、细胞质空泡化、Dohle 小体、细胞质颗粒化及细胞核畸形（100×）

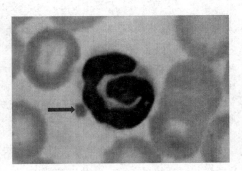

图 2-47　犬瘟包涵体

注:嗜中性粒细胞中出现的圆形淡粉色颗粒,为犬瘟包涵体。其常在犬瘟初期的时候会出现

（3）分叶过度（如图 2-48 所示）　分叶过度指细胞核分 5 个叶或 5 个叶以上。分叶过度通常提示着慢性炎症、糖皮质激素的使用、库欣综合征。

（4）分叶过少　细胞核染色致密，呈蓝紫色，但未见分叶；细胞质正常。pelger-huet 异常时会出现分叶过少。

（5）核左移（如图 2-49 所示）　核左移是指血液中未成熟白细胞的数量增加。未成熟白细胞包括早幼、中幼、晚幼杆状。

①早幼。胞体圆形或椭圆形，直径 12～22 μm，核染色质呈粗颗粒状，核仁可见或消失，胞浆内可见数目不等、大小不均的紫红色嗜天青颗粒。无核周界，过氧化酶染色阳性。

②中幼。中幼是未成熟的白细胞，它发育的下一个阶段是晚幼粒细胞，常表现为细胞核呈圆形或椭圆形，位于细胞的一侧，细胞质着色淡，呈透明或淡粉色。

③晚幼（如图 2-51 所示）。晚幼是未成熟的白细胞，它发育的下一阶段是杆状粒细胞，常表现为细胞核呈一条直线的杆状。较杆状粒细胞而言，晚幼的细胞核要粗而短，细胞质着色淡，呈透明或者淡粉色。

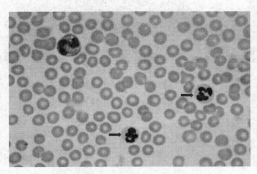

图 2-48　分叶过度

注：细胞核分 5 个叶或 5 个叶以上称为分叶过度（箭头所示）

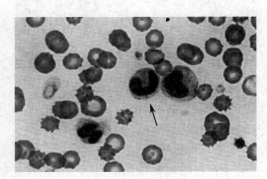

图 2-49　核左移

注：血液中未成熟白细胞包括早幼、中幼、晚幼杆状数量增多（100×）

（6）核右移（如图 2-50 所示）　核右移是指血液中分叶过度的白细胞数量增加。通常提示意义同分叶过度。

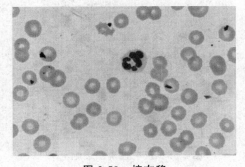

图 2-50　核右移

注：核右移是指分叶过度的嗜中性粒细胞数量增加（100×）

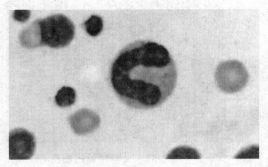

图 2-51　晚幼嗜中性粒细胞

注：晚幼的细胞核要粗而短，细胞质着色淡，呈透明或者淡粉色（油镜）

（7）碎裂的嗜中性粒细胞（如图 2-52 所示）　碎裂的嗜中性粒细胞是由细胞破裂形成的，无细胞结构。碎裂细胞少量存在无任何意义,大量存在时,提示白血病的发生。

2. 异常单核细胞

异常单核细胞是指循环血液中单核细胞形态发生异常。

如果血液中需要吞噬作用,则循环单核细胞分化成巨噬细胞。此时,细胞核变成圆形至椭圆形,细胞质变得更加丰富,细胞质空泡变得更加显著(如图2-53所示),且可能含有一些被吞噬的具有诊断意义的物质。

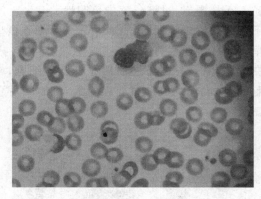

图 2-52　碎裂的嗜中性粒细胞(100×)

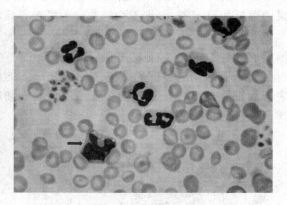

图 2-53　异常单核细胞

注:箭头所指为异常单核细胞,细胞质内含有空泡(100×)

3. 异常淋巴细胞

异常淋巴细胞是指循环血液中淋巴细胞形态发生异常。

异常淋巴细胞可见于传染病和肿瘤病,是一种非特异性的异常现象(如图2-54、图2-55所示)。异常淋巴细胞的形态特征包括体积变大,细胞核呈锯齿状或者有裂隙,细胞质内嗜苯胺蓝大颗粒不常见。

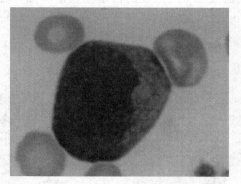

图 2-54　犬异常淋巴细胞

注:该细胞大于嗜中性粒细胞

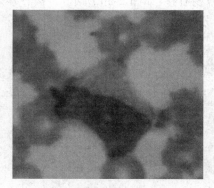

图 2-55　反应性淋巴细胞

注:淋巴细胞在抗原刺激后形态发生了改变。反应性淋巴细胞大于嗜中性粒细胞,大小不一(100×)

任务 2.3   血 小 板 检 验

1. 血小板的形态

（1）犬的正常血小板形态（如图 2-56 所示）   犬的正常血小板为盘状、椭圆形，稍微拉长，两面稍凸或者扁平，边缘平滑，瑞氏染色，易碎的膜内的淡蓝色间质中央散布了大量嗜苯胺蓝性颗粒，有些血小板不含颗粒或者含少量颗粒。血小板直径 2.2～3.7 μm，厚度 0.5 μm（大约是红细胞大小的 1/10）。幼稚血小板通常是巨型血小板。健康犬正常血小板数值（20 000～90 000）个/mm^2，即（2～9）×10^{11} 个/L。

（2）猫的正常血小板形态（如图 2-57 所示）   猫的正常血小板形状为小球体，有时会稍显拉长，易结成团，形成不定型的团块。瑞氏染色，易碎的膜内含有一串紫色的嗜苯胺蓝性颗粒，大小不一。巨型血小板可与红细胞大小一样，且常见于正常猫的血液。健康猫正常血小板数值 30 000～70 000 个/mm^2，即（3～7）×10^{11} 个/L。

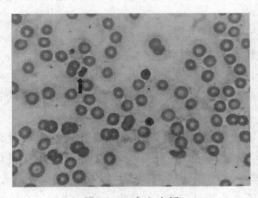

图 2-56   犬血小板

注：犬血小板为小圆形至椭圆形，淡蓝色的无核细胞（箭头所示）。血小板大小不一，幼稚血小板通常是巨型血小板（100×）

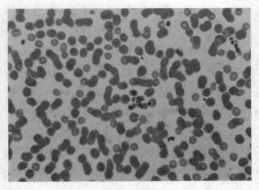

图 2-57   猫的正常血小板

注：猫血小板形状小球体，有时会稍显拉长，易结成团，形成不定型的团块。瑞氏染色，易碎的膜内含有一串紫色的嗜苯胺蓝性颗粒。大小不一（100×）

2. 血小板的生理功能

血小板（PLT）是机体正常凝血不可或缺的因素，它具有 4 种独特功能：①通过封住较小的内皮缺损来维持血管的完整性；②内皮收缩后，通过形成血小板栓来帮助阻止出血；③参与促凝血作用，以促进第二期凝血（凝集）和纤维蛋白形成。④血小板衍生生长因子（PDGF）可促进血管愈合，可刺激内皮细胞移行和平滑肌生成。

血小板通过包括 PDGF 在内的生长因子来参与初期的伤口修复。快速的细胞交互作用以及可溶性介质释放，可刺激平滑肌细胞和成纤维细胞的有丝分裂。血小板通过细胞交互作用以及释放可溶性介质，在炎症反应中发挥重要作用。

血小板可释放血管活性物质，如 5-羟色胺能调节嗜中性粒细胞的功能。

3. 血小板的生成与破坏

（1）血小板的生成   血小板来源于骨髓的巨核细胞，由细胞的细胞质分裂形成，直接释

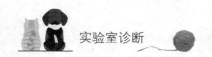

放进入骨髓造血系统周围的静脉血管内。2/3～3/4 的血小板在全身循环中，其他的在脾脏里被储存起来。血小板的生成主要受存在于肝脏、内皮细胞和成纤维细胞中的血小板生成素影响，其直接调节巨核细胞的细胞质，且血小板数量越低，其浓度就越高。机体中的血小板主要是起到一个凝血的作用，同时因其还具有调节嗜中性粒细胞的功能而在炎症中发挥作用。

（2）血小板的破坏　犬、猫血小板在血管内的寿命一般为 3～7 d。衰老的血小板被单核吞噬系统内的巨噬细胞吞噬。

4. 血小板的临床意义

（1）血小板增多　血小板增多是指循环池中的血小板数量增多了。一般能引起血小板增多的原因有 3 类，即生理性的、继发性的和原发性的。生理性血小板增多为正常反应，比如一兴奋，或者注射肾上腺素之后，被储存在脾脏和肺脏里的血小板将会大量释放进入循环池而引起血小板升高。继发性血小板升高主要有：消化系统疾病（如肠炎），贫血，骨折，使用糖皮质激素，脾脏摘除后，或者肿瘤，使用抗肿瘤的药物等。原发性血小板增多主要是骨髓的增生性疾病，会表现为血小板持续地升高，血小板功能比较差。实验室诊断时可以出现贫血，巨型无颗粒性的血小板，嗜碱性粒细胞增多，假性高钾血症等。

（2）血小板减少　血小板减少是指循环池里的血小板数量减少。

①病理性减少：包括血小板生成缺陷、清除加快、血小板扣押。

A. 血小板生成缺陷：通常会伴有其他的症状，如贫血、白细胞减少。血小板生成缺陷主要包括由于免疫性或者传染性导致的单纯的巨核细胞再生不良，或者药物中毒、传染病导致的骨髓泛发性再生不良，或者骨髓发育不良。

B. 清除加快：由于原发性或继发性的免疫介导性原因以及继发的非免疫介导性原因导致的血小板被使用的速度加快了。免疫介导性血小板减少是一种常见病，主要与抗血小板抗体通过巨噬细胞加速血小板破坏和抗巨核细胞抗体减少血小板生成有关，发生在可卡犬、牧羊犬、贵妇犬身上，主要临床上表现为各个器官的出血和低血小板性紫癜，但有些动物可能也不会产生临床症状。继发性免疫介导性血小板减少是犬、猫比较常见的因血小板减少而导致凝血机能障碍的原因，常见的疾病主要有全身性自体免疫疾病，如全身性红斑狼疮、免疫介导性溶血性贫血、天疱疮、风湿性关节炎、多发性关节炎，以及肿瘤、传染病、疫苗接种、寄生虫、组织胞浆菌、免疫复合物性血管炎、对父源或者母源抗体经胎盘传播导致幼龄动物血小板破坏。继发性非免疫介导性血小板减少症则常见于弥散性血管内凝血、血栓性血小板减少性紫癜、溶血性尿毒综合征。

C. 血小板扣押：由于内毒素血症等原因引起的脾脏肿大，脾机能亢进，从而使得大量循环的血小板被扣押在脾脏内。血小板扣押可引起循环血小板的减少，同时也会出现一种或多种白细胞减少。

②人为误差：因为采血不及时或者采完的血液不能及时仪器计数，导致血小板凝集，以致在仪器计数时被认为是白细胞计数，血小板的数量会降低。即使已经使用抗凝剂，也只能减慢血小板的凝集速度而不是让它不凝集。

5. 与血小板功能相关的检查

（1）血小板计数　血小板计数主要是血常规上的计数，或者在显微镜下每一个视野小于 3 个血小板，可认为血小板减少，但会存在人为误差。

（2）黏膜出血时间（BMBT）　黏膜出血时间指在让动物安静状态下,在可视黏膜部位,颊黏膜部位最好,视野一次性刀片划开约 2 cm 的口子,使用一次性滤纸,让血液沿着滤纸蔓延,计算动物凝血时间。正常情况下,黏膜出血时间犬＜4 min,猫＜2 min。但这个数值与操作准确性息息相关。

（3）凝血酶原时间（PT）　凝血酶原时间用机器检测。犬正常值是 5～16 s,猫正常值是 7～15 s。反应内源性凝血系统的问题。

（4）激活全血凝固时间（ACT）　激活全血凝固时间意义同 PT。

（5）活化部分凝血酶时间（APTT）　APTT 用机器检测,犬的正常值是 15～43 s,猫的正常值是 16～42 s。APTT 反映外源性凝血系统的问题。

6. 结果判读

①APTT 正常,PT 正常,PLT 数量正常,BMBT 延长,说明 PLT 功能存在异常,凝血障碍。

②APTT 延长,PT 正常,PLT 数量正常,BMBT 正常,可以考虑断甲实验,猫＜2 min,犬＜5 min。如果时间延长,说明潜在凝血障碍风险。APTT、PT 任何一项存在异常,都说明潜在凝血障碍风险,因为它们之间替代能力特别强。

③APTT 正常,PT 正常,PLT 数量减少,BMBT 延长,说明是原发性凝血障碍。

④APTT 延长,PT 延长,PLT 数量正常,说明存在凝血因子缺失,存在凝血异常。

⑤APTT 正常,PT 正常,PLT 数量正常,BMBT 正常,说明机体不存在凝血障碍。

7. 血小板形态异常

血小板的异常,包括形态上的异常和功能上的异常。血小板形态异常主要包括以下几种。

（1）巨型血小板　巨型血小板直径＞3.7 μm,属于幼稚型血小板。

（2）长椭圆形血小板　长椭圆形血小板属于巨型血小板,为长椭圆形,像雪茄。区分血小板聚集。其出现提示着机体出现局灶性或全身性的微出血,建议进一步实验室检查,看是否存在粪便或者尿液的潜血,或者进一步临床检查身上是否存在出血的地方。

（3）活化性血小板　活化性血小板指血小板上能看到周围伸出的伪足,其出现主要是形成了聚集的血小板。所以,当机体存在出血点或者采血时间相对较长的话,容易出现这类血小板。

（4）微型血小板　微型血小板的直径小于 2.2 μm。大量存在微型血小板时,提示机体出血免疫介导性血小板降低疾病。

8. 血小板功能异常

血小板功能异常主要分为先天性血小板功能异常和获得性血小板功能异常。

（1）先天性的血小板功能异常　先天性血小板功能异常主要包括以下情况。

①假性血友病。主要是缺乏功能性血管假性血友病因子。临床上常见黏膜出血,皮肤淤伤,伤口或者术部出血时间延长,并发血小板减少,损伤血小板功能的疾病以及使用非固醇类抗炎药可加剧出血。可通过 APTT、PT、PLT 计数正常,BMBT 时间延长和测定血浆内血管假性血友病因子来确诊。

②血小板机能不全性血小板紊乱。是在水獭犬和大白熊犬身上发生的遗传性染色体疾病,临床上常见黏膜表面出血,创伤或应激可加剧出血,出血时间与疫苗接种、甲减或与发情有关。

③巴吉度猎犬血小板紊乱。常见遗传性染色体疾病,常见可视黏膜或皮肤表面出血。

④美国狐狸犬血小板紊乱。常见慢性鼻、牙龈、胃肠出血。

⑤可卡出血性疾病。与中等程度的出血及血小板异常聚集的 δ-贮存池病,同时还有很多其

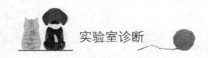

他的遗传性凝血功能紊乱,包括凝血因子Ⅱ、Ⅹ的缺乏,表现为出血显著,APTT、PT的延长。

(2)获得性血小板功能异常　获得性血小板功能异常主要分为低反应性和高反应性。

①低反应性。伴有出血倾向的血小板功能减退,病原包括尿毒症、异常蛋白血症、传染病、中毒、肝脏疾病、肿瘤、药物使用等。

②高反应性。伴有血栓形成的血小板功能增强,病原包括糖尿病、库欣综合征、肾病综合征、激素治疗、肿瘤、遗传病、猫传染性腹膜炎、心丝虫病等。

任务2.4　血凝检验项目及临床意义

凝血系统的临床病理学检查主要适用于两类患病动物:术前出现自发性出血或出血延长的患病动物;患与出血倾向相关疾病的患病动物,如犬脾脏血管肉瘤(HSA)和弥散性血管内凝血(DIC)、肝脏疾病和凝血因子缺乏,或者疑似患有先天性凝血病相关疾病的犬(如对疑似患亚临床血管性血友病的杜宾犬实施卵巢子宫切除术前)。

检查患自发性出血疾病的犬、猫时,必须牢记通常可通过简单的试验得出初步的临床诊断结果。如果这些试验不能产生确定的结果,或想得到更详细诊断(如具体缺乏的凝血因子),可送检专门的凝血实验室。这些简单的试验包括血涂片的检查、测定ACT、纤维降解产物(FDP)的浓度及出血时间。

2.4.1　血涂片检查

对高质量、着色良好(如 Diff-Quik)的血涂片进行检查可提供重要的关于血小板数量和形态的信息。检查的第一步应该在低倍镜下观察整张血涂片以确定血小板结块,血小板结块通常会导致假性血小板减少。接着,用油镜观察一些具有代表性的单层区域,即大约有50%是红细胞(RBCs)的区域,并平均计数5个区域内的血小板数量。对于犬,每个视野内应存在12～15个血小板,而对于猫,应在每个视野内观察到10～12个血小板。一般情况下,一个视野内每个血小板代表了12 000～15 000个血小板/μL(即每个视野内的血小板数量×15 000＝血小板数量/μL)。血小板计数大于30 000个/μL且血小板功能正常的犬、猫不会发生自发性出血。因此,如果在一个视野内观察到2个或3个以上的血小板的,那么出血的原因通常不是血小板减少。在计数血小板数量的同时,还要观察单个血小板的形态,因为血小板形态异常可能反映了血小板功能受损。

2.4.2　激活全血凝固时间(ACT)检测

在该试验中,将2 mL全血加入含有硅藻土的试管内,这将激活凝血的接触阶段,因此可检测内源性和共同凝血途径的完整性,即因子Ⅻ、Ⅺ、Ⅸ、Ⅷ、Ⅹ、Ⅴ、Ⅱ和Ⅰ(如图2-58所示)。如果包含在这些途径内的单个凝血因子已经降低了70%～75%,那么ACT就会延长(正常是60～90 s)。新型检测仪器SCA-2000可用于测定ACT、APTT或OSPT,且每项测试只需要一滴血液。

2.4.3　纤维蛋白降解产物(FDP)检测

常用 Thrombo Wellco Test 来测定FDP的浓度(或效价)。也可用乳液黏着试验来测定循

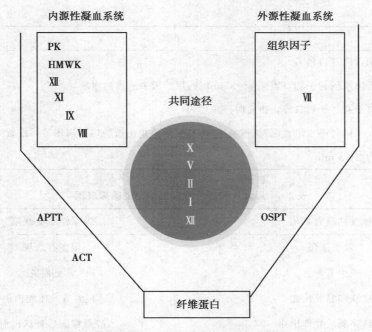

图 2-58　传统的内源性、外源性和共同凝血途径

PK:激肽释放酶原;HMWK:高分子激肽原;APTT:活化部分凝血活酶时间;

ACT:激活全血凝固时间;OSPT:第 1 阶段凝血酶原时间

环中的 FDP,FDP 是纤维蛋白和纤维蛋白原在分裂过程中产生的(即纤维蛋白溶解)。FDP 试验在患 DIC(弥散性血管内凝血)的犬、猫通常表现为阳性。一半以上由于灭鼠剂(杀鼠灵)中毒引起出血的病犬,FDP 试验呈阳性。其机理尚未知晓,但是给正常犬腔内注射或肌内注射抗凝血剂,FDP 试验不呈阳性。一般认为,维生素 K 拮抗剂可通过抑制纤维蛋白溶酶原和活化抑制剂的生成来激活纤维蛋白溶解。

2.4.4　口腔黏膜出血时间(BT)检测

BT 检测的步骤参见表 2-5,检测中使用一块模板(Simplate-Ⅱ)在口腔黏膜上做两个切口,然后测定出血到完全停止出血的时间。血小板减少症、血小板机能障碍以及血管炎的犬、猫,BT 通常出现异常。BT 异常的临床症状主要表现为原发性出血性疾病(即淤点、淤斑、黏膜出血)、血小板计数正常且 BT 延长表明存在潜在的血小板机能障碍(如由于阿司匹林治疗或 vWD 引起)或血管病,但可能性很小。原发性和继发性凝血缺陷的临床表现参见表 2-6。

表 2-5　检测犬口腔黏膜出血时间的步骤

序号	步骤
1	使用人工保定的方法,使犬侧卧
2	将一 5 cm 宽的纱布条绕在上颌骨上以打开上嘴唇,使黏膜表面适度充血
3	将 Simplate-Ⅱ 靠在上嘴唇上,然后扳动开关

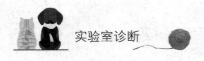

续表 2-5

序号	步骤
4	切开两个切口后开启秒表
5	将纱布或者吸水纸置于切口腹侧 1～3 mm 处,用于吸去流出的血液
6	当两个切口中有一个切口停止出血时停止秒表
7	两个切口几乎同时停止出血(如果不是这样,那么后停止出血的切口割坏了一根血管)
8	正常时间为 2～3 min

表 2-6　原发性和继发性凝血缺陷的临床表现

原发性凝血缺陷	继发性凝血缺陷
常见淤斑	很少有淤斑
很少有血肿	常见血肿
皮肤和黏膜出血	肌肉、关节及体腔内出血
静脉穿刺后立即出血	静脉穿刺后延迟出血

在对出血性疾病的临床特征做过检查后再通过这些简单的检测,临床兽医应该能缩小鉴别诊断的范围了。例如,通过血涂片观察发现该病畜是否患有血小板减少症。如果该病畜不患有血小板减少症,但存在淤点和淤斑,则 BT 延长可说明存在血小板功能缺陷;ACT 延长说明内源性或普通凝血途径存在异常,FDP 试验呈阳性说明存在原发性或继发性的血管内纤维蛋白溶解。

如果要求进一步确定假设的诊断结果,则可以将血浆送至参考实验室或进行专门的凝血试验。大多数商业兽医诊断实验室可进行常规的止血项目检测。装在紫色头试管[乙二胺四乙酸(EDTA)]内的样本用于血小板计数,装在蓝色头试管(柠檬酸钠)内的样本用于凝血研究(OSPT、APTT、纤维蛋白原浓度),装在一个专门的蓝色头试管(Thrombo Wellco Test)内的样本用于 FDP 的检测(最后的试管通常由诊断实验室提供)。将样本装在含有正确抗凝剂的试管内很重要。商业实验室样本提交的要求参见表 2-7。

表 2-7　实验室检测凝血所需的样本

样本	试管头的颜色	检测
EDTA 抗凝血	紫色	血小板计数
柠檬酸钠抗凝血	蓝色	OSPT,APTT,纤维蛋白原,AT Ⅲ
凝血酶	蓝色	FDP

注:EDTA 指乙二胺四乙酸;OSPT 指第 1 阶段凝血酶原时间;APTT 指部分活化凝血活酶时间;AT Ⅲ指抗凝血酶Ⅲ;FDP 指纤维蛋白降解产物。

常规凝血检查通常包括 OSPT、APTT、血小板计数、纤维蛋白原浓度以及 FDP 浓度(效价),有些实验室可能还包括 D-二聚体检测和 AT Ⅲ活性。OSPT 主要检测外源性凝血途径,而 APTT 主要检测内源性凝血途径。由于这些检测的最终产物都是纤维蛋白，所以这两个检验也可检测共同凝血途径（如图 2-58 所示）。D-二聚体试验与 FDP 试验一样，用于检测全身的纤维蛋白溶解。常规凝血筛查的判读参见表 2-8。

表 2-8　凝血筛查的判读

疾病	BT	ACT	OSPT	APTT	血小板	纤维蛋白原	FDP
血小板减少症	↑	N	N	N	↓	N	N
血小板病	↑	N	N	N	N	N	N
血管性血友病	↑	N/↑&	N	N/↑&	N	N	N
血友病	N	↑	N	↑	N	N	N
灭鼠剂中毒	N/↑&	↑	↑	↑	N/↓	N/↓	N/↓
弥散性血管内凝血	↑	↑	↑	↑	↓	N/↓	↑
肝脏疾病	N/↑	↑	N/↑	↑	N/↓	N/↓	N

注：如果 OSPT 或 APTT 比对照组长了 25％或以上，那么就认为 OSPT 或 APTT 延长。

BT：口腔黏膜出血时间；ACT：激活全血凝固时间；OSPT：第 1 阶段凝血酶原时间；APTT：活化部分凝血活酶时间；FDP：纤维蛋白降解产物；↑：升高或延长；N：正常或阴性；↓：降低或减少；&：可疑。

之前讨论过，如果怀疑是罕见的凝血病或某种特殊凝血因子缺乏，那么应该将血液样本送至专门的兽医凝血实验室。犬、猫的先天性和获得性凝血因子缺乏参见表 2-9。

表 2-9　先天性和获得性凝血因子缺乏

先天性凝血因子缺乏

因子Ⅰ或低纤维蛋白原血症和异常血纤维蛋白原血症（圣伯纳犬和俄国猎狼犬）

因子Ⅱ或低凝血酶原血症（拳师犬、奥达猎犬和英国可卡犬）

因子Ⅶ或低前转化素血症（比格犬、雪橇犬、拳师犬、斗牛犬、迷你雪纳瑞）

因子Ⅷ或 A 型血友病（很多品种都会发生，但最常发于德国牧羊犬）

因子Ⅸ或 B 型血友病（很多品种犬都会发生；家养短毛猫和英国短毛猫）

因子Ⅹ（可卡犬、杰克拉西尔梗）

因子Ⅺ或 C 型血友病（英国激飞猎犬、大白熊犬、凯利蓝梗）

因子Ⅻ或哈格曼因子（迷你和标准贵妇犬、沙皮犬、德国短毛波音达犬；猫）

激肽释放酶原（弗莱彻因子）缺乏（各种犬）

获得性凝血因子缺乏

肝脏疾病

　　因子生成减少

　　基因缺陷疾病

胆汁淤积

维生素 K 拮抗剂

自体免疫性疾病（抗凝血性狼疮）

弥散性血管内凝血（DIC）

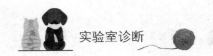

由于血小板的生成减少或破坏/消耗/扣押增加会引起血小板减少,因此对于患未知病因的血小板减少症犬、猫可使用细针穿刺骨髓的方法来获取细胞学检查的样本。血小板减少症病畜的其他检验还包括脾病的效价或聚合酶链式反应(PCR)测定、反转录病毒感染的检测、放射性血小板扫描以及抗血小板抗体试验。

2.4.5　凝血酶原时间(PT)检测

凝血酶原时间在血浆中加入组织凝血激酶和钙离子后,纤维蛋白凝块形成所需要的时间。犬的相关参考值:PT 为 5～15 s,INR 为 0.5～1.6;猫的相关参考值:PT 为 6～15 s,INR 为 0.6～1.6。INR 是病畜凝血酶原时间与正常对照凝血酶原时间之比的 ISI 次方(ISI 指国际敏感度指数,试剂出厂时由厂家制定)。

凝血酶原时间是检查外源性凝血因子的一种过筛试验,用来证实先天性或获得性纤维蛋白原、凝血酶原和凝血因子 Ⅴ、Ⅶ、Ⅹ 的缺陷或抑制物的存在,同时用于监测口服抗凝剂的用量,是监测口服抗凝剂的首选指标。据报道,在口服抗凝剂的过程中,维持 PT 在正常对照的1～2 倍最为适宜。

PT 的临床意义如下。

(1)PT 延长　PT 延长见于凝血因子 Ⅰ、Ⅱ、Ⅴ、Ⅶ(比格犬)和Ⅸ缺乏(小于正常 30%),多见于严重肝病(犬传染性肝病、泛发性肝纤维化)、胆汁缺乏、脾肿瘤、维生素 K 缺乏或不吸收、食入含有双香豆素植物(检验此物中毒最敏感)或用肝素量多、弥散性血管内凝血、长期或大剂量应用阿司匹林等。

(2)PT 缩短　PT 缩短见于先天性凝血因子增多症,如因子Ⅴ增多症,高凝状态和血栓病等。

当测定结果出现异常时,应检查检测系统的每个组成,如检测卡、样本、仪器等,必要时重新测定。

2.4.6　活化部分凝血活酶时间(APTT)检测

活化部分凝血活酶时间(APTT)是检查内源性凝血因子的一种过筛试验,用来证实先天性或获得性凝血因子 Ⅷ、Ⅸ、Ⅺ 的缺陷或是否存在它们相应的抑制物;同时,APTT 也可用来证实凝血因子 Ⅻ、激肽释放酶原和高分子量激肽释放酶原是否缺乏。由于 APTT 的高度敏感性和肝素的作用途径主要是内源性凝血途径,所以 APTT 成为监测普通肝素的首选指标。犬APTT 参考值为 15～43 s。

APTT 主要反映内源性凝血是否正常,其临床意义如下。

(1)APTT 延长　APTT 延长见于以下情况:

①血浆因子 Ⅷ、因子Ⅸ和因子Ⅺ水平减低,如血友病 A、血友病 B 及因子Ⅺ缺乏症;

②严重的凝血酶原(因子Ⅱ)、因子Ⅴ、因子Ⅹ和纤维蛋白原缺乏肝脏疾病,阻塞性黄疸,新生儿出血症,肠道灭菌综合征,吸收不良综合征,口服抗凝剂及低(无)纤维蛋白血症等;

③纤维蛋白溶解活力增强,如继发性、原发性纤维蛋白溶解功能亢进等;

④血液循环中有抗凝物质,如抗凝因子 Ⅷ 或因子Ⅸ抗体等;

⑤系统性红斑狼疮及一些免疫性疾病。

(2)APTT 缩短　APTT 缩短见于以下情况:

①高凝状态,如促凝物质进入血液及凝血因子的活性增高;

②血栓性疾病,如心肌梗死、不稳定型心绞痛、脑血管病变、糖尿病伴血管病变、肺梗死、深静脉血栓形成;

③妊娠高血压综合征和肾病综合征等。

PT 和 APTT 联合应用的临床意义如下。

(1)PT,APTT 同时延长　见于农药中毒中后期,先天性凝血因子Ⅴ、Ⅹ缺乏或者血小板水平降低、维生素 K 缺乏症、DIC、纤溶系统增强、血液中含有抗凝物质如肝素等。

(2)PT、APTT 同时缩短　见于高凝状态。如弥散性血管内凝血的高凝血期,促凝物质进入血液或者凝血因子活性增强;血栓性疾病;先天性因子Ⅴ增多症等。

(3)PT 正常,APTT 异常　凝血因子Ⅷ、Ⅸ、Ⅺ或者激肽释放酶原水平异常。常见于先天性的因子缺失,如血友病 A、血友病 B、血友病 C;血循环中有抗凝物质,如抗凝血因子Ⅷ或者Ⅺ。

(4)PT 异常,APTT 正常　凝血因子Ⅶ以及维生素 K 水平异常。常见于早期农药中毒或者血液循环中含有维生素 K 拮抗剂。

2.4.7　凝血酶时间(TT)检测

凝血酶时间(TT)指在新鲜血浆中加入凝血酶和钙离子后,纤维蛋白丝形成所需时间。凝血酶时间是检测凝血、抗凝及纤维蛋白溶解系统功能的一个简便试验,尤其可了解血浆中的纤维蛋白是否含有足够量的纤维蛋白原及其结果是否正常。犬 TT 参考值为 9~12 s。

TT 的临床意义如下。

(1)TT 延长　见于血浆纤维蛋白原减低或结构异常;临床应用肝素,或在肝病、肾病及系统性红斑狼疮时的肝素样抗凝物质增多;纤溶蛋白溶解系统功能亢进。

(2)TT 缩短　见于异常纤维蛋白血症,血液中有钙离子存在,或血液呈酸性等。

任务 2.5　输血及配血试验

2.5.1　犬、猫的血型及输血前准备

1. 犬的血型

通过直接或间接凝集反应以及溶血反应,人们逐渐认识了犬的各种红细胞抗原(DEA)。到目前为止,已报道的犬血型有:红细胞抗原 1.1(A_1);红细胞抗原 1.2(A_2);红细胞抗原 3(B);红细胞抗原 4(C);红细胞抗原 5(D);红细胞抗原 6(F);红细胞抗原 7(Tr)和红细胞抗原 8(He)。最近澳大利亚又发现犬有红细胞抗原 1.3(A3)血型。最强的抗原性因子有红细胞抗原 1.1,红细胞抗原 1.2 和红细胞抗原 7。犬的红细胞表面不只有一个红细胞抗原,例如红细胞可以是 DEA1.1 阳性或 DEA1.1 阴性,同时 DEA1.1 阴性的红细胞也可以是 DEA1.2 阳性或 DEA1.2 阴性,这些血型表现为等显性遗传。

血型为 DEA1.1,DEA1.2 和 DEA7 阳性的犬血只能给相同血型的犬输血。如果血型为DEA1.1,DEA1.2 和 DEA7 阴性的犬,首次输入上述三种阳性血型中的任何一种或两种以上以后,第二次输入同一阳性血型时肯定会发生严重的输血反应。目前,未发现犬体内含有天然

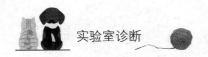

抗 DEA1.1 和 DEA1.2 的抗体,但犬体内确实存在抗某些血型的天然抗体。另外,由于地域的不同以及各品种的分布数量的差异,各地犬的不同血型所占比例也不尽相同。目前还未就某一品种犬的血型分布情况做出详细研究,但有研究发现 Greyhound 犬出现 DEA1.1 和 DEA1.2 阳性的概率很小。

Pitoler Me 等对美国不同品种犬的血型经调查得出结论(如表 2-10 所示)。

表 2-10 犬的血型和所占比例

血型	比例	血型	比例
DEA1.1	40%	DEA5	20%～25%
DEA1.2	20%	DEA6	98%
DEA3	5%	DEA7	45%～50%
DEA4	98%	DEA8	40%

2. 猫的血型

猫的血型分为 A 型、B 型和 AB 型,其中 A 型猫最多,AB 型极少。A 型血含基因 a/a 和 a/b,只有生成 b/b 时才是 B 型血。AB 型血不是 A 型和 B 型配出来的,而是 A 型血的猫中含有 AB 型基因。猫输血前必须配血,无 AB 型血时,用 A 型血输。

3. 输血的适应证

输血疗法可适用于各种原因引起的贫血,包括车祸、手术、外伤等引发的大失血;剧烈呕吐、腹泻引起的血容量降低;老年性疾病;血小板和凝血因子缺乏引起的凝血不良;华法林鼠药中毒;白细胞减少症和低蛋白血症等病症。

4. 输血的作用

输血可以起到迅速补充循环血量、维持一定的血压、增加血液的凝固性和血红蛋白的浓度、增加血液运输氧的能力以及刺激机体的造血机能等作用。

此外,对供血犬进行相应的免疫后,其血制品对犬细小病毒、犬瘟热可产生特异性的抗病力。

5. 输血的标准

当出现下列情况时必须紧急输血:循环血量减少超过 30%;红细胞压积小于 20%(犬),小于 15%(猫);持续性出血;黏膜苍白;毛细血管充盈时间大于 2 s;呼吸急促和心动过速等症状。

6. 供血犬的选择

供血犬应满足以下要求。

(1)供血犬的体重应大于 25 kg。

(2)年龄在 2～8 岁之间。

(3)临床检查正常(包括血常规及血液生化)。

(4)红细胞压积大于 40%。

(5)定期注射疫苗。

(6)供血犬红细胞抗原 1.1、红细胞抗原 1.2、红细胞抗原 7 阴性,如灵缇。

(7)如果受血犬需大量输入血小板和凝血因子,应检测供血犬的凝血时间。

（8）根据地域的不同，相应淘汰有巴贝丝虫病、利什曼原虫病、埃里希体病、疏螺旋体病、布鲁菌病和犬恶丝虫病的供血犬。

（9）特别应注意供血犬不能有受血经历。

（10）采血量不应超过 20 mL/kg（犬）；10 mL/kg（猫）；

（11）一般间隔 3 周采集 1 次。

（12）供血犬的日粮中应添加硫酸铁制剂，剂量为 10 mg/kg 体重。

由于 Greyhound 血液的红细胞压积很高，静脉容易采血并且血液中很少含有 DEA1.1，DEA1.2 和 DEA7，可将 Greyhound 作为理想的供血犬。

7. 血液采集与保存

可以从犬的颈静脉或从麻醉犬的股内动脉采集血液。采血常用的保存液有枸橼酸磷酸葡萄糖（CPD）、枸橼酸磷酸葡萄糖腺嘌呤（CPD-A1）、酸性枸橼酸葡萄糖（ACD）和肝素。

采集血液的保存应注意以下几点：①犬的全血制品应保存在 3～6 ℃ 的条件下；②保存温度高于 37 ℃ 时，易破坏血液的成分；③保存温度低于 2 ℃ 时，可形成纤维蛋白；④应使抗凝剂和采血袋在采血前保持在 5 ℃ 左右，以防止溶血；⑤采血过程中必须轻轻晃动采血袋。

2.5.2 配血试验

输血前应给犬做交叉配血试验，但在紧急输血情况下，如果犬是第一次输血，可以不做配血试验。受血犬曾被输过不明血型的血液或需多次输血，则必须做交叉配血试验，否则易产生输血反应。

交叉配血试验主要检查受血的动物血清中有无破坏供血动物红细胞的抗体。如果受血的动物血清中没有供血动物红细胞破坏的抗体，称为"配备相合"；反之，称为"配备不合"。一般将配备试验的重点放在受血的动物血清与供血动物的红细胞配合方面，称为"主侧"或"直接配备"。但是，在输血时，不只输入红细胞，也输入血浆，如果输入血浆中有与受血的动物红细胞不匹配的抗体，受血的动物红细胞被破坏。不过，由于输入的血浆量少，其抗体可被稀释；此外，受血的动物血浆中若含有相应型物质，则可以中和输入的抗体，故危害性较小。因此，把受血的动物红细胞与供血动物血清的配备，称为"次侧"或"间接配备"。主、次试验同时进行，称为交叉配血试验（如图 2-59 所示）。主侧配血是检验受血犬的血浆或血清和供血犬的红细胞反应与否，次侧配血是检验受血犬的红细胞与供血犬的血浆或血清反应与否，由于受血犬血清中很少含有天然抗体，故一般可不做次侧配血试验。任何程度的凝集反应或溶血反应都表明血型不相容。

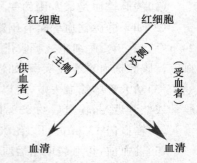

图 2-59 交叉配血试验示意图

1. 交叉配血试验

交叉配血可利用盐水配血法进行检测，具体实验步骤如下。

（1）分别取供血犬和受血犬的新鲜血液，用 EDTA 抗凝。

（2）用 0.9% 氯化钠溶液洗 3 遍红细胞，分别以 1 000 r/min 离心 15 s，去掉上清液。

（3）将红细胞泥配成 4% 红细胞盐水悬液。

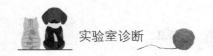

（4）主侧：向 10 mm×75 mm 的试管加入 2 滴供血犬的 4%红细胞盐水悬液和 2 滴受血犬的血清或血浆。

（5）次侧：向 10 mm×75 mm 的试管加入 2 滴受血犬的 4%红细胞盐水悬液和 2 滴供血犬的血清或血浆。

（6）以 1 000 r/min 离心 1 min。

（7）取出观察上清液有无溶血，轻轻晃动试管，观察有无凝血，图 2-60 为血液凝集现象。

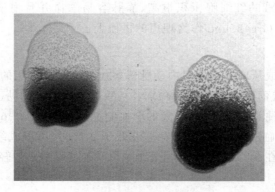

图 2-60　血液凝集现象

2. 简易的"三滴法"配血实验

可采用简易的"三滴法"配血实验来判断能否输血，方法为：取供血犬血液 1 滴、受血犬血液 1 滴及抗凝剂 1 滴于载玻片上，混合后肉眼观察有无凝集，若无凝集，则可输血。

2.5.3　输血

1. 输血方法

（1）静脉输血是最常用的一种方法。

（2）如果静脉输血确实有困难，也可进行腹腔输血，但腹腔输血的作用比较慢。腹腔输血 24 h 后，有 50%血细胞被吸收进入循环系统；腹腔输血 2～3 d 后，约 70%的血细胞进入循环血液。腹腔输血对慢性疾病（如慢性贫血）效果较好。

（3）幼犬静脉输血失败，可以进行骨髓内输血。用消毒后的 20 号针头或骨髓穿刺针刺入股骨或肱骨近端，输血后约 95%的血细胞可以被吸收进入血液循环系统。

（4）输血前 15 min，可以给犬注射苯海拉明防止过敏。

（5）输血前，将血袋取出后应反复颠倒数次，以使沉积的红细胞充分混匀。

（6）输血过程中发生阻塞时，必须立即更换输血器具，也可在输血前向血袋内注入 50～100 mL 生理盐水以稀释浓缩的红细胞，有利于降低血液的黏稠度。

2. 输血量计算

静脉输血的剂量一般为 10～20 mL/kg。

输入 20 mL/kg 的全血或 10 mL/kg 浓缩的红细胞，则红细胞压积增加 10%左右。

输血量的计算公式为：

输血量＝2.2×受血犬的体重（kg）×40×（正常血细胞比容－受血犬血细胞比容/供血犬

血细胞比容)。

3. 静脉输血速度

(1)静脉输血的速度一般应小于 10 mL/(kg·h)。

(2)输血最初 30 min 一定要慢,大约 0.25 mL/(kg·h)。

(3)输血过程中,如果犬出现荨麻疹,则马上停止输血。

(4)一般情况下血制品不用预热,但输血速度达 50 mL/(kg·h)时,则必须预热。

(5)如果要输入血小板或其他凝血因子,则必须使用新鲜的血液,这是由于血小板只能存活 4~8 h,而凝血因子Ⅷ和Ⅻ在 1~6 ℃条件下也只能保存 6 h。

4. 输血反应

输血血型发生不相容时,犬输血后 7~10 d 产生抗体,此时发生凝集和溶血反应。临床上犬在输血后初期虽表现为好转,但 1~2 周后会死亡。

犬的肾脏可以排泄大量的血红蛋白,肾脏几乎不发生任何病理变化,而人体内红细胞释放的血红蛋白可以引起肾脏病变。由于此原因,有时给同一条犬几次输入不相容血型也不会引起死亡。

5. 输血维持的时间

必须注意输血的疗效是暂时的,患非再生性贫血和非溶血性贫血的犬一次性输入新鲜血液后可以维持 3 周左右。

过量输血以及经常性输血,可以抑制自身红细胞的生成。

6. 输血出现的并发症及解决方案

如果供血犬和受血犬的血型相同,一般很少发生并发症。犬输血的并发症主要有发热、过敏、溶血、循环负荷过重、低钙血症以及血凝病等。

当输血出现并发症时,相应的解决方案如下。

(1)发热和过敏 发热和过敏主要表现为高热、红斑和瘙痒等症状,临床处理措施为减慢输血速度,给予退热剂,应用抗组织胺药物,如盐酸苯海拉明,剂量为 2 mg/kg 体重。

(2)溶血 溶血主要表现为血红蛋白血症、血红蛋白尿症、乏力、呕吐、发热、心动过速、急性肾衰和凝血等症状。如果发生溶血反应,应立即停止输血,同时给予静脉输液以及皮质类固醇和抗组织胺药物。

(3)循环负荷过重 循环负荷过重是由于输血量过大造成的,可以引起肺水肿,应用速尿处理,用量为 2~4 mg/kg 体重。

(4)低钙血症 输入大量含枸橼酸盐抗凝剂的血液可使犬产生低钙血症,犬临床表现为肌肉震颤、心律不齐或者呕吐。发生上述症状时可以停止输血,一般可用葡萄糖酸钙治疗。

(5)血凝病 大量输入全血或浓缩红细胞可以造成犬发生血凝病,此时可用富含血小板的血浆进行治疗。

如果病犬在输血过程中突然出现不安,呼吸、脉搏频率加快,肌肉震颤,不时排尿、排粪,高热,可视黏膜发绀,出现休克,则应立即停止输血,改用葡萄糖或右旋糖酐等,并加入安钠咖,随后再输入 5%碳酸氢钠,皮下注射 0.1%盐酸肾上腺素 0.5~1 mL。肝功能差时,尚需注射 B族维生素、维生素 C、维生素 K 等。

项目 3

血清生化检验

宠物临床上常用的血液生物化学检验项目包括电解质紊乱和短暂平衡失调的检查、肝功能检查、肾脏功能检查、心脏及肌肉疾病检查、血糖、血脂、其他血清酶检查以及微量元素、维生素检测等。这些项目对动物疾病的诊断和鉴别诊断、判断病情及预后等具有重要的意义。

血清生化常规检查项目具体包括以下内容。

(1)肝功检查　白蛋白(ALB)、总蛋白(TP)、总胆红素(TBil)、总胆汁酸(TBA)、直接胆红素(DBB)、天门冬氨酸氨基转移酶(AST,又称谷草转氨酶)、丙氨酸氨基转移酶(ALT,旧称谷丙转氨酶)、γ-谷氨酰转化酶(GGT)、乳酸脱氢酶(LDH)、碱性磷酸酶(ALP)。

(2)肾功能　尿素氮(BUN)、肌酐(CREA)、尿酸(UA)。

(3)胰腺功能　淀粉酶(AMY)、脂肪酶(Lipase)。

(4)血糖、血脂　葡萄糖(GLU)、甘油三酯(TG)、酮体、胆固醇(CHOL)、果酸胺(FMN)、高密度脂蛋白胆固醇(HDC-C)、低密度脂蛋白胆固醇(LDC-C)。

(5)电解质　钠(Na)、氯(Cl)、碳酸氢盐、镁(Mg)、无机磷(P)、钙(Ca)、血钾(K^+)、血钙(Ca^{2+})。

(6)酸碱平衡　血液 pH、pCO_2、HCO_3^-的浓度、碱贮。

任务 3.1　肝脏功能检验

肝脏是体内代谢的重要器官,主要三个功能。包括:①代谢功能。如糖、脂类、蛋白质的同化、异化和贮藏(蛋白质中有两项很重要,即酶和凝血及纤溶因子);核酸代谢,维生素的活化和贮藏;激素的灭活及排泄;胆红素及胆酸的生成;铁、铜及其他重金属的代谢等。②排泄功能。如胆红素和某些染料的排泄。③解毒功能。肝脏这一群组临床上要探讨三个部分:肝细胞的酶外漏,胆汁滞留的酶以及胆红素。

通过有关实验室检查项目了解肝脏功能状态称为肝功能检查。

肝脏指标分三类。其中肝细胞受损指标包括丙氨酸氨基转移酶(ALT)、天门冬氨酸氨基转移酶(AST)、碱性磷酸酶(ALP)、γ-谷氨酰转移酶(GGT),肝功能障碍判读指标包括胆红素、胆汁酸,肝功能辅助判读指标包括白蛋白、尿素氮、肌酐、血糖、离子、胆固醇、血氨。

3.1.1　血清总蛋白(TP)、白蛋白(ALB)的测定

测定血清总蛋白的方法很多,凯氏定氮法是世界上公认的参考标准方法,但由于其操作繁

琐,故仅适用于标准品的定值。测定总蛋白的常规方法是双缩脲比色法。白蛋白(ALB 或 A)又称清蛋白,其测定方法国内常用的是溴甲酚绿比色法。双缩脲比色法和溴甲酚绿比色法不仅适用于手工法测定,也可应用在自动生化分析仪上。球蛋白 = 总蛋白 - 白蛋白。

1. 样本采集

空腹静脉采血 2 mL,不抗凝,分离血清后即可测定。白蛋白/球蛋白(A/G)正常值为(1.5～2.5):1。

总蛋白正常参考值:犬 60～78 g/L;猫 65～81 g/L。白蛋白正常参考值:犬 29～40 g/L;猫 31～42 g/L。

2. 结果判断

(1)总蛋白增高　①血清中水分减少,从而导致总蛋白相对增高。凡体内水分的排出大于水分的摄入,均可引起血浆浓缩,尤其是急性脱水(如严重腹泻、呕吐、高热大量出汗)变化更为显著;②血清蛋白质合成增加。如多发性骨髓瘤的病畜血液中恶性浆细胞产生大量丙种球蛋白,使血清总蛋白显著增加,可高达 100 g/L 以上。

(2)总蛋白降低　①蛋白质合成功能障碍。肝脏是合成白蛋白的主要场所,肝脏严重损伤时可造成血清总蛋白降低,如慢性肝炎、肝硬化、急性肝坏死、肝癌等。②蛋白质摄入不足。如食物中的蛋白质含量不足或慢性胃肠道疾病所引起的吸收不良。③蛋白质消耗太多。常见于慢性消耗性疾病,如严重结核病、甲状腺功能亢进、恶性肿瘤、高热、外伤、糖尿病等。④蛋白质丢失过多。如严重大面积烧伤、大出血等属于蛋白质急性丢失,长期从尿液中持续丢失蛋白质的肾病综合征、慢性肾小球肾炎则属于蛋白质慢性丢失。

(3)白蛋白降低　①急性白蛋白浓度降低,主要是大量出血或严重烧伤时血浆大量丢失造成的。②慢性白蛋白浓度降低,主要由于肝脏合成功能障碍和肾病综合征、慢性肾炎、糖尿病等蛋白质从尿液中丢失造成。

(4)球蛋白增加　临床上球蛋白增加比较常见,多以丙种球蛋白增加为主,有以下几种:①病毒、细菌和寄生虫感染所引起的球蛋白增高;②自身免疫性疾病,如系统性红斑狼疮、硬皮病、类风湿性关节炎等;③某些球蛋白增多疾病,如多发性骨髓瘤、淋巴瘤、急性细菌性心内膜炎、肾病综合征、慢性肾炎等。

(5)球蛋白降低　球蛋白降低主要见于丙种球蛋白缺乏和免疫功能抑制,如肾上腺皮质激素分泌过多或应用免疫抑制剂等。

(6)白蛋白、球蛋白比值变化　白蛋白/球蛋白(A/G)比值大于 1.5 以上为正常。如果白蛋白生成减少,而球蛋白生成增加,则 A/G 比值就发生变化。当 A/G 小于 1 时,就称 A/G 比值倒置,表示肝脏有实质性损害。如果 A/G 比值小于 1 持续时间较长,则预后较差。当病情好转时白蛋白逐渐回升,相应的 A/G 比值也接近正常,表示病情向好的方面发展。

3. 异常结果处理

(1)若 TP 降低,白蛋白降低,则应适当补充白蛋白或血浆,同时应做肝功能、B 超等项检查。

(2)球蛋白显著增高常提示存在严重疾病,若出现 A/G 比值倒置,则必须及时处理,避免持续时间过长。

(3)若出现水肿、腹水则应适当限制钠盐及水分,必要时适当选用利尿剂。

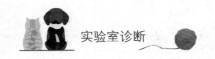

3.1.2 丙氨酸氨基转移酶(ALT)

ALT 存在于机体肝脏、心脏、脑、骨骼肌、肾及胰腺等组织细胞内,但以肝细胞及心肌细胞含量较多。ALT 是犬、猫的一种肝脏特异性酶,急性肝变性或坏死后 12 h 内 ALT 浓度升高,24～48 h 内可升高至 100 倍。ALT 半衰期,犬为 60 h,猫为 3.5 h。

ALT 的临床意义:ALT 显著升高见于急性传染性肝炎、中毒性肝炎、慢性活动性肝炎、自身免疫疾病、铜蓄积、急性胰腺炎,中度程度增高见于肝硬化、慢性肝炎及心肌梗死,轻度增高见于阻塞性黄疸及胆道炎等。此外,苯妥英钠、扑米酮和糖皮质激素也可引起 ALT 升高(猫除外)。骨骼肌损伤、犬肌营养不良、外伤(严重)和头孢菌素治疗可导致 ALT 活性降低。

3.1.3 天门冬氨酸氨基转移酶(AST)

AST 大量存在于肌肉、红细胞、心肌和肝脏,存在于细胞质和线粒体内。AST 较 ALT 升高慢,但下降快,常与 ALT 相结合检查肝功能。对于犬、猫肝胆疾病的检测,AST 较 ALT 更敏感,但其特异性较差。AST 半衰期,犬为 12 h,猫为 1.5 h。

1. AST 的临床意义

AST 显著增高见于各种肝损伤/肿瘤、溶血、骨骼肌损伤、手术之后及药物中毒性肝细胞坏死,中度增高见于肝硬化、慢性肝炎、心肌炎等,轻度增高见于心肌炎、胸膜炎、肾炎及肺炎等。但根据 AST 增高无法区分来源器官。

2. 犬、猫肝脏损伤与骨骼肌损伤的鉴别

(1)ALT↑>AST↑,肌酸激酶(CK)不升高   说明肝脏损伤。

(2)AST↑>ALT↑,同时 CK 升高   说明骨骼肌损伤。

3.1.4 乳酸脱氢酶(LDH)

肝脏、心脏、肌肉、肾脏、肠道、胰腺等多个器官和组织以及红细胞中大量存在 LDH。LDH 的同工酶 LDH_1、LDH_2 存在于心肌、红细胞、肾脏,LDH_3 存在于胰腺;LDH_4、LDH_5 存在于骨骼肌、肝脏。LDH 增加无器官特异性,故没有区分同工酶的检测无意义。LDH 可辅助评价肌损伤。存在于细胞质内,当细胞受损或坏死时,LDH 增多,但属于非特异性。LDH 半衰期:犬<6 h。

LDH 的临床意义:LDH 显著增高,高出 2～3 倍见于骨骼肌损伤、心肌损伤、肝脏损伤、恶性肿瘤形成;中度增高见于溶血性疾病,轻度溶血 LDH_1、LDH_2 升高;轻度增高见于运动、食后等。

3.1.5 碱性磷酸酶(ALP)

血清 ALP 主要来自肝脏、骨骼、肠道和胎盘,因而 ALP 测定常用来作为肝胆和骨骼疾病临床辅助诊断的指标。幼年动物血清 ALP 活性较成年动物高 2～3 倍,这与幼畜活跃的成骨细胞有关。分析 ALP 临床意义时必须考虑动物的年龄因素。病理状态下,引起骨骼代谢障碍的一些疾病都会出现 ALP 升高,如佝偻病、骨软症、纤维性骨炎、骨损伤及骨折修复愈合期等。ALP 同工酶有 3 种:肝脏 L-ALP,骨骼 B-ALP,皮质类固醇 C-ALP。犬肝脏为 L-ALP 和 C-ALP,猫肝脏为 L-ALP。健康动物 B-ALP 占 30%,C-ALP 占 10%～30%。胆汁酸对 ALP 的生成具有强大的诱导作用。

胆管上皮细胞中含有极高的 ALP,因而肝脏阻塞性黄疸时,ALP 明显升高;肝实质损害时往往由于胆管的不同程度受损、胆汁蓄积或肝脏恢复过程中胆道纤维化作用,ALP 也会升高,且在后期阶段可能比 ALT 更为明显。

胎儿出生几个小时内,肠道的碱性磷酸酶会增加,但很快就消失,不会进入血液,故无临床意义。

ALP 的临床意义如下。

(1)犬　ALP 升高见于胆汁淤积(可至 150 倍),肝脏损伤(感染性肝炎、中毒性肝炎、严重外伤、原发性肿瘤、肝硬化、急性胰腺炎),使用药物治疗(如类固醇、抗惊厥药、巴比妥类),骨骼疾病(甲状旁腺功能亢进、全骨炎、骨愈合、下颌腺疾病),良性家族性高磷酸酯酶血症等。

(2)猫　ALP 轻度升高即提示疾病存在,见于胆汁淤积症、甲状腺功能亢进(L-ALP 和 B-ALP 增加)、脂肪肝(ALP 合成增多)。猫无类固醇诱导性 ALP 同工酶(猫使用类固醇治疗该酶活性不升高)。ALP 对猫胆汁淤积不敏感(ALP 升高之前会先出现黄疸)。

3.1.6　γ-谷氨酰转化酶(GGT)

生物体内许多器官均含有 GGT,但以肾小管细胞、肝细胞及胆管上皮细胞中含量最高。机体健康或患病时,血清中 GGT 都主要来源于肝脏。肾脏疾病时,血清 GGT 并不明显增高,这是因为肾单位病变时 GGT 经尿排出。GGT 主要用于肝胆疾病诊断。

GGT 的临床意义如下。

(1)犬　GGT 轻微升高提示肝胆疾病,特异性较 ALP 高(假阳性较少)。GGT 显著升高(>100 U/L)见于胆管增生或肝癌(胆管腺癌),胆汁酸或胆汁其他成分可刺激 GGT 合成和释放,胆汁淤积时酶活性显著升高,急性肝坏死。GGT 中度升高可能是皮质类固醇诱发肝脏疾病所致,给予皮质类固醇 1 周后血清 GGT 可升高 4~7 倍,2 周上升至 10 倍。

(2)猫　GGT 升高见于胆汁淤积,对于肝胆疾病较 ALP 敏感。肝脏脂质沉积出现 GGT 轻度升高或不升高,因为胆汁淤积是发生在肝细胞水平,没有涉及胆管和小胆管系统。猫胰腺炎或胆管炎症/堵塞所致肝脂质沉积时 GGT 活性升高,如胆管性肝炎、肝外胆管阻塞。

3.1.7　总胆红素(TBil)

总胆红素(TBil)是直接胆红素和间接胆红素的总和。间接胆红素是指不与葡萄糖醛酸结合的胆红素(游离胆红素)。间接胆红素难溶于水,不能通过肾随尿排出。间接胆红素在肝细胞内转化后与葡萄糖醛酸结合形成直接胆红素(结合胆红素)。直接胆红素溶于水,能通过肾随尿排出体外。肝脏对胆红素的代谢起着重要作用,包括肝细胞对血液中未结合胆红素的摄取、结合和排泄 3 个过程,其中任何一个过程发生障碍,均可引起胆红素在血液中积聚,出现黄疸。

1. 胆红素的来源

(1)部分胆红素是由衰老红细胞破坏、降解而来。衰老红细胞的破坏、降解、排泄过程如图 3-1 所示。由衰老红细胞中血红蛋白的辅基血红素降解而产生的胆红素的量约占人体胆红素总量的 75%。

(2)小部分胆红素来自组织(特别是肝细胞)中非血红蛋白的血红素蛋白质(如细胞色素 P450、细胞色素 b5、过氧化氢酶等)的血红素辅基的分解。

（3）极小部分胆红素是由造血过程中，骨髓内作为造血原料的血红蛋白或血红素，在未成为成熟细胞成分之前有少量分解，即无效造血所产生的胆红素。

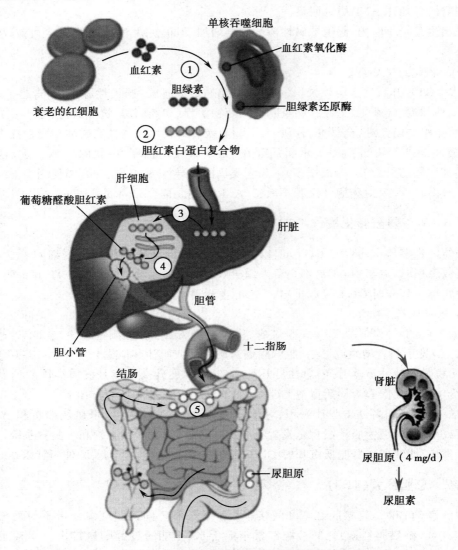

图 3-1 衰老的红细胞破坏、降解、排泄过程

2. 胆红素生成过程

（1）衰老的红细胞在单核吞噬细胞系统被破坏，崩解的红细胞就会释放出血红蛋白，血红蛋白首先除去珠蛋白而分离出血红素。

（2）血红素在单核吞噬细胞内微粒体的血红素加氧酶的作用下，将血红素卟啉环氧化断裂，释放出 CO 和铁，并形成胆绿素（如图 3-1 中①所示）。血红素加氧酶存在于肝、脾、骨髓或巨噬细胞等单核吞噬细胞系统细胞中，在微粒体内属混合功能氧化酶，反应需要分子氧参加，并需要 NADPH、NADPH-细胞色素 P450 还原酶二者共同存在。

（3）胆绿素在胆绿素还原酶催化下生成胆红素Ⅸa（如图 3-1 中②所示）。胆绿素还原酶存在于单核吞噬细胞系统细胞内的可溶性部分,以 NADPH 为辅酶。

在体内从血红素形成胆绿素,继而还原为胆红素,并进一步被结合、排泄,这样复杂的过程总共只需 1~2 min。

3. 胆红素的排泄

肝细胞对胆红素的转化在滑面内质网上进行,在胆红素-尿嘧啶核苷二磷酸葡萄糖醛酸转移酶的催化下,胆红素被转化为单、双葡萄糖醛酸结合胆红素,形成水溶性的结合胆红素(如图 3-1 中④所示)。结合胆红素随胆汁排泄至肠管后,在回肠末端至结肠部位,在肠道菌的作用下大部分被水解而脱下葡萄糖醛酸,还原成尿胆原(如图 3-1 中⑤所示)。尿胆原在肠管下段接触空气后被氧化成为尿胆素,随粪便排出,成为粪便的主要色素。一部分尿胆原被肠黏膜重吸收进入肝门静脉,其中大部分以原形再排入胆道,小部分(0.4~4 mg)经体循环随尿排出。

4. 黄疸的类型

动物血清中总胆红素超过 0.6 mg/dL 即为黄疸。正常犬、猫血清总胆红素标准为,犬:0.0~0.9 mg/dL 或 0.0~15 μmol/L,猫:0.0~0.9 mg/dL 或 0.0~15 μmol/L。黄疸按发病原因分为溶血性、肝细胞性和阻塞性黄疸;按照部位分为肝前性、肝性和肝后性黄疸;按照胆红素类型分为未结合型黄疸和结合型黄疸。

(1)肝前性黄疸 引起肝前性黄疸的疾病有:溶血性疾病(如药物),免疫介导性溶血,寄生虫病(心丝虫、巴贝斯焦虫、巴尔通氏体等),氧化性损伤(洋葱、酚类化合物、低磷血症),血肿等。

(2)肝性黄疸 引起肝性黄疸的疾病有:慢性原发性或家族性肝炎,药物反应(抗癫痫药、对乙酰氨基酚、甲氧苄啶、卡洛芬),胆管性/胆管性肝炎,浸润性肿瘤(如淋巴瘤),犬的肝硬化,猫的肝脂质沉积症,严重肝坏死,影响肝功能的全身性疾病(犬的钩端螺旋体病、组织胞浆菌病、FIP、猫的甲状腺功能亢进、细菌性败血症)等。

(3)肝后性黄疸 引起肝后性黄疸疾病有:干扰胆红素或其他胆汁成分排泄的疾病(如胰腺炎,常为暂时性),肿瘤(胆管、胰腺、十二指肠),胆管阻塞(胆结石、猫肝片吸虫),胆囊或胆管破裂引起胆汁性腹膜炎等。

5. TBil 的临床应用

胆红素测定对区别黄疸的类型有重要意义。

(1)溶血性黄疸。血清中游离胆红素增加,因而血清总胆红素增高,但结合胆红素不增高。

(2)阻塞性黄疸。总胆红素和结合胆红素均增高,而且常出现结合胆红素与总胆红素的比值大于 50%。

(3)肝细胞性黄疸。总胆红素和结合胆红素均增高。

3.1.8 胆汁酸(Bile acids)

胆汁酸的功能最主要是与胆固醇的代谢有关,胆固醇会变成胆汁酸,之后随胆汁排入十二指肠来帮助消化脂肪。

胆汁酸是胆汁的重要成分,在脂肪代谢中起着重要作用。胆汁酸主要存在于肝肠循环系统,并通过再循环起一定的保护作用(如图 3-2 所示)。只有一少部分胆汁酸进入外围循环。

促进胆汁酸肝肠循环的动力是肝细胞的转运系统。吸收胆汁酸并将其分泌入胆汁、缩胆囊素诱导的胆囊收缩、小肠的推进蠕动、回肠黏膜的主动运输及血液向门静脉的流入。

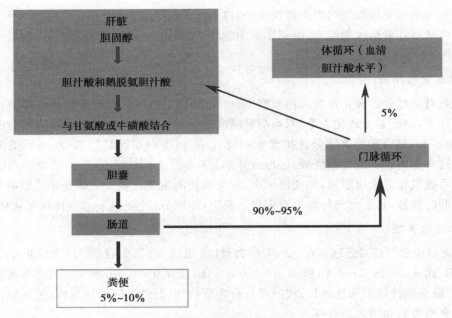

图 3-2　胆汁酸肝肠循环

目前在动物医学界很多专家对胆汁酸进行研究。研究发现,胆汁酸在动物机体内乳化脂肪,扩大其与脂肪酶的接触面积;调控胰脂肪酶和脂蛋白酯酶的活性,提高其对脂肪的水解代谢;在肠道内转运脂肪,促进脂肪的吸收。另外,胆汁酸通过调控激素敏感脂肪酶的活性,明显减少了自体脂肪的分解代谢。综上所述,胆汁酸能够节约能量原料,提高能量利用率,改善动物的生长性能及屠宰性能,是节约资源的"正能量"。

1. 胆汁酸的来源

肝脏中的胆固醇是从门静脉经过肠道吸收而来,血液里高密度的胆固醇也会把胆固醇带入肝脏,肝脏会把胆固醇降解成羧酸胆酸及脱氧胆酸,最后变成胆汁酸,然后再与甘氨酸或牛磺酸结合形成初级胆汁酸,最后排放至胆汁中。简单地说,肝脏细胞会把胆固醇摄入,然后加上其他的物质就变成胆汁酸,胆汁酸再经胆管排到胆汁内,胆汁部分直接进入十二指肠,部分则储存在胆囊内。动物进食时胆囊收缩,胆囊内的胆汁排入十二指肠内,其中 95% 的胆汁酸经过十二指肠会被重吸收,只有 5%~10% 的胆汁酸经粪便排出体外。从肝脏及胆囊排出的 95% 以上的胆汁酸经门静脉回到肝脏,肝脏重新结合新的胆汁酸,继续随着胆汁排到十二指肠,就这样一直循环利用着胆汁酸,称此循环为肝肠循环。

2. 胆汁酸的临床意义

如果动物血液中的胆汁酸明显升高,就必须考虑是否为门静脉分流引发的,因为门静脉分流时,胆汁酸的肝肠循环就会很少,使大部分肠道重吸收回到门静脉的胆汁酸跳脱肝脏直接进入全身血液循环,特别是在饭后更会呈现高的胆汁酸浓度。如肝细胞没有功能或呈现肝脏衰竭,重吸收的胆汁酸就无法被肝细胞摄入,大部分的胆汁酸又会回到全身血液循环中,故胆汁酸升高。如果胆管、胆总管、肠道阻塞时,胆汁中的胆汁酸蓄积,并回到血液中,血液中的胆汁酸浓度也会升高。一般临床上检测空腹 12 h 和餐后 2 h 胆汁酸浓度(表 3-1)。

表 3-1 胆汁酸的临床意义

项目		餐 后	
		<12 μmol/L	12~25 μmol/L	>25 μmol/L

餐前	<12 μmol/L	正常;肝功能足够	如果仍怀疑肝功能不全且动物无黄疸,一段时间(数天至数周)后复检	肝功能下降
	12~25 μmol/L	如果仍怀疑肝功能不全且动物无黄疸,一段时间(数天至数周)后复检	如果仍怀疑肝功能不全且动物无黄疸,一段时间(数天至数周)后复检	肝功能下降
	>25 μmol/L	可能存在肝功能下降。如果仍怀疑肝功能不全且动物无黄疸,一段时间(数天至数周)后复检 可能禁食时间不足	如果仍怀疑肝功能不全且动物无黄疸,一段时间(数天至数周)后复检	肝功能下降

3.1.9 血氨(Ammonia)

1. 血氨的来源

血氨的来源分为内源性和外源性。

内源性是指体内代谢产生的氨,又称为内源性氨。内源性氨主要来自氨基酸的脱氨基作用,部分来自肾小管上皮细胞中谷氨酰胺的分解,此外,胺类的分解也可产生内源性氨。

外源性氨的主要来源是肠道内未被消化的蛋白质和未被吸收的氨基酸,经肠道细菌作用产生(大于 75% 由回肠产生,血氨主要来源于胃肠道);或是血中尿素扩散到肠道,经细菌尿素酶作用水解生成。

2. 血氨的去路(如图 3-3 所示)

(1)门脉血转运氨进入肝细胞,通过尿素循环转化为尿素。

(2)在肾脏,以 NH_4^+ 形式排出:$NH_3 + H^+ = NH_4^+$。

(3)部分用于合成非必需氨基酸和嘌呤、嘧啶碱等其他含氮物。

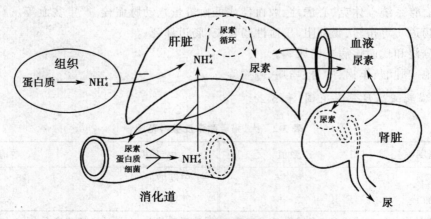

图 3-3 血氨的去路

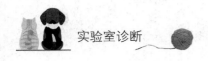

3. 血氨的临床意义

（1）血氨升高　见于严重肝损害（如肝硬化、肝癌、重症肝炎），上消化道出血,尿毒症,门脉系统分流。猫长期禁食时易发高氨血症（不能合成"精氨酸"——肝脏尿素循环的重要部分），尿素氮通常降低。氨是有毒物质，当血氨太高会导致神经症状，临床上称为肝性脑病，动物会出现突然失明、癫痫、头低垂等神经症状。

（2）血氨降低　见于低蛋白饮食,贫血。

4. 血氨异常的治疗

（1）杜秘克、甲硝唑：①减少肠内毒物的生成和吸收；②刺激细菌利用氨进行蛋白合成，改善氨代谢；③促进嗜酸菌的生长，抑制蛋白分解菌；④促进肠内容物的酸化，从而使氨转变成离子状态。

（2）谷氨酸钾、谷氨酸钠、精氨酸（降氨药物）。

（3）对症治疗：治疗肝病，控制感染，纠正身体里的水、电解质和酸碱平衡

5. 血氨的测定注意事项

（1）肝素抗凝，抗凝剂为非铵盐的肝素、EDTA 和草酸盐。

（2）血样本放入试管中加盖密封，低温离心 5 min。离心可分离血浆（红细胞内氨的浓度是血浆的 3 倍，超过 30 min 会造成血氨假性升高），密封可防止环境中的氨污染样本。

（3）迅速测定，15 min 内检测完成。

（4）禁止溶血，溶血可使红细胞内的氨进入血浆，造成血氨升高。

3.1.10　乳酸

乳酸是葡萄糖代谢的中间产物，葡萄糖的分解分为有氧氧化和无氧酵解。有氧氧化是糖分解的主要途径，葡萄糖在无氧条件下分解成乳酸。无氧酵解虽然不是产生能量的主要途径，但仍具有重要的病理和生理意义。

乳酸浓度是急症、重症存活率和预后判断的重要指标。预后乳酸浓度越高,动物死亡率越高。乳酸逐渐清除预示病情改善，乳酸仍不能恢复则预后不良。评价组织血液灌流不良、低血氧时，乳酸浓度越高，状况越差。乳酸通过肝脏和肾脏代谢。

1. 建议检测乳酸的疾病

（1）心血管系统　休克（心源性、败血性或低血容量）、动脉血栓、严重贫血等。

（2）胃肠道　胃扭转、肠梗阻、出血性肠胃炎、肠道坏死。

（3）内分泌和代谢疾病　糖尿病。

（4）其他　肿瘤、车祸、中暑、哮喘、癫痫等。

2. 犬、猫乳酸浓度参考范围（表 3-2）

表 3-2　犬、猫乳酸浓度参考范围

程度	数值	程度	数值
正常	<2.5	中度增加	5～7
轻度增加	3～5	严重增加	>8.0

注意：①幼犬的乳酸浓度参考值会比成犬的高；②猫应激或挣扎，会导致乳酸浓度升高 10 倍。

任务 3.2 肾脏功能检验

肾脏功能检查的主要指标包括尿素氮（BUN）、肌酐（Crea）、USG（比重），次要指标包括血磷、血钙、$Na^+/K^+/Cl^-$、HCO_3^-、阴离子间隙、淀粉酶、RBC 指数（PCV\RBC\Hb\网织）。注意：①肾功能检查时应持续进行尿检评估，尤其在早期更重要；②肾脏功能变化还影响蛋白质、矿物质、电解质和酸碱平衡。

尿素氮（BUN）和肌酐（Crea）这两项的检查主要了解肾小球的过滤作用。正常的肾小球能任意让小分子的废物通过肾小球而进入滤液中，故尿素氮及肌酐可以过滤至滤液中，而比较大分子的白蛋白、球蛋白就无法任意地通过至滤液中。当肾小球的基底膜发生问题把滤膜堵住的时候，尿素氮及肌酐就无法排放至滤液中，而尿素氮与肌酐就会积存在血液中，造成血液中二者的浓度增加。所以，尿素氮与肌酐两项的测定最主要就是了解肾小球的过滤作用是否正常。

肾小球过滤作用下降的主要原因有以下几个。①供给肾脏的血流不足，如心脏病或是脱水。供给肾脏的血流不足造成肾小球过滤异常称为肾前性。②肾脏的肾小球发生了病变，称为肾性。③泌尿道阻塞，尿液排不出去，称为肾后性。④又脱水，又有肾脏的问题，两者合并在一起，这样也会造成肾小球的过滤功能下降。

当肾小球的过滤功能下降达到某一个程度时，尿素氮与肌酐就会呈现上升状况。

1. 氮血症

不管什么疾病，如肾脏病、脱水、心脏病，只要尿素氮上升，就称为氮血症。

2. 尿毒症

动物有氮血症，同时呈现肾衰竭的临床症状，如多饮、多尿、呕吐或者排黑色或暗咖啡色的粪便、精神疲倦、体重减轻、非再生性的贫血或牙龈嘴唇的地方有溃疡等。有以上这些肾衰竭的临床症状时就定义为尿毒症。所以，氮血症只是血液里面的尿素氮与肌酐升高，但如果氮血症再加上有肾衰竭的临床症状时，就称为尿毒症。

3. 肾衰竭

必须要进一步地进行肾脏超声波、肾脏采样或其他检查来确定主要病因是肾脏问题时，才可以诊断为肾衰竭。氮血症主要是血液里面的尿素氮与肌酐升高，而尿素氮与肌酐的升高可能是由于肾前性的病因，如脱水、血量太少或心脏病，使得供给肾脏的血流量不足。肾衰竭则可能是肾性的病因，即肾脏本身的病变而造成的肾衰竭；也可能是肾后性的病因，如动物有尿路系统的结石，尿液排不出去，然后压力一直回溯至肾脏而导致水肾及肾小球无法进行过滤作用时，这就称为肾后性的肾衰竭。当临床验血验出尿素氮与肌酐一同增加时，就要去了解动物的氮血症是肾前性、肾性，还是肾后性的病因。

4. 如何区别肾前性、肾性及肾后性氮血症

肾前性、肾性及肾后性氮血症主要从临床症状、病理学检查、血液学检查、X 线以及腹腔超声波扫查来进行区别，甚至有时候要去验尿才可以去了解到底是哪一种肾衰竭。

临床上检出尿素氮与肌酐增加时，一定要去探讨其血液酸碱及电解质的状态，以及血液中

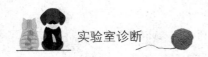

矿物质的状态。在酸碱的状态可能发现代谢性酸血症,在矿物质状态可能会发现高磷,也可能钙会降低或者是正常,以及阴离子间隙也可能会升高。

(1)肾前性氮血症　所谓肾前性氮血症就是因任何原因造成供给肾脏的血流不足,从而使肾小球的过滤作用变差并引起的尿素氮升高。如休克、严重脱水、大量出血造成全身血量的减少,肾上腺皮质功能低下症导致出现类似休克的症状,呕吐、腹泻等造成整体血液量减少(脱水),以致供给肾脏的血液量不足。此外,心脏的疾病若造成心输出量降低的时候,供给肾脏的血流量也会不足;或者是在休克的时候,肾脏的血管也会收缩,从而造成供给肾脏的血流不足,导致肾小球的过滤作用变差。

肾前性氮血症在临床上多通过尿液分析检查来诊断,因为患此症的绝大部分犬的尿比重会大于 1.030,猫则会大于 1.035。所以只要把尿液分析合并起来探讨,当犬尿比重超过 1.030 而猫超过 1.035 时,就极有可能为肾前性的病因。

肾前性氮血症临床上有时候也可以进行治疗性诊断。即可以给患病动物输液或输血,如果氮血症很快就降下来,那就属于肾前性的病因。如果是肾性氮血症,尿素氮与肌酐就没有那么容易降下来了。

如果去验血看尿素氮与肌酐数值时,肾前性氮血症大多仅呈现尿素氮的增加,而肌酐常维持正常。这是因为尿素氮的分子从肾小球滤下来以后,在肾小管里面可以很自由地跑到间质,然后间质这里的血管就会重吸收回血液,很容易自由进出。但是肌酐就没有办法像尿素氮一样,肌酐过滤下来就完整地从尿液中排出,而不像尿素氮这样容易扩散过去。所以当一个动物的血流量比较慢或者是脱水,血量少,就是肾前性的问题,尿素氮大部分又跑到血液里面来,以致尿素氮很容易上升;但是肌酐还是正常的过滤,所以肌酐大部分都还是在正常的范围。

因此,临床上肾前性氮血症的诊断标准有:①尿比重犬大于 1.030,猫大于 1.035;②只有尿素氮升高而肌酐正常。

(2)肾性氮血症　一般来说,要超过 75% 的肾小球发生了病变,没有功能,才会造成剩余肾小球过滤作用无法代偿而导致肾性氮血症。肾脏的单位一定要超过 75% 以上受到破坏没有功能,然后尿素氮与肌酐才会升高,并且这时候大部分两个指标都会上升。肾性氮血症可能由于肾小球肾炎或者是抗冻剂的中毒,也就是肾脏本身疾病所造成的;也有可能是肾前性氮血症供给肾脏的血流量不足且没有赶快纠正,最后造成肾脏的损伤;还有可能是肾后性病因,尿液排不出去,结果造成水肾,最后也造成肾脏实质损伤。可见非肾脏本身的问题也有可能造成继发性肾脏的问题。

临床上,肾性氮血症验尿的时候大部分尿比重通常都落在等比重的地方,即 1.008～1.012。也就是说,肾性氮血症会呈现等比重尿 1.008～1.012,而肾前性氮血症尿比重犬＞1.030,猫＞1.035。如果介于这两个值中间,如犬 1.012～1.030,猫 1.012～1.035 则可能有肾性和肾前性合并在一起。在临床上,这一种诊断与治疗相对就会比较困难,但是可以由治疗来观察动物改善的情况,可以了解是否有肾前性病因并存。

(3)肾后性氮血症　肾后性氮血症大部分都是通过病史、病理学检查、X 线、腹腔超声波扫查来确诊,几乎很少仅靠验血来确诊。肾后性氮血症的病因主要就是尿路系统有结石,堵住尿路系统;或者是尿路系统有破裂,如肾脏破裂、输尿管破裂或膀胱破裂等等。肾后性氮血症常可通过临床症状来判读,如动物是不是一直想要排尿而排不出来,或通过人工膀胱挤尿或导尿管来确定尿路是否通畅。此类疾病通过验尿或做尿液分析大部分对真正的诊断帮助不会很大。这是因为尿液排不出去所以造成高血钾及高血镁。

如果是膀胱破裂、肾脏破裂或者输尿管破裂而导致尿液漏到腹腔里面造成腹水，就可以把腹水抽出来进行生化检验，并与血液进行比较。临床上可以验腹水的肌酐，而不验尿素氮，因为尿素氮很容易扩散，很快就会达到平衡。检验腹水中的肌酐，若比血液的肌酐高了很多，就可以判断有尿液跑到腹腔里。肾后性氮血症往往最后也会造成肾性氮血症，因为尿排不出去会造成水肾，然后堵住肾脏的血流，结果也会发展成肾性氮血症。

特别强调，血中尿素氮与肌酐高的时候，一定要仔细去探讨是肾前性氮血症、肾性氮血症，还是肾后性氮血症。要从临床症状、尿液分析、腹腔超声波扫查、X线片找出真正的病因所在。如果用治疗诊断，则大部分肾前性、肾后性会呈现尿素氮与肌酐快速下降，而肾性的大部分会很慢才降下来，或根本没反应。

3.2.1 尿素氮(BUN)检测

BUN 就是测血清中尿素氮的含量，来了解肾小球的过滤作用。常用每分升(dL)多少毫克来表示(mg/dL)。

1. 尿素氮的来源

动物吃了含有蛋白质的食物时，肠道内存在分解蛋白质或分解尿素的细菌，会分泌分解蛋白质或尿素的酶，蛋白质与尿素的分解过程会产生很多氨，这是外源性蛋白质分解产生的氨。此外，还有内源性蛋白质分解产生的氨。尿素是由摄入的蛋白质和内源性蛋白质产生的氨在肝脏内合成的。这些在肠道分解出来的氨经过肠道淋巴血管的吸收进入门脉系统，其中的85%的氨进入肝细胞内，另外15%又回到血液中去。所以，绝大部分氨会进入肝细胞，在肝细胞里进行尿素循环的处理，当然这一过程需要相关的酶来完成。血中的氨进入肝细胞后会进行尿素循环的处理，从而把氨转化成尿素。尿素经过肝静脉回到右心，然后经过左心再送到肾脏，其中有75%的尿素经由肾脏排泄于尿液中，剩下的25%则又经过血液流经肠道而扩散入肠腔内，再被肠道细菌转化成氨后被吸收进入门脉系统。这就是整个尿素在身体内的循环过程：食物在肠道内分解形成氨，85%的氨进入肝脏进行尿素循环处理转换成尿素，75%的尿素经肾脏排出体外。所以，临床上血氨有85%回到肝脏经尿素循环后形成尿素，有75%从肾脏排出，血液中的 BUN 就可以降下来。

可见，尿素的形成是在肝脏，氨的来源主要是在肠道，主要的排泄途径在肾脏。但动物食物中蛋白质含量高时，尿素氮就有可能会升高，这属于食物的原因。肠道中的氨到肝脏内转换成尿素，然后由肾脏排泄出体外，如果路径畅通，只有15%的血氨在血液循环当中，临床上验血氨就是检验血液中这15%的量。临床上也可以检测体内尿素的含量多少，当检测结果尿素增加，尿素氮也增加时，称为氮血症。

2. BUN 的正常值

犬的 BUN 参考值为 7～27 mg/dL；2.5～9.6 mmol/L，猫的 BUN 参考值为 7.6～36 mg/dL；5.7～12.9 mmol/L。注意，每台生化仪的 BUN 值都会有一点误差，所以要看厂家给的标准值。

3. BUN 的临床意义

(1)尿素氮升高　多见于各种原因导致的尿毒症、急性肾衰、慢性肾衰、肾灌注量减少、膀胱破裂、尿道堵塞、高蛋白饮食、必需氨基酸缺乏、碳水化合物缺乏、饥饿、小肠前段出血、组织

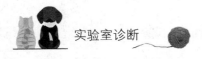

损伤严重(高热、坏死)等。

(2)尿素氮降低　多见于肝脏衰竭、门静脉短路、肾髓质流失(如尿崩症、精神性烦渴)、肾上腺皮质机能亢进(影响不定)、营养不良(低蛋白食物)、促蛋白合成的类固醇(使用了强力龙)等,幼龄动物的尿素氮一般小于成年动物。

(3)血液中尿素氮增高最常见为肾脏因素。可分为以下三方面。

①肾前性:最重要的原因是失水,引起血液浓缩,肾血流量减少,肾脏滤过率降低,使血中尿素氮潴留。此时 BUN 升高,但肌酐升高不明显,BUN/Cr(mg/dL)>10:1,称为肾前性氮血症。此症经扩容后尿量多能增加,BUN 可自行下降。

②肾性:急性肾衰竭肾功能轻度受损时,尿素氮可无变化,CFR 下降至 50% 以下时,BUN才见升高。因此,血 BUN 测定不能作为早期肾功能指标。但对慢性肾衰竭,尤其是尿毒症时,BUN 增高的程度一般与病情严重性一致。

③肾后性:因尿道狭窄、尿道结石、膀胱肿瘤等致使尿道受压。

此外,蛋白质分解或摄入过多,如急性传染病、高热、上消化道大出血、大面积烧伤、严重创伤、大手术后和甲状腺功能亢进、高蛋白饮食等,也常出现 BUN 升高,但肌酐一般不升高。

3.2.2　肌酐(Crea)测定

肌酐的测量用于了解肾小球滤过作用是否不良,其单位是毫克每分升(mg/dL)。

1. 肌酐的来源

肌酐是机体正常肌肉代谢所形成。在肌肉组织里含有成分磷酸肌酸,当肌肉内代谢需要能量时,磷酸肌酸就会分解成一个无机磷和一个肌酸,肌酸再经过还原就生成肌酐。正常的肌肉每天会制造 2% 的肌酐。临床上,在正常动物肌酐的数值与食入的肌酐有关系。动物如果食入肌肉组织后,肌酐可小幅度升高。

血液中整体的肌酐的量,与肌酐从肾脏排除率和动物体内肌肉总量有关系。肌肉总量越多,肌酐越高。动物患有退行性关节疾病造成的肌肉萎缩时,肌酐就会减少。消瘦的动物肌肉少时,肌酐数值要比正常值低一点。剧烈运动造成肌肉发炎时,肌酐会增加,剧烈运动后机体制造的肌酐达到 3%~5%。尿素氮会随着尿液制造的速率扩散回血液循环中,但肌酐不会,肌酐直接随尿液排出体外。肌酐要升高也是要肾脏有 75% 的肾脏功能单位丧失了以后才会开始上升。

2. 肌酐的正常值

犬的肌酐正常值为 0.5~1.8 mg/dL,猫的肌酐正常值为 0.8~2.4 mg/dL。

3. 肌酐的临床意义

(1)肌酐升高　肌酐升高常见于以下情况。

①检验的误差。大部分生化检验都是用比色法,其中最常见的比色方式是 Jaffe 方法,干式生化比色法是将血清或血浆浓缩到一个试剂片中,然后观察颜色的改变,如果动物的血液含有会形成跟肌酐类似颜色的成分,则验出来的肌酐值就会增加。造成肌酐增加的最常见的是醋酸铜与葡萄糖。临床上当葡萄糖高的时候,生化中的肌酐可能也会跟着升高。另一个造成肌酐升高的成分是维生素 C。临床上治疗动物时常常会补充维生素 C,当维生素 C 补充多了的时候,验出来的肌酐升高。此外,尿酸、丙酮酸以及头孢类的抗生素,或是某些氨基酸,都会

影响比色的结果。如果采用湿式测量法，则不是用比色方式而是用酶的方式，根据用掉多少酶来进行测量，就不会发生这一种误差。但检验上的误差也可能会造成肌酐升高。

②生理性的增加。如果动物的肌肉组织很丰富，像比特斗牛犬肌肉量是比较多的，则会发现其肌酐量偏高，但不会超过 2.5 mg/dL。

③肾小球的过滤作用减少的时候。造成肾小球滤过作用减少的病因有肾前性、肾性和肾后性。当这三个部分都最终影响到肾性的时候，就会造成肌酐的上升。肾前性氮血症（肾脏血流灌流减少，如脱水等），肾性氮血症（原发性急性肾衰竭、慢性肾衰竭），肾后性氮血症（尿路阻塞、膀胱破裂），过度运动，误判出现酮体或投药（特别是头孢菌素类抗生素），这些都可能引起肌酐升高。

④食物。如果动物食入红肉，再去检验肌酐，也可能会稍微上升，但增加值不会超过 1 mg/dL。也就是说，当正常值为 2.1 mg/dL 时，绝对不会超过 3.1 mg/dL，因为食入肉的量毕竟是少数。此外，动物因肌肉发炎或肌肉受创肌酐也会增加，但增加值也不超过 1 mg/dL。

（2）肌酐减少　肌酐减少常见于以下情况。

①检验上的误差。检验误差最主要就是用比色法的时候。若血清中已经有黄疸，色泽浓度就会更高，从而发生误差，造成肌酐检出变得过低。干式生化比色法测量的方式是先做空白实验，空白样的颜色深度，绝大部分是用蒸馏水来校正，颜色则用吸光度来表示，其颜色所在位置赋予的数值就是标准值。比如说，标准值是 10 mg/dL，在测出来作为标准值的地方做标记。如果某一动物血清里已经有颜色，则测量点上移，把测出来的这一点跟标准值相减，就是相应肌酐的数值。所以干式生化比色法常会发生肌酐降低的情况，湿式测量酶法就不会。

②蛋白质的制造减少。如果动物的肌肉含量少，则每天固定 2% 的分解量就会减少。通常年轻的犬肌肉含量少。此外，如果动物发生很严重的肝硬化或很严重的肝脏不良，也就是疾病末期的时候，此时因为肝脏制造肌酸减少，故而转成的肌酐也会减少。临床上，末期的肝脏衰竭，大部分肌酐会跟尿素氮一样呈现减少。

③肾小球过滤作用增加。如果尿液量很多，尿素氮会从肾脏排出去，血液里的肌酐也会减少。

临床上，如果患病动物的肌酐一直很低，尿素氮正常，可能肌肉出现了问题。如果是肌肉出现问题，要再去看天门冬氨酸转氨酶（AST）、丙氨酸氨基转移酶（ALT）、肌酸激酶（CPK）的数值。

犬的尿素氮正常值≤20 mg/dL，猫的尿素氮正常值≤32 mg/dL。如果动物食入含蛋白质多的食物或胃肠道出血，尿素氮会升到 45 mg/dL 以下；如果供给肾脏的血流量不足，如脱水等，BUN 可能会升到 100 mg/dL 以下很少超过 100 mg/dL；如果肾脏本身的问题，会超过 100 mg/dL 以上；如果超过 200 mg/dL，大部分预后就不佳。

肌肉量的增加可导致肌酐的增加，但增加的幅度很小。若减少肾脏的血流量，很少超过 3 mg/dL；食物的原因（食入大量肉），肌肉发炎等，很少超过 3 mg/dL；如果肾性的，肌酐会超过 3 mg/dL，如果 >5 mg/dL，预后不良，正常值 <1.5 mg/dL。

大部分肾脏出现问题时，尿素氮 >100 mg/dL，肌酐 >3 mg/dL。如果尿素氮 >200 mg/dL，肌酐 >5 mg/dL 预后不良。当动物腹水时，检测腹水中的肌酐，发现腹水中的肌酐含量比血液中的肌酐高时，说明腹水是尿液，是由于肾脏破裂、输尿管破裂、膀胱破裂。慢性肾衰竭，尿素氮与肌酐的数值要看动物的水合状态。

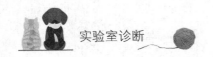

4. 犬、猫肾脏病和肾衰竭分级（IRIS）

犬、猫肾病可分为四级：一级为无氮血症，如肾性蛋白尿、肾脏形态异常、Crea 渐进性升高、尿浓缩下降；二级为轻度氮血症；三级为中度氮血症；四级为重度氮血症。相关参数参见表 3-3。

表 3-3 犬、猫肾脏病分级参数

猫/(μmol/L)	犬/(μmol/L)	残留肾功能
Crea＜140	＜125	100%
140＜Crea＜250	125＜Crea＜180	33%
250＜Crea＜440	180＜Crea＜440	25%
Crea＞440	Crea＞440	＜10%

注意，分级不同，治疗方案不同！

3.2.3 尿蛋白/肌酐比值（UPC）

UPC 为尿蛋白与尿肌酐比值，是检测早期肾脏衰竭、监控肾脏疾病发展过程、评价肾脏疾病治疗效果的重要指标。UPC 检测应确定尿蛋白来源于肾脏，排除来源于肾前性和肾后性，排除一过性蛋白尿。

（1）非氮血症犬、猫 UPC　非氮血症犬、猫 UPC 参考范围如下：①＜0.5，正常；②0.5～1，监控，怀疑蛋白尿；③1.0～2，蛋白尿，调查病因；④＞2.0，显著蛋白尿，治疗管理。

（2）氮血症犬 UPC　氮血症犬 UPC 参考值范围如下：①＜0.5，监控；②≥0.5，显著蛋白尿，治疗管理。

（3）氮血症猫 UPC　氮血症猫 UPC 参考值范围如下：①＜0.4，监控；②≥0.4，显著蛋白尿，治疗管理。

UPC 主要与肌酐一起判读。①Crea、UPC 同时降低，管理良好。②Crea 升高，UPC 降低，表示恶化。注意，肾损伤早期发现需进行 SDMA 检测，其与肾小球滤过率（GFR）高度相关，准确率是传统指标的 2 倍，诊断时间可提前几个月甚至几年。

3.2.4 对称二甲基精氨酸（SDMA）检测

SDMA 是甲基化的精氨酸，为蛋白质降解之后的产物，会释放于血液循环中而经由肾脏排泄，是一种新的肾脏功能指标，其检测可以更早地发现肾脏疾病的存在。血液中 SDMA 浓度在肾脏功能流失 40% 时就会呈现上升，而肌酐则要高达 75% 的肾脏功能流失时才会呈现上升，所以 SDMA 检测更能早期发现肾脏疾病。此外，SDMA 几乎完全经由肾脏滤过而排泄，不受肾脏以外的因素所影响（如肌酐会受身体肌肉团块量的影响），因此 SDMA 可以更准确地反映消瘦猫咪的肾小球滤过率（如老猫及恶病质）。目前，SDMA 已经被加入 IRIS 慢性肾脏疾病分级的判定准则内，正常值为 14 μg/dL 以下。一旦 SDMA 高于 14 μg/dL 而肌酐却低于 16 mg/dL，就建议进行下列评估以及检查，以确定是否有任何肾脏疾病的迹象。①是否多饮多尿？②肾脏触诊是否过小？不规则？或大、小肾？③老年？过瘦？或肌肉消散？④是否进行完整尿液分析？尿液是否适当浓缩？蛋白尿？尿管型？⑤全血计数或血液生化有任何肾脏相关的异常吗？⑥先前是否有急性肾脏损伤病史？是否接触肾毒性物质或药物？⑦建议UPC检查。⑧建议尿液培养及抗生素敏感试验。⑨测量血压。⑩影像学检查,泌尿系统是否有结石？肾脏是否结构异常？

IRIS 对慢性肾衰的分级参见表 3-4。

表 3-4 IRIS 对慢性肾衰的分级

项目	等级			
	第一级	第二级	第三级	第四级
肌酐/(mg/dL)	<1.6	1.6~2.8	2.9~5.0	>5.0
SDMA/(μg/dL)	>14	14~25	25~45	≥45

（1）当血清或血浆 SDMA 浓度持续高于 14 μg/dL 时,就表示肾脏功能减退,如果此时肌酐浓度仍低于 1.6 mg/dL 时,则必须考虑列为 IRIS 慢性肾脏疾病的第一级。

（2）IRIS 第二级的瘦猫,如果 SDMA≥25 μg/dL,就可能表示慢性肾病的分级被低估了,应修正为第三级。

（3）IRIS 第三级的瘦猫,如果 SDMA≥45 μg/dL,就可能表示慢性肾病的分级被低估了,应修正为第四级。

任务 3.3　胰脏指标

反应胰脏功能的主要指标有淀粉酶/脂肪酶、BUN\Crea、cPL(犬胰腺特异性脂肪酶)、fPL(猫胰腺特异性脂肪酶)、TLI(免疫性血清类胰蛋白酶免疫活性反应)、胰脂肪酶免疫活性反应(PLI),次要指标有 ALT、ALP、GGT、TBil、CHOL、TG、Ca、ALB、GLU。

1. 胰脏的功能

胰脏具有内分泌和外分泌的作用。外分泌主要分泌消化酶原,内分泌主要分泌代谢和调节血糖的胰高血糖素、胰岛素。胰脏主要具有以下功能。

（1）分泌胰高血糖素、胰岛素,控制体内血液中葡萄糖的代谢。

（2）分泌胃泌素、胃动素,活化胃蛋白酶原,使其消化蛋白质。

（3）分泌胰蛋白酶原和糜蛋白酶,直接消化蛋白质。

2. 与胰腺相关的疾病

与胰腺相关的疾病主要有:胰腺炎、肿瘤(结节性增生、囊肿、肿瘤、脓肿)、胰外分泌不足(EPI)、糖尿病等。

3.3.1　淀粉酶

淀粉酶是一种能消化淀粉等碳水化合物的酶。血液中淀粉酶主要来自唾液腺及胰腺,但十二指肠、回肠、卵巢及睾丸都具有淀粉酶活性。血液中的淀粉酶可以完全通过肾小球而进入

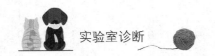

滤液中,但大部分会被肾小管上皮细胞重吸收。正常状况下,血液中的淀粉酶约有 25%经肾脏排泄至尿液中,而且都是非活化的淀粉酶。当肾脏损伤或肾功能不全时,淀粉酶的排泄减少,因而导致血液中淀粉酶浓度因滞留而升高。此外,也会有少量血液中的淀粉酶在肝脏内被枯否氏细胞所摄入。

据报道,在健康犬约有 14%的淀粉酶会与球蛋白键结,称为巨淀粉酶。也正是因为这样的聚合作用,所以犬血液中淀粉酶的分子量会有很大变异,且巨淀粉酶是无法通过肾小球而进入滤液的,并且在犬肾脏疾病时会呈现较高的血液中淀粉酶浓度。肝脏的巨噬细胞也会吞噬一些淀粉酶。据报道血液中有 14%的淀粉酶会跟球蛋白结合,一旦结合起来,淀粉酶就会变得比较大,就不容易从肾小球滤至滤液中,这种情况就会造成血液中淀粉酶稍微升高。如果动物有高球蛋白病或是肾小球疾病,则巨淀粉酶浓度也会明显升高,所以合并高球蛋白病的肾脏疾病或肾小球肾炎时,与球蛋白结合的淀粉酶呈现更高,检测血液中的淀粉酶也会比较高。

犬的淀粉酶有 4 种同分异构物,即同工酶 1、同工酶 2、同工酶 3、同工酶 4。其中同工酶 3 大部分存在于胰腺,而同工酶 4 则存在于各组织中。血液生化仪的检查是 4 种同工酶共同检验的总和。注意,淀粉酶的升高并不是单纯地指向胰腺的问题,其他的问题也会造成血液中淀粉酶浓度的升高。

淀粉酶很高浓度存在于胰腺,其次存在于十二指肠和肝脏(巨噬细胞会吞噬部分淀粉酶)。此外,淀粉酶在唾液腺中也有很高的浓度。

淀粉酶具有一定的临床意义。临床上,淀粉酶升高,多见于急性胰腺炎、慢性肾衰竭、肠道阻塞或发炎。

(1)急性胰腺炎 临床上淀粉酶呈现 7～10 倍的升高时,不能据此就确诊,只能怀疑是急性胰腺炎,最后确诊还要做血清胰脂肪酶免疫活性反应(PLI)及腹腔的超声波扫查。当胰腺受伤害时,淀粉酶在 12～48 h 就会上升,脂肪酶就没这么快,1～2 d 以后才会上升,所以淀粉酶会先于脂肪酶升高。如果胰腺只是短时间受伤害,则淀粉酶在 8～14 d 内会恢复正常。当怀疑动物有胰腺炎但却没有超声波扫查仪时,可以做诊断性腹膜透析。触诊动物肚子表现很痛时,可以埋入腹膜透析管,然后打入生理盐水,再抽出液体,最后以血液生化仪检验抽出液体中淀粉酶浓度,并与血液中淀粉酶浓度比较。当血液里的淀粉酶比腹腔里的还要低的时候,就表示胰腺的淀粉酶外漏,进行腹膜透析除了诊断以外,用生理盐水灌进去再冲洗出来,还可以洗掉漏出的淀粉酶,从而减轻腹膜炎症状,并降低胰腺炎的并发症。

(2)慢性肾衰竭 慢性肾衰竭特别是肾小球的疾病,淀粉酶会与球蛋白结合,过滤下去的概率就会比较小,也会造成淀粉酶的升高。当然,动物肾小球过滤作用不好的时候,如脱水、心脏病等状况,都会使淀粉酶上升至正常的 2～3 倍。

(3)肠道的阻塞或肠道的发炎 有时候淀粉酶也会经过黏膜下层吸收进入血液循环,从而造成淀粉酶稍微轻度到中度的升高。

总而言之,淀粉酶如果高达 7～10 倍,就极有可能为胰腺炎,最好进一步进行 PLI 检验及腹腔超声波扫查;如果只是高到 2～3 倍以下时,则据此诊断为胰腺炎就很牵强了。以前认为给予类固醇也会引发胰腺炎,但最新的研究证实类固醇跟胰腺炎无关。

血浆淀粉酶浓度降低的原因,大多数没有诊断价值,但当胰腺外分泌不足、胰腺坏死、皮质类固醇等病因,可使血浆中淀粉酶浓度降低。

3.3.2　脂肪酶

脂肪酶主要是指可以水解甘油三酯的酶。食物中的甘油三酯会被胰腺分泌的脂肪酶在肠道内进行水解,血液中血脂的水解需要辅脂酶,此外还有血管内皮细胞的一种水解脂肪的酶—脂蛋白脂肪酶。因此,动物身体里有3种脂肪酶:①胰腺的脂肪酶;②辅脂酶;③脂蛋白脂肪酶。

辅脂酶主要通过肾小球排出。所以当肾小球出现问题,肾小球滤过作用减少时,辅脂酶会升高,检测出的脂肪酶也会升高。脂蛋白脂肪酶主要存在于血管的内皮细胞,是把血液中的脂肪分解,使血液变清澈的最重要的脂肪酶。脂肪酶检测方法有滴定法、浊度测定法和比色法。

脂肪酶升高的原因主要有以下方面。

(1)药物的影响　例如给予类固醇,会造成脂肪酶数值升高。

(2)急性胰腺炎　当胰腺的组织腺体被破坏的时候,胰腺的酶就会跑到外围组织、腹腔、血管中,包括淀粉酶、脂肪酶、蛋白酶,这些酶经过腹壁的血管、淋巴管吸收而进入血液中,从而导致血清脂肪酶的数值升高。脂肪酶在胰腺炎时通常会上升2倍以上,大部分在发生24 h时飙升,最高的时期是在第2~5天。用淀粉酶及脂肪酶可以把胰腺炎区分成急性、中期和后期。①急性:淀粉酶升高,脂肪酶正常。②中期:脂肪酶上升期,淀粉酶还在高峰期。③后期:淀粉酶8~14 d恢复正常,脂肪酶上升。

可见,胰腺炎刚开始淀粉酶上升,脂肪酶正常;后期变成淀粉酶(8~14 d恢复)正常,而脂肪酶上升,表示疾病在复原期。所以,如果检查犬只的血浆脂肪酶浓度超过3倍以上,就要怀疑是胰腺炎,应进行PLI及腹腔超声波扫查来确认。但是在猫就不可靠了,因为猫时常有胰腺炎但脂肪酶不上升,或脂肪酶上升但没有胰腺炎的情况。此外,动物胰腺炎的时候可能脂肪酶很高或者稍微上升,但数值高不表示疾病严重,其浓度数值与疾病严重程度不是线性的。胃肠道的疾病、腹膜炎、胃炎、肠阻塞或手术时去拉扯胰腺,以及一些肝脏疾病、肿瘤,也会造成胰腺的脂肪酶升高2~3倍。

注意,任何造成肾小球滤过作用减少的时候,如肾小球性肾炎、氮血症、心脏病、脱水等,脂肪酶也可能升高4倍。当脂肪酶超过正常的4倍,淀粉酶超过7~10倍时,则很有可能是胰腺炎。

任务 3.4　糖和脂质指标

3.4.1　血糖

血糖是指血液中葡萄糖的含量,葡萄糖来自碳水化合物食物,是机体主要能量来源。所以血糖在血液中的浓度要维持在一个适当的范围。摄入的食物中的糖类在小肠中进行消化,就把这些碳水化合物最终产物(葡萄糖)从肠道吸收进入血液循环,形成血糖。动物体内分泌的激素在神经系统的控制下,调节血糖的浓度,主要激素有胰岛素、肾上腺素和肾上腺皮质激素,除胰岛素可使血糖浓度降低外其余激素均可使血糖升高,在它们的协调作用下,可使不断变化的血糖浓度维持相对恒定。血糖增多时就会经过肝脏把它形成肝糖原储存在肝脏与骨骼肌中。当需要更多的葡萄糖或者动物饥饿时就会降解肝糖原然后释放出葡萄糖,这是一个动态平衡。

如果动物继续饥饿,肝糖原用完或用掉一大部分时,肝脏就会产生肝脏的糖异生作用。在

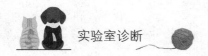

没有葡萄糖的来源与肝糖原的状况下,肝脏可以把脂肪或者蛋白质转换成葡萄糖,称为糖异生作用,当脂肪一降解,验尿时就会看到酮体,而不会有尿糖(在饥饿状态下)。

1. 血糖的调控

(1)激素　血糖的调控必须依靠机体很多激素的互相作用来完成,从而影响糖原的合成与降解、葡萄糖的生成及细胞对葡萄糖的摄入来调节机体的血糖浓度参见表3-5,类似这五类的激素都会造成血糖浓度的改变。

表 3-5　各种激素对血糖的调控作用

激素	糖原	产生葡萄糖	葡萄糖摄入	血糖
胰岛素	合成	减少	促进	降低
皮质类固醇	无作用	增加	减少	增加
儿茶酚胺	降解	增加	减少	短暂增加
生长激素	降解	增加	减少	增加
高血糖素	降解	增加	无作用	增加

①胰高血糖素使血糖升高。

②胰岛素是降糖激素,使血糖下降。

③皮质类固醇也会造成血糖的上升,而儿茶酚胺则造成血糖短暂时间上升,一般都在4～6 h 内。

④生长激素或是黄体素(可以刺激脑下垂体分泌更多的生长激素),临床上常用来抑制犬、猫发情的药物,如甲羟孕酮及甲地孕酮都会造成生长激素大量释放。

(2)血糖调升的机制

①增加肝脏的糖异生作用。由非糖物质生成葡萄糖的过程,称为糖异生作用。其发生部位主要在肝,占 90%,其次是肾,约占 10%。葡萄糖异生,脂肪及蛋白质就会降解。肌肉与肝脏的糖原很容易降解而释放出葡萄糖,细胞减少葡萄糖的摄入,而细胞不使用葡萄糖也会让血糖上升,所以这 3 个作用机制在一起,血糖也会上升。

②胰岛素会抑制糖异生。胰岛素促进组织细胞对葡萄糖的摄取和利用,加速葡萄糖合成为糖原并储存在肝和肌肉中,抑制糖异生,促进葡萄糖转变为脂肪酸,储存于脂肪组织中,结果使血糖水平下降。抑制脂肪组织中脂肪酶活性,减慢脂肪分解,同时又促进肝脏合成脂肪酸,然后转运到脂肪细胞储存,还能促进糖转化为脂肪;还可促进蛋白质合成抑制其分解。胰岛素抑制糖异生作用,葡萄糖出来的量就减少,再加上抑制糖原的降解,就可以使血糖下降。胰岛素还可以造成钾、磷、镁离子移往细胞内,所以胰岛素时常也用在降低血钾,特别是在高血钾的时候。

胰高血糖素和胰岛素让血糖达到平衡,血糖不论高低都要透过肾脏的肾小球滤过到肾小管里,葡萄糖到肾小管会被完全重吸收回血液中,但是肾小管重吸收有一定的阈值(血糖在180 mg/dL 以下)。当血糖超过 180 mg/dL 时,葡萄糖就无法完全重吸收回来,一部分糖就会从尿液中排出,称为糖尿。当肾小管有问题,血糖没超过阈值,但还是会有糖尿时,称为范可尼综合征。以下为犬、猫的肾小管重吸收血糖的阈值:

犬:175～225 mg/dL,猫:275～325 mg/dL。

2. 犬、猫血糖正常值

（1）犬、猫血糖正常值　犬血糖正常值为 74～143 mg/dL；4.11～7.94 mmol/L，猫血糖正常值为 74～159 mg/dL；4.11～8.83 mmol/L。

（2）单位转换　mg/dL×0.056＝mmol/L；mmol/L×18＝mg/dL。

3. 高血糖的临床意义

测出来血糖如果犬的超过 120 mg/dL，猫的超过 150 mg/dL 就称为高血糖，动物持续血糖很高时，血糖就会跟机体内含有氨基的蛋白质结合，结合起来就会形成阿马得利产物（蛋白质糖化的产物）。与血糖结合而形成阿马得利产物的含氨基蛋白质，最常见的就是白蛋白、血红蛋白（有球蛋白，也有氨基）及低密度脂蛋白（LDL），此种结合刚开始是可逆的，如果血糖持续高的时候，制造的阿马得利产物也会越来越多，当血糖降低的时候它又可以恢复游离状态，这些阿马得利产物会发生脱水、凝结、碎片化、氧化或环状化的作用，就会变成糖化最终产物（AGE），一旦变成 AGE 就不可逆了。AGE 会产生很多并发症，AGE 的产物在糖尿病动物高血糖下，会造成糖尿病动物时常皮肤瘙痒，此为糖尿病神经病变，或者末梢神经发生病变（使人的末梢神经失去感觉的作用，此为糖尿病神经病变，动物感觉不出来，可能也会有自体感受反应的消失）。还有视网膜退行性变化及肾脏的病变，演变成肾衰竭，所以糖尿病的病畜常会有这 3 种病变。高血糖的原因：

（1）生理性　进食后机体会从食物中获得葡萄糖，血糖升高，所以我们检查血糖时要空腹。如果动物发生车祸或激动的时候，儿茶酚胺就会释放出来（白细胞会呈现应激相，淋巴细胞增加），血糖也会上升，这是一种使血糖升高的作用，但是它的作用只有 4～6 h，接下来皮质类固醇也会出来延续下去几天，也会造成血糖的上升。皮质类固醇出来这一段我们称为应激（全血计数可见应激相，淋巴细胞减少，嗜酸性粒细胞减少，单核细胞增加，嗜中性粒细胞增加）。猫特别容易因应激而引发高血糖（有长期或短期的应激），这是猫所特有的。当动物肝脏有问题的时候，肝脏就不容易把摄入的葡萄糖转成肝糖储存，所以进食后的血糖升高的时间会持续得比较长。

（2）药物　类固醇是一种使血糖升高的激素，或者输液内有很高的葡萄糖，或者是甲状腺素或甲苯噻嗪，或者甲地孕酮抑制发情的黄体素也会刺激脑下垂体分泌生长激素，这些都会造成血糖的上升。

（3）疾病

A. 最常见的是糖尿病，可分胰岛素相关性的糖尿病、非胰岛素相关性的糖尿病或第三型的糖尿病。如荷兰毛狮犬、金毛巡回犬与猫刚开始都是非胰岛素相关性的糖尿病，大部分在成年的动物发生，刚开始胰岛素的制造都是正常的，但是胰岛素没办法作用到细胞膜上的受体，就是所谓的胰岛素抗性，所以胰岛素再多也没用，血糖就会上升，动物的胰腺就一直工作要把血糖降下来，最后分泌胰岛素的 B 细胞就会发生退行性变化，就会出现淀粉样变性，最后发生坏死，最终就会变成胰岛素相关性的糖尿病。理论上非胰岛素相关性的糖尿病给胰岛素是没用的，但因为已经造成分泌胰岛素的 B 细胞衰竭，所以胰岛素的使用是有效的。

B. 肾上腺皮质功能亢进（医源性，肾上腺肿瘤，脑下垂体肿瘤）会造成高血糖，主要是造成胰岛素抗性而使胰岛素无法发挥作用。

C. 肢端肥大症（生长激素分泌亢进）也会造成胰岛素抗性而使胰岛素无法发挥作用，引起高血糖。

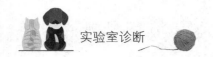

D. 血液里面有很高的胰高血糖素也会造成胰岛素没有办法发挥作用而引起高血糖。

E. 猫甲状腺功能亢进也会造成高血糖，主要是身体对儿茶酚胺敏感，造成心跳加速，收缩增强，血糖升高，一般都是比较短的时间（儿茶酚胺作用时间很短，一般 4~6 h）。

F. 胰腺炎所造成的疼痛可能会造成应激，引发胰高血糖素的分泌，也会减少胰岛素的制造，因而造成血糖暂时上升。

4. 低血糖的临床意义

临床症状表现为癫痫或者癫痫持续状态，因为脑部需要有一定的血糖维持营养，脑部缺乏血糖就可能呈现癫痫的症状，肌肉缺乏血糖时动物会倦怠无力。特别是在幼龄动物，肌肉很少的小型动物，很容易因为低血糖而引发癫痫，原因是幼龄动物肝脏还未发育成熟，糖异生不良；机体肌肉糖原的储存量少与肝脏未发育成熟有关，食入的食物无法转化为糖原储存起来；很瘦的动物，脂肪就是少，脂肪少加上无法糖异生会造成低血糖，所以糖原用完又没有脂肪当燃料就会造成低血糖，所以体型小又瘦的动物要多次喂食含高脂肪的食物；6 个月内的幼龄动物肾脏还没有发育成熟，会有糖分从肾小管流失，很容易造成低血糖。

低血糖的原因：

A. 制造量的减少。肝脏糖异生的减少，肝脏有问题或末期的肝病、肝硬化（肝脏的疾病要造成血糖下降一定要超过 70% 的肝脏细胞没办法执行功能），临床上肝脏没法执行功能血糖会先下降，临床运用血糖下降与低白蛋白血症常可以提早发现肝脏问题或遗传性的疾病。某一些肝脏糖原储存的疾病，动物能把食物转成糖原，但没能力让糖原降解，因为缺乏糖原降解的酶，例如庞贝氏症就是缺乏 alpha-4glucosidase 的酶或冯吉尔克病是因为缺乏 glucose-6-phosphatase（G6PD）等，在临床上无法确诊，只能见到持续低血糖。长期的饥饿、腹泻、消化不良、吸收不良也会造成血糖来源的不足。

B. 细胞大量地用掉葡萄糖，胰腺小岛细胞发生具有功能性的肿瘤或败血症时。

C. 血清采集放置过久，每小时会降 10% 血糖，如隔天检验，血糖就会变得很低。

D. 血液里面含有高量的维生素 C 也会干扰血糖的测定，会造成假性的血糖过低（有些尿液试纸能测维生素 C，如果测出维生素 C 则尿糖阴性是不可靠的，所以尿糖呈现阴性是在维生素 C 也呈现阴性时才能接受这样的检验结果）。

E. 特异性。年幼的小型犬，肌肉特别少又特别瘦的动物（包括肝脏没有成熟）。

F. 增加使用。a. 如猎犬、比特犬、赛犬很容易会造成血糖下降。主要是肌肉用掉很多的血糖；b. 肿瘤。包括会分泌胰岛素的肿瘤，胰岛素瘤会一直分泌胰岛素，血糖也会下降。不分泌胰岛素的肿瘤，但肿瘤细胞使用葡萄糖也会造成血糖的下降。

G. 败血症与肠内毒血症会造成血糖下降是临床上很好用的工具。血糖下降及白细胞下降就可知道此动物可能已经发生败血症，肠内毒血症时动物的血压会下降，主要是发生败血症时会造成肝脏的功能不全，也会造成肝脏移除胰岛素的功能不良，所以胰岛素不会被破坏，就一直增加而使血糖更加下降，而且会加速葡萄糖在细胞内的使用（因为身体里面有细菌会使用掉这些葡萄糖）。

H. 怀孕的动物有时会造成丙酮酸血症（特别是怀孕只数特别多时），在怀孕后期的时候，乳腺变大了，需要很多的乳糖，乳糖的来源是葡萄糖，同时胎儿也会用掉糖分，所以组织大量使用糖。而糖来源若发生不足时就会从脂肪降解，当脂肪降解就会产生丙酮酸出来，就会产生酮尿，发生酮酸血症，pH 就变很低（丙酮酸血症），身体的酶就无法发挥作用。临床可见动物换气增加而且深,动物趴着不动,仔细观察此动物,皮下脂肪特别少,肌肉也会特别少(因为一直被降解),肚子会变得很大,此称为妊娠毒血症。

I.爱迪生氏病。肾上腺皮质功能低下,也会造成低血糖,主要是糖异生作用的减少,增加骨骼肌使用葡萄糖,所以血糖下降。

3.4.2　脂肪

脂肪可提供生长与维持皮肤正常功能所需的脂肪酸,也能提供身体所需的热量。维生素A、维生素D、维生素E、维生素K等脂溶性维生素也需要溶解于脂肪才能被吸收,而脂肪中的不饱和脂肪酸是构成细胞膜的成分之一,脂肪更有保护身体器官的功能,降低撞击时器官受到的冲击。食物中的脂肪则可以增进美味、促进食欲并缓解胃酸分泌及增加饱足感。脂肪虽然需要被控制,但仍是身体必需的营养素。而临床上常说的血脂就是指血液中的脂肪,主要包括甘油三酯、胆固醇及磷脂质,当血液中流通的胆固醇或甘油三酯浓度高于正常值时,就称为高脂血症(脂血症)。胆固醇或甘油三酯过高,或高密度脂蛋白浓度过低时,又称为血脂异常。

1. 血脂肪的分类

(1)血浆所含脂类统称血脂,主要包括游离脂肪酸、磷脂、胆固醇和甘油三酯等。血脂的来源包括外源性(食物的消化吸收)以及内源性(机体组织合成后释放入血液),其含量受动物品种、饲养状况、年龄等因素的影响,波动较大,但正常情况下不会超过一定范围。血脂测定可作为高脂血症和心脑血管疾病的辅助诊断指标。

(2)血液中的脂肪分为两大类,一类是极性的,如游离的胆固醇、脂肪酸、磷脂类可以溶解于血液中,溶解在血清中与白蛋白结合而到处运送,不需要形成复杂的脂蛋白化合物;另一类是非极性的,如甘油三酯、胆固醇脂不溶于血液,所以要与蛋白质结合形成复合物,成为血浆脂蛋白。

2. 脂肪酸

脂肪酸是一种具有极性的游离脂肪酸,存在血浆与细胞中,是很多脂肪的重要原料,时常与甘油结合,例如三个分子的脂肪酸加一分子的甘油就形成甘油三酯(血脂肪),所以甘油三酯水解后产生很多脂肪酸,脂肪酸占甘油三酯的95%,所以脂肪组织水解会产生很多游离的脂肪酸,游离脂肪酸进入血液循环,然后到肝脏,肝细胞摄入脂肪酸并合成甘油三酯,当肝细胞摄入很多的脂肪酸后,合成的甘油三酯大量堆积在肝细胞内(就是脂肪小滴),就变成脂肪肝(肝脏细胞中含有很多甘油三酯),如果肝功能正常就会把这些甘油三酯与蛋白质结合,才能离开肝细胞进入血液循环,并运送至需要的组织,故脂肪酸是甘油三酯的重要分子。

3. 磷脂质

在机体的体液、组织内有很多的磷脂质参与动物的氧化过程。能量、电解质(离子)进入细胞内或离开细胞时,都需要磷脂质来掌控,故其余细胞膜的通透性有关系,也是细胞膜内一种重要的成分。在治疗犬细小病毒时,通常在疾病最初的2~3 d动物无法进食,就会给予全静脉营养治疗(TPN),给予脂肪静脉注射,目的就是供给磷脂质,因为磷脂质是细胞膜很重要的成分,淋巴细胞很快制造出来。

4. 甘油三酯

甘油三酯储存在动物各种的组织中,特别是脂肪组织,甘油三酯有三个脂肪酸及一分子的甘油。临床上当甘油三酯浓度超过正常值时,称为脂血症,代表血脂肪太高。如果这动物有脂血症或者血清呈乳白色,表明动物患有潜在代谢性疾病(胰腺炎、甲状腺机能过低),除了解该动物可能有这些疾病以外,更重要的是血脂肪太高时常会造成动物猝死,因为血脂肪太高时,血液的运送就会发生阻力,所以收缩末期左心室容量增加,看起来像是左心室收缩能力下降,但实际上是因为运输血液阻力增加导致的。临床上左心室收缩功能下降最常见的是扩张性心肌病,但如果不是扩张性心肌病时,收缩末期左心室容量增加就会有两个主要的鉴别诊断,一个是高血压,另外一个是高脂血症。

如果没有把血脂降下来的话,可能会出现猝死(心输血量降低)。胆固醇正常值140～250 mg/dL(如果数值超过 700 mg/dL,动物容易猝死),血中甘油三酯的浓度很少会超过100 mg/dL,如果超过 350 mg/dL,此时犬随时可能会猝死。

甘油三酯的来源分为外源性的和内源性的。从食物中获取的脂肪,称为外源性的。食物中脂肪被水解成脂肪酸,到肠道内形成甘油三酯然后被吸收进入血液循环。如果动物没有进食,且肝脏糖原又消耗殆尽时,机体的脂肪组织就会崩解出游离高脂肪酸,并由血液循环运送至肝脏,肝细胞会摄入这些游离脂肪酸并合成甘油三酯,之后甘油三酯与蛋白质结合,才能离开肝细胞而进入全身血液循环,去供给需要的组织作为热量的来源,这是内源性的甘油三酯。所以甘油三酯的来源有这两个,一个由肝脏制造(内源性的),一个由食物里面而来(外源性的)。

外源性的甘油三酯,如吃了一块肥肉后,胰腺的酶会将其水解成脂肪酸,脂肪酸就会透过肠道乳糜管而吸收,到乳糜管的时候就会形成一种脂蛋白的物质(因为甘油三酯不能溶解于血液,一定要形成脂蛋白的复合物-乳糜微粒才能进入血液中),称为乳糜微粒(CM),乳糜微粒90%是甘油三酯。

内源性的甘油三酯,如果动物没吃食物且肝脏糖原耗尽时,脂肪组织里面的甘油三酯就会被水解而释放出很多游离脂肪酸进入血液中,然后运送到肝脏,肝细胞就会把游离脂肪酸摄入并合成甘油三酯,但因为甘油三酯也不溶于血液,所以也要与蛋白质结合形成一个复合物,就是极低密度脂蛋白(VLDL),才能进入血液循环而运送至需要的组织,这就是内源性的甘油三酯,VLDL 中内源性甘油三酯约占 60%。所以甘油三酯在动物身体血液内最主要存在两个地方,一个就是乳糜微粒(CM),一个就是极低密度脂蛋白(VLDL)。

5. 胆固醇

血液中的胆固醇有两种形态,一种是非极性的形态(胆固醇脂),主要是把胆固醇储存起来的一种形态,如同甘油三酯,要形成脂蛋白复合物才能在血液中运送。另一种就是游离的非脂化胆固醇(极性),与白蛋白结合才能在血液中运送。

(1)胆固醇的作用 胆固醇的作用有细胞膜成分中重要的原料;制造胆汁、类固醇的重要成分(因为里面有胆固醇的存在);激素,如性激素这些激素的合成都需要胆固醇。

(2)胆固醇的来源 从食物中获取,游离的胆固醇就直接吸收而与白蛋白结合。胆固醇脂尚需形成脂蛋白复合物才能进入血液循环中而运送,形成的脂蛋白复合物就是低密度的脂蛋白(LDL)或者高密度的脂蛋白(HDL)。血液里面也有游离的胆固醇,会到达肝脏,肝脏会把它合成脂蛋白复合物,也称为低密度的脂蛋白(LDL)或者高密度的脂蛋白(HDL)。

所以脂蛋白大约分成 4 种,乳糜微粒、极低密度的脂蛋白、低密度的脂蛋白、高密度的脂蛋白。乳糜微粒是食物消化变成脂肪酸到乳糜管形成的乳糜脂,此为外源性的。脂肪组织崩解然后会产生脂肪酸,这些脂肪酸也会送到肝脏,肝脏会把它形成极低密度的脂蛋白。乳糜微粒和极低密度脂蛋白都是甘油三酯为主。胆固醇主要就是一个外源进来的,在乳糜管形成的,另外一个在肝脏制造的低密度脂蛋白与高密度脂蛋白。

6. 脂蛋白

因为水与油无法融合,为了让脂肪溶于血液中,极性的(脂肪酸、磷脂、游离的胆固醇)跟白蛋白结合就可以在血液中运送;非极性的(胆固醇脂、甘油三酯)就要形成一个复合物(脂蛋白),这种复合物有一个核心,中间的核心可能是甘油三酯以及胆固醇脂。外面包了磷脂类或一些游离的胆固醇使其变成极性,除了外围包了磷脂类或一些游离的胆固醇以外,还有很重要的载脂蛋白,一种特殊的蛋白质。载脂蛋白会跟特殊的受体结合发挥作用,就像机体的免疫反应一样有特定的抗原抗体,所以酶脂蛋白作用就靠载脂蛋白。

(1)脂蛋白的分类　按照脂蛋白的大小、密度或电泳分析去分类分成 4 种:乳糜微粒(CM),极低密度的脂蛋白(VLDL),低密度的脂蛋白(LDL),高密度的脂蛋白(HDL)。

甘油三酯和胆固醇在脂蛋白中分布情况。每一种脂蛋白都有它特殊的功能,以及脂蛋白在生理上要跟哪些酶发生作用都有它特别的作用关系存在。脂蛋白的核心是甘油三酯与胆固醇,每一种脂蛋白里面都有甘油三酯与胆固醇成分,但是比例不同。如乳糜微粒:甘油三酯占 80%～95%,胆固醇占 2%～7%;极低密度的脂蛋白(VLDL)甘油三酯占 59%,胆固醇占 15%;低密度的脂蛋白(LDL)与高密度的脂蛋白(HDL)胆固醇占的比例是比较多的,甘油三酯是占比较少的。特别是高密度的脂蛋白,甘油三酯少[与乳糜微粒和极低密度的脂蛋白(VLDL)比较起来],但胆固醇多。所以主要的甘油三酯的脂蛋白就是乳糜微粒和极低密度的脂蛋白(VLDL)。胆固醇含量很多的脂蛋白就是低密度的脂蛋白(LDL)与高密度的脂蛋白(HDL)。

①载体蛋白。这种特殊的蛋白是附着在脂蛋白的表面。主要是将脂蛋白指向与特定的酶到特定的器官去作用。根据电泳分析,乳糜微粒(CM)主要的脂蛋白有 A、B、C 三型;极低密度的脂蛋白(VLDL)有 B、C、E 型;低密度的脂蛋白(LDL)有 B 型;高密度的脂蛋白(HDL)有 A 型。

②乳糜微粒(CM)。动物食入的食物主要在乳糜管内形成一种脂蛋白,外源性的甘油三酯形成乳糜颗粒(含甘油三酯和胆固醇)之后可溶解于血液中,就可以运送到全身各个组织甚至送到肝脏(甘油三酯和胆固醇一并送到肝脏)。乳糜颗粒是最大最轻的脂蛋白,血样放入冰箱经过 4 h,会看到上清液漂浮一层油脂类,就是乳糜颗粒(CM)。

乳糜颗粒里面的载体蛋白,主要有 A、B、C 型,其中以 C 型载脂蛋白最重要。脂蛋白脂肪酶之所以分解乳糜颗粒主要原因是 C 型载脂蛋白的存在。

这种乳糜颗粒又称为外源性的甘油三酯(来源于食物)。所以当动物进食后采血化验乳糜颗粒会很高,空腹 12 h 后乳糜颗粒会消失。

③极低密度的脂蛋白(VLDL)。极低密度的脂蛋白主要从脂肪组织(甘油三酯)崩解产生的脂肪酸,脂肪酸进入肝脏合成极低密度的脂蛋白,又称为内源性的甘油三酯(内源性的脂蛋白)。其中的载脂蛋白存在 B 和 C 型,因为有 C 型载脂蛋白,所以胰腺的脂蛋白脂肪酶会在此发生作用,水解极低密度的脂蛋白。

④低密度的脂蛋白(LDL)。低密度的脂蛋白是极低密度的脂蛋白分解所剩下的产物。水解后生成脂肪酸和胆固醇脂。低密度的脂蛋白以及高密度的脂蛋白最主要的都是胆固醇(主要以胆固醇作为原料,供给肝脏和其他产生激素的组织)。性腺器官或内分泌器官利用胆固醇来合成性激素和类固醇,胆固醇也被运送到肝脏,肝脏就会制造胆汁出来。低密度的脂蛋白

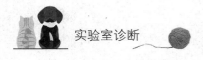

主要的载脂蛋白是 B 型。

⑤高密度的脂蛋白(HDL)。高密度的脂蛋白内含有丰富的蛋白质,主要在肝脏中形成。目前按电泳分析有 2 种形态:高密度 1 和高密度 2,它们含有的载脂蛋白是 A 型。高密度的脂蛋白在肝脏形成后顺着血液流到全身各处。它的功能是把体内多余的胆固醇结合后送回肝脏,肝脏再将其合成胆汁等排出去。高密度的脂蛋白除了肝脏合成外,肠道也会合成,把游离的胆固醇结合送回肝脏,肝脏再把它合成胆汁或合成其他的脂蛋白。

⑥beta-极低密度的脂蛋白(beta-VLDL)。电泳分析时,beta-极低密度的脂蛋白存在于极低密度的脂蛋白和低密度的脂蛋白中间,是极低密度的脂蛋白要转型到低密度的脂蛋白的中间产物。如果犬饲喂高含量胆固醇的饲料,beta-极低密度的脂蛋白在血液中会增加得特别多,所以 beta-极低密度的脂蛋白将用于检测犬是否有发生动脉粥样硬化的倾向,进而造成血管破裂(目前已用于人医检测是否有中风的风险)。

⑦高密度脂蛋白胆固醇型(HDLc)。高密度脂蛋白胆固醇型介于高密度的脂蛋白 1、2 之间,高密度的脂蛋白 1、2 的载脂蛋白是 A 型。但高密度脂蛋白的胆固醇型的载脂蛋白是 E 型而不是 A 型。研究发现饲喂犬胆固醇含量高的食物时,高密度脂蛋白的胆固醇型也会增加很多,但尚未用于诊断。

(2)脂蛋白的代谢　脂蛋白主要有乳糜微粒(CM)、极低密度脂蛋白(VLDL)、低密度脂蛋白(LDL)和高密度脂蛋白(HDL)。

进食后胰腺就会分泌胰脂肪酶去分解脂肪,游离出脂肪酸,脂肪酸经过肠道的乳糜管吸收形成乳糜微粒,成为外源性的;如果动物没有进食,机体的脂肪崩解,生成脂肪酸进入血液,随着血液循环进入肝脏,肝脏会将其合成低密度脂蛋白进入血液循环,成为内源性的。乳糜微粒和极低密度脂蛋白这两种脂蛋白主要都是甘油三酯,可以被水解是因为它们都有载脂蛋白 C,所以会被在血管内的脂蛋白脂肪酶水解,这就是血液中有很多的乳糜微粒和极低密度的脂蛋白但仍可以变清澈的原因。只要有血管的地方都会有脂蛋白脂肪酶,当其被活化时,脂蛋白被分解产生大量游离的脂肪酸,随着血液运行被合成其他物质,到脂肪组织又变成甘油三酯储存起来。脂蛋白的外壳到达肝脏内变成低密度脂蛋白的外壳,然后再加上更多的胆固醇,就变成低密度脂蛋白。

"雪纳瑞"这个品种的犬经常有先天性的脂蛋白脂肪酶的不足或缺乏的情况,所以进食后血清最上面漂浮一层乳糜微粒,甚至没有进食血清也呈白色的,血检时甘油三酯都会很高,这是"雪纳瑞"犬特有的疾病,因为没有脂蛋白脂肪酶。

低密度的脂蛋白(LDL)和高密度的脂蛋白(HDL)是胆固醇含量比较高的脂蛋白,它们一样有特殊的酶与其作用,这种酶是卵磷脂胆固醇酰基转移酶,低密度与高密度脂蛋白中有高比例的胆固醇与卵磷脂胆固醇酰基转移酶作用,胆固醇就可以游离出来。

低密度的脂蛋白在肝脏被制造出来后进入血液循环,通过分泌激素的器官(如甲状腺、肾上腺、睾丸、卵巢)上的受体,进入该器官,在该器官里面的磷脂胆固醇酰基转移酶就会把进来的低密度脂蛋白水解,产生游离的胆固醇,而游离的胆固醇就会被合成激素。例如:低密度的脂蛋白在肝脏合成之后经过血液送到其他地方,若送到甲状腺,甲状腺中的卵磷脂胆固醇酰基转移酶会把这低密度脂蛋白水解,胆固醇游离出来,用以合成甲状腺素。动物患甲状腺功能过低时哪项生化指标将升高?胆固醇会升高,因为它无法把胆固醇变成甲状腺素。而高密度脂蛋白把过量的游离胆固醇收集送回肝脏,然后肝脏再把它制造成胆汁或制成其他的脂蛋白(极低密度脂蛋白)。

（3）脂蛋白代谢需用到的酶 脂蛋白代谢过程中会用到3种酶，①脂蛋白脂肪酶：水解乳糜微粒和极低密度脂蛋白。其水解作用可因胰岛素、促肾上腺皮质激素、促甲状腺激素、胰高血糖素、甲状腺素而活化。动物患糖尿病，缺乏胰岛素时，脂蛋白脂肪酶活性变弱，故糖尿病时常伴有高脂血症；②肝脂酶（辅脂酶）：在肝脏内将极低密度脂蛋白转化成低密度脂蛋白；③激素敏感的脂肪酶：其通常储存在脂肪组织中，把脂肪组织崩解，让其产生脂肪酸。此酶会被肾上腺素、生长激素、甲状腺素、类固醇、前列腺素的刺激而活化，所以给予肾上腺素时脂肪组织很容易崩解。胰岛素可抑制该酶，当胰岛素足够时脂肪组织就不会崩解，不会发生高脂血症，当胰岛素不足时，就不会抑制脂肪组织的崩解。脂蛋白脂肪酶和激素敏感的脂肪酶都会因胰岛素的不足（糖尿病）而造成高脂血症。在糖尿病的病例中，因为胰岛素的不足脂蛋白脂肪酶无法发挥作用而导致血液中的乳糜微粒和极低密度脂蛋白无法清除，同时脂肪组织又一直崩解，脂肪酸不断生成，这些脂肪酸到肝脏又形成极低密度脂蛋白，结果血清中的血脂肪增多。

（4）高脂血症的分类 高脂血症分为两大类，高甘油三酯和高胆固醇。

①高甘油三酯。高甘油三酯主要是高乳糜微粒与极低密度的脂蛋白。检验时要空腹才会比较准确，所以动物检验时要空腹 12 h，最起码要 8 h 以上。当高乳糜微粒时，血样上面就会漂浮一层乳糜，这会影响验血的数据（钠离子可能会变特别高），另外也可静脉注射肝素 90～100 U/kg，15 min 内就可以把乳糜微粒清除。所以血清呈乳白色时，主要是极低密度脂蛋白和乳糜微粒比较多[高胆固醇时的低密度脂蛋白（LDL）和高密度脂蛋白（HDL）比较高，血清仍是透明的]。

A. 正常血液中的甘油三酯正常值。犬甘油三酯正常值为 10～100 mg/dL，0.11～1.13 mmol/L，猫为 10～100 mg/dL，0.11～1.13 mmol/L。

如果超过 350 mg/dL，动物可能会很快死亡，那么高的甘油三酯在血液中，血液会运送不出去，心脏超声波检查会见到左心室收缩力假性减弱，但其实是因为血液黏稠，运输阻力大，而造成左心室收缩末期容积上升而已。

B. 甘油三酯过高的原因及临床意义。

a. 生理性：例如动物刚进食以后抽血，血液里面就有很多的乳糜微粒，就会看到血清上面漂浮一层油脂。所以验血最好要空腹 4～6 h 及以上，如果空腹 4～6 h 结果还是乳糜微粒很高，那就表示此动物有脂肪代谢的异常。

b. 糖尿病：糖尿病大部分的病例甘油三酯都会明显上升，胆固醇轻度到中度上升，主要增加的是乳糜微粒和极低密度的脂蛋白，还有一部分低密度脂蛋白。糖尿病时，缺乏胰岛素或者是胰岛素没办法发挥作用，脂蛋白酶就无法被活化发挥作用，乳糜微粒和极低密度的脂蛋白就无法被分解掉，此为一大原因；另外脂肪组织的崩解是受激素敏感的脂肪酶影响，当胰岛素不足时激素敏感的脂肪酶会更活化，所以脂肪会崩解，脂肪崩解会产生很多极低密度脂蛋白。胰岛素缺乏时，一些制造激素的器官（如肾上腺、卵巢、睾丸）的低密度脂蛋白受体数目会减少，无法将其代谢，所以低密度脂蛋白就会增加。

c. 胰腺炎：也会造成高甘油三酯，同时也会稍微增加胆固醇，最主要是增加很多的乳糜微粒和极低密度的脂蛋白。主要是因为胰腺发炎以后减少脂蛋白脂肪酶在血管里面的活性，这可能跟胰腺所分泌抑制的因子有关，活性减少的时候乳糜微粒和极低密度的脂蛋白就无法被崩解掉，所以在血管里面就会增加。

d. 猫的厌食症：尤其是胖猫在饥饿时，脂肪组织就要去崩解，脂肪崩解后产生的脂肪酸就会

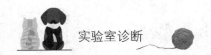

到肝脏,形成很多的极低密度的脂蛋白,所以此时如果做腹部超声波检查就会发现脂肪肝。

e. 其他:其他的疾病如甲状腺功能过低症、胆汁淤积、肾上腺皮质功能亢进,主要都是增加胆固醇,但是会增加低密度与高密度的脂蛋白,所以甘油三酯也会稍微上升。

f. 先天性遗传性的疾病:有些动物先天血管内皮细胞的脂蛋白脂肪酶缺乏,此时乳糜微粒和极低密度的脂蛋白无法被崩解掉,就会造成高甘油三酯血症,同时胆固醇也会有一点高。平常甘油三酯、胆固醇上升。临床都无症状,但动物常处于高血压的状态,会使很多器官如肾脏、心脏都会受到影响,开始时都是在代偿阶段,但麻醉的风险比较高。很多雪纳瑞因缺乏脂蛋白脂肪酶,时常在中老年的时期(约4岁以上)会有很明显的高甘油三酯,主要增加的是乳糜微粒和极低密度的脂蛋白。暹罗猫、喜马拉雅猫和短毛家猫,有些患有遗传性的高乳糜脂血症,它们在很年轻的时期(8~9月龄)可能会出现疲倦、没有食欲、贫血的临床症状,看到很多皮下脂肪,但会有坏死,瘘管一直不愈合,甚至会看到内脏的脂肪都会发生坏死,也会有神经方面的病变。

g. 药物:影响到胰岛素的药物都会造成甘油三酯升高,例如甲羟孕酮(抑制发情,治疗猫嗜酸性肉芽肿综合征)。

血浆中甘油三酯升高原因总结如下:富含油脂餐食后(常见)、糖尿病、甲状腺功能低下、急性胰腺炎、肾上腺皮质功能亢进、胆汁淤积(短暂)、禁食(肥胖)、自发性高脂血症(罕见)、自发性高乳糜微粒血症。如果血液中的甘油三酯的浓度超过 350 mg/dL,动物很快死亡。

②高胆固醇。高胆固醇主要指的是低密度脂蛋白(LDL)和高密度脂蛋白(HDL)升高。

A. 胆固醇的正常值。犬的胆固醇正常值为 110~320 mg/dL,2.84~8.27 mmol/L,猫的正常值为 65~225 mg/dL,1.68~5.81 mmol/L。

B. 胆固醇过高的原因。

a. 遗传性的先天性的脂肪代谢不正常:洛威拿、杜宾、伯瑞犬时常有家族性的高胆固醇血症,原因不明,血液中高密度与低密度脂蛋白特别高,可能是性腺的低密度脂蛋白受体太少,也可能是代谢高密度和低密度脂蛋白的酶功能不良或者数量不足。

b. 糖尿病:因为缺乏胰岛素,故血管内的脂蛋白脂肪酶无法发挥作用,乳糜微粒和极低密度脂蛋白就没办法被分解,而且靠胰岛素抑制的激素敏感的脂肪酶就无法被抑制。脂肪组织会一直崩解,产生很多游离的脂肪酸,然后到肝脏也会形成很多的极低密度的脂蛋白。这两个作用下会产生很多的甘油三酯,但这些脂蛋白不全是甘油三酯,还有一些是胆固醇,所以胆固醇也会有轻度到中度的增加。另外,胰岛素不足时,一些性腺器官的低密度脂蛋白的受体数量会减少,低密度脂蛋白就不容易处理掉,所以也会造成低密度脂蛋白的增加,结果也会造成胆固醇中度地增加。所以糖尿病主要增加的是甘油三酯,而胆固醇会轻度到中度增加。

c. 甲状腺功能过低症:甲状腺本身有低密度脂蛋白的受体,当甲状腺机能过低时,低密度脂蛋白的受体数量会减少,所以无法把低密度脂蛋白代谢掉,结果造成低密度的脂蛋白增加,所以胆固醇也会增加(因为低密度脂蛋白中含有约40%的胆固醇)。

d. 肾脏的疾病:肾脏疾病时,低密度脂蛋白和高密度脂蛋白会增加,但其机制不明,可能因为缺乏某些酶或者低密度脂蛋白的受体减少。最常见的是淀粉样变性或免疫性的肾小球肾炎造成高胆固醇血症。

e. 肾上腺皮质功能亢进:此时类固醇会增加,就会发生胰岛素抵抗,所以类似于糖尿病时的情况,但其明显增加的是胆固醇,也就是低密度脂蛋白与高密度脂蛋白。另外,过多的类固醇会刺激对激素敏感的脂肪酶,造成脂肪组织崩解,产生很多的脂肪酸,结果肝脏就更多地制造出极低密度脂蛋白,所以甘油三酯也会增加。

f. 胆汁的淤积:胆固醇到肝脏以后被合成脂蛋白,或者胆汁酸,然后排出去,如果有胆汁淤积的时候,胆固醇就不容易被利用,所以胆固醇也会相对地增加。

g. 胰腺炎:最主要增加的是甘油三酯,因为脂蛋白脂肪酶没法发挥作用,所以乳糜微粒和极低密度的脂蛋白就会增加,这两个脂蛋白里面还有一部分胆固醇,所以胆固醇也会有轻度的上升。

h. 药物:有些药物也会造成胆固醇上升,如类固醇或抑制甲状腺功能的药物(如甲基咪唑)。

i. 饭后:饭后胆固醇也会稍微上升,临床上对疾病的判定影响不大,会在正常值的上限。

高胆固醇血症发病原因总结如下:富含油脂餐食后、高脂饮食、甲状腺功能低下、糖尿病、急性胰腺炎、肾上腺皮质功能亢进及给予类固醇、严重创伤、禁食(肥胖)、原发性肝损伤、胆管阻塞、蛋白质流失性肾病、脂肪组织炎、家族性肾病、自发性高脂血症、溶血、给予苯妥英。

C. 胆固醇过低的原因。胆固醇最主要的来源是从肠道吸收(外源),另外一个来源就是肝脏制造(内源),所以这两个地方出现问题的时候胆固醇就会变得过低。外源方面就是肠道吸收减少,如消化不良,吸收不良,如蛋白质流失的肠疾病或者是胰腺外分泌不良,胰腺功能不良。内源方面就是肝脏制造量减少,大部分都是在很末期的肝脏疾病(如肝硬化),或者是肝门脉分流,这时候胆固醇就会减少。

血浆胆固醇浓度下降原因总结如下:肝衰竭(后天性或先天性)、抗癫痫药物、低脂饮食、肠道吸收不良及胰外分泌不足、猫甲状腺功能亢进、肾上腺皮质功能低下(偶发)、高维生素 C 血症(作用轻微)。

任务 3.5　电解质指标

3.5.1　钠

Na^+ 是细胞外液中最主要的溶质,组织间液(ISF)就是靠维持 Na^+ 的平衡来调节渗透压的,并且也是维持组织间液渗透压的主要溶质,如此让水分保留在组织间隙中。机体水分的分布异常通常会与 Na^+ 的混乱一起发生,血液中 Na^+ 的浓度可以反映出机体的水分平衡状态,血液中 Na^+ 的浓度是由肾脏所调节的。

1. 低血钠

血钠与机体的渗透压相关,动物机体发生低血钠时首先要考虑渗透压状态。依其渗透压的高低,可将低血钠症分为三大类:

(1)低渗透压、低血钠

①低渗透压、低血钠,同时又有脱水。同时发生脱水及低血钠的原因,大都因为机体同时流失水分及 Na^+。而依其流失的途径,可将原因分为两大类。

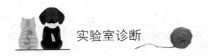

A. 从肾脏以外的途径流失。a. 急性肠胃炎。急性肠胃炎常会引起动物的呕吐,大量的水分、Na^+ 由此途径而流失。b. 严重的烧烫伤。严重的烧烫伤会造成大量的水分及 Na^+ 的流失,当 Na^+ 的浓度变低时,整个渗透压也会降低;c. 大量的出血、失血;d. 呕吐、腹泻。

B. 从肾脏流失。a. 肾脏疾病。在肾脏,从近曲小管、髓襻、远曲小管、集合管都有对 Na^+ 重吸收的功能。当这些组织发生问题时就会造成 Na^+ 的不正常排出,在 Na^+ 流失的同时也会造成水分的流失,从而造成患病动物的脱水及低血钠症。b. 爱迪生氏病。指的是肾上腺的醛固酮分泌不足,Na^+ 重吸收被抑制,导致 K^+ 排出量减少,从而造成低血钠、高血钾的状况。$Na^+/K^+ < 27$。c. 末期肾病。当肾脏发生急性肾小管坏死时,引起肾小管细胞的肿胀而阻塞肾小管,导致肾小球的滤液无法通过肾小管而导致少尿或无尿,使得机体的水分无法排出。但如果是慢性肾病时则会造成水分的大量流失,这种多尿是属于溶质利尿,因为此时会有很多的尿素跑到尿中,而造成间质渗透压差变小,从而导致利尿。此种水分的不正常排出就会造成 Na^+ 无法正常地被重吸收,所以就会造成低血钠及脱水的情形。d. 利尿剂。特别是呋塞米会作用在髓襻,而造成很多 Na^+、Cl^-、K^+ 排出。

②低渗透压、低血钠但无脱水或水分稍多。根据其发生的原因,这种低血钠症可分为三大类:

A. 适当的抗利尿激素(ADH)释放,这种情况最为常见。一般而言当血液渗透压下降时,在下丘脑的渗透压感应器就会感应出来,促使下丘脑分泌 ADH,ADH 就会使远曲小管、集合管增加对水的重吸收。当水分被重吸收回来后,血容量增加,血液中 Na^+ 的浓度就会下降而造成低血钠。引起此反应的疾病有:急性充血性心衰竭,肝硬化(肝硬化会造成白蛋白的下降,所以渗透压也会跟着下降),低白蛋白血症,肾小球肾炎(有很多的白蛋白从肾小球流失掉,临床上患病动物出现蛋白尿),肠内寄生虫,长时间的腹泻(如胰腺炎所造成的慢性腹泻,会有很多的白蛋白从肠管流失),甲状腺功能低下。

B. 不适当的抗利尿激素(ADH)分泌,此原因在最近才被发现,一般而言,不适当的 ADH 分泌,其发生的原因大都可从患病动物的临床病史中被求证,这些情况包括:患病动物刚做完手术;刚生产完;肿瘤,如支气管的腺瘤、肠道的腺瘤、脑部的肿瘤;药物,如长春新碱、戊巴比妥钠;脑部发生硬脑膜下出血或蛛网膜下出血;脑部栓塞或头部骨折;感光过敏症;肺结核;脓肿;黏液水肿;爱迪生氏病。以上的病因都有可能会造成 ADH 不正常的分泌。事实上 ADH 的分泌并不是因为渗透压的改变而分泌的,而是因为在这些疾病的过程中会使得 ADH 不正常地分泌出来。

C. 神经方面的疾病。在下丘脑有个渗透压的传感器,可以用来侦测血液中渗透压的改变,以达到控制 ADH 分泌的目的。如果下丘脑发生了病变,会使得这个传感器的灵敏度发生改变,比如这传感器在平常时是设定在渗透压 $285 \sim 380$ mOsm/kg 之间,当渗透压超过 380 mOsm/kg 时就会增加 ADH 的分泌,当低于 285 mOsm/kg 时就会减少 ADH 的分泌。可能会因为病变的关系,而把设定值重新设定,可能会把原先 380 mOsm/kg 的值改设定为 285 mOsm/kg,于是当渗透压超过 285 mOsm/kg 时,原本不应该增加分泌 ADH,此时就会增加分泌,会造成低血钠(Na^+ 被稀释了)。一般而言,这种传感器被重新设定的下丘脑病变,在临床上可见动物的行为改变,例如,动物原本很喜欢饮水就会变成不喜欢,从而造成高血钠;如果动物原本是不喜欢喝水的就会变成很喜欢喝水,结果就造成了低血钠,这两种情况都有可能发生。除了喝水的障碍外,临床上还可见到患病动物会有运动方面的障碍,出现转圈运动。

③低渗透压、低血钠、水分过多。此种情况发生原因大多细胞外液(ECF)过多,Na^+ 被稀

释而造成低血钠、低渗透压,常见的疾病包括:低蛋白血症,同时又有水肿的发生;肾小球肾炎,蛋白质会从肾脏流失;蛋白质流失肠病;胰腺炎;寄生虫感染;肝硬化,蛋白质制造会受影响;充血性心衰竭;急性肾衰竭,造成患病动物无尿。

（2）渗透压正常性低血钠症

①发生原因。这种低血钠症大都是在实验室检查中人为误差导致的,此种误差的产生主要是因为血液中含有大量的脂肪或蛋白质。例如,采了 1 mL 的血液,由于血液中含有大量的脂肪、蛋白质,所以 1 mL 的血液中可能只含有 0.7 mL 水分,而 Na^+ 是溶解在水中的,所以整体而言,虽然 Na^+ 的浓度是正常的,但是这 Na^+ 的浓度是指在 0.7 mL 水中所含的 Na^+ 浓度,当这种浓度换算成每毫升水分中的浓度时,当然就会变得比较低。

②常见的病因。

A. 高脂血症。最常见的病例是因为甲状腺功能低下所引起的高脂血症。另外还有家族性的高脂血症(最常发生在"雪纳瑞"犬)、糖尿病等,除此之外,如果动物采血时恰好是在动物饭后,会影响到检查的结果。

B. 高蛋白血症。最常见到的病例是浆细胞骨髓瘤,会出现球蛋白过高。

（3）高渗透压性低血钠症

A. 糖尿病。

a. 这种低血钠的情形最常发生在糖尿病患畜上。动物患有糖尿病时,血糖升得很高,从而引起血浆渗透压上升,水分就会很容易从细胞内被带出到细胞外。当大量的水分被带出后,血液中的 Na^+ 因此而被稀释,Na^+ 的浓度因此而下降,造成低血钠症。

b. 糖尿病发展到疾病的中后期时,这样的高血糖到了肾脏就会造成溶质性利尿,患病动物出现频尿、多尿的临床表现,整个细胞外液的量会因多尿而减少,所以当糖尿病发展到此时,Na^+ 的浓度就会恢复到正常,甚至有时还可能会偏高。

c. 糖尿病患畜在疾病的初期会出现 Na^+ 的浓度下降,当病程发展到中后期时,其 Na^+ 的浓度反而会上升。

B. 用高渗液体进行输液。比如为患畜输入甘露醇、高渗的静脉造影剂、高渗的葡萄糖、甘油等,这些的高渗液体其作用机制与糖尿病相同,刚开始时水分被带到细胞外,所以 Na^+ 会下降,接下来也会因为利尿的关系而造成 Na^+ 升高。

（4）结论　患病动物有低血钠的情况发生时,临床上要去测渗透压,看是何种性质的低血钠症。

①低血钠时先算出渗透压:

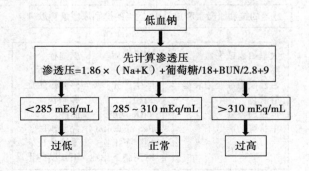

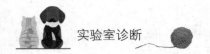

②低血钠合并低渗透压时,先进行细胞外液的评估:

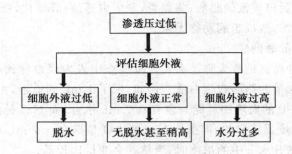

渗透压过低

↓

评估细胞外液

细胞外液过低 → 脱水

细胞外液正常 → 无脱水甚至稍高

细胞外液过高 → 水分过多

③低渗压性低血钠合并细胞外液过低时(脱水)的诊断流程:

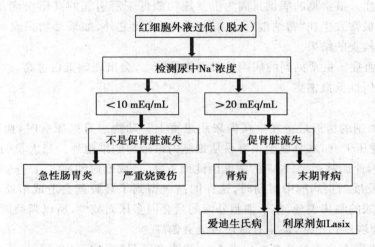

红细胞外液过低(脱水)

↓

检测尿中Na⁺浓度

<10 mEq/mL → 不是促肾脏流失

>20 mEq/mL → 促肾脏流失

不是促肾脏流失 → 急性肠胃炎 / 严重烧烫伤

促肾脏流失 → 肾病 / 末期肾病 / 爱迪生氏病 / 利尿剂如Lasix

④低渗压性低血钠合并细胞外液正常时的诊断流程:

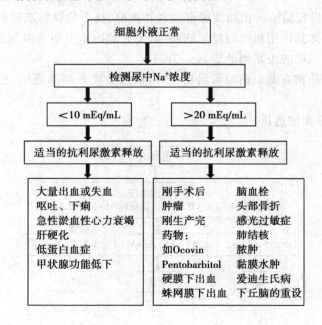

细胞外液正常

↓

检测尿中Na⁺浓度

<10 mEq/mL → 适当的抗利尿激素释放

大量出血或失血
呕吐、下痢
急性淤血性心力衰竭
肝硬化
低蛋白血症
甲状腺功能低下

>20 mEq/mL → 适当的抗利尿激素释放

刚手术后　　脑血栓
肿瘤　　　　头部骨折
刚生产完　　感光过敏症
药物:　　　肺结核
如Ocovin　脓肿
Pentobarbitol　黏膜水肿
硬膜下出血　爱迪生氏病
蛛网膜下出血　下丘脑的重设

⑤低渗压性低血钠合并细胞外液过多时的诊断流程：

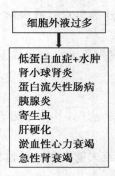

⑥低血钠并正常渗透压或过高渗透压时的诊断流程：

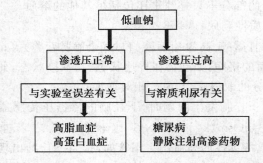

⑦犬、猫低血钠症的鉴别：

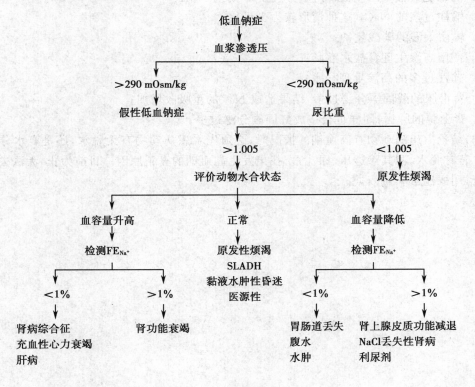

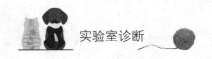

2. 高血钠

高血钠分两种情况:其一是细胞外液(ECF)减少时→脱水;其二是细胞外液(ECF)增加时→水分过多。

(1)当细胞外液(ECF)减少时　发生原因可分为以下两大类:

A. ECF 减少,纯水减少

a. 尿崩症:肾性、神经性尿崩症;

b. 动物过度喘气:最常见的是中暑病例,其他原因有:动物一直抽搐所造成的呼吸加速、肺脏疾病(如肺炎、肺水肿病例);

c. 严重的烧烫伤:若 Na^+ 也跟着流失就会造成低血钠症。若只是单纯的水分流失就会造成高血钠;

d. 任何原因所造成的动物创伤。

B. ECF 减少,但减少的部分不只是纯水还包括了其他的溶质

a. 糖尿病:会造成溶质性利尿;

b. 高渗溶液输液:如甘露醇、高渗葡萄糖、TPN(全静脉营养)等;

c. 中枢神经系统方面的疾病:如动物在昏迷状态、在抽搐状态,此时动物会不想喝水或喝水的频率会减少,动物水分的取得减少,Na^+ 相对增加;

d. 下丘脑的问题:当下丘脑发生问题时,下丘脑的渗透压传感器会重新设定。若重新设定的值比较低(如 275 mOsm/kg),则 Na^+ 比较低。反之若重设定的值比较高(如 350 mOsm/kg),就会造成持续性的高血钠。不管如何,当下丘脑出现问题时在临床上都可见患病动物做转圈运动。

(2)当细胞外液 ECF 增加时(水分过多)　发生原因:

A. 输注过多的 NaCl(这种情形较为少见);

B. 输注太多的碳酸氢钠;

C. 使用高渗生理食盐水灌肠;

D. 输注过多的高渗生理盐水;

E. 肾上腺的醛固酮分泌过多,结果造成 Na^+ 的重吸收增加;

F. 肾上腺的肿瘤,同样也会造成醛固酮分泌过多。

(3)结论　患病动物有高血钠的情况时,必须先看患病动物有无脱水,还是有水分过多的情形。若有脱水,测其渗透压、尿比重,找出发生高血钠的真正原因。目前为止,无法去测尿的渗透压,用尿比重来做依据。

高血钠的诊断流程:

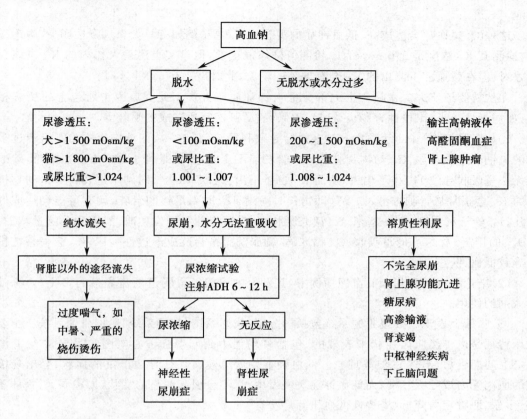

3.5.2　钾

K^+是细胞内液中最主要的溶质,机体内约 95% 的 K^+ 存在细胞内,它所提供的渗透压可以维持细胞内的水平衡,K^+ 的缺乏会造成应激细胞膜的功能改变,如心脏、中枢神经系统,肾脏负责 K^+ 的排泄,所以肾脏功能的正常运作可防止高血钾的发生。

1. 低血钾

在临床上检测出 K^+ 低于 3.5 mmol/L,称为"低血钾"。一般常见的原因有:胃肠道疾病所造成的低血钾(如呕吐、腹泻)、利尿剂所造成的低血钾(如给予呋塞米)、动物长时间没有进食(如猫的厌食症)、肝脏有问题所造成的呕吐等。

(1)发生原因

①稀释性低血钾。如一直为患病动物进行输液治疗时,若这液体中不含有 K^+(如 5% NaCl),再加上患病动物没有进食,会造成稀释性的低血钾。

②代谢性或呼吸性碱血症。动物发生碱血症时,机体为保持血液 pH 正常,于是存在细胞内的 H^+ 就会跑到细胞外中和这碱血症。由于细胞内 H^+ 的释出,为了达到细胞内电位的平衡,细胞外的 K^+ 就会进入细胞内,所以在碱血症的情况下,就会造成低血钾症。反之,动物发生酸血症时,细胞外的 H^+ 进入细胞内,K^+ 就会被释放出来而造成高血钾症。常见的原因有: A. 呕吐,呕吐时会把胃酸吐掉而造成碱血症;B. 给予碳酸氢钠;C. 给予利尿药物,过度的利

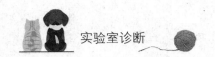

尿会把 H^+ 排掉而造成碱血症；D. 给予皮质固醇类药物，由于动物呼吸过快，而造成呼吸性碱血症。

这种酸、碱血症会造成高、低血钾症的观念相当重要，例如有只犬患病毒性肠炎，腹泻很严重，检测其 K^+ 浓度是 3.6 mmol/L，检测值好像很正常，但事实上患病犬体内的 K^+ 应该会更低才对，但在酸血症下测出的 K^+ 会有偏高的现象，此时需要补充 K^+ 才对。

③从胃肠道流失。在临床上大部分低血钾症属于此类。此类原因中所包含的疾病相当多，如病毒性肠炎、出血性胃肠炎（HE）、胃肠炎、肝脏疾病所造成的呕吐等。

④从肾脏流失。A. 动物食入过多盐会导致利尿，使得 K^+ 从尿液中流失；B. 给予过多的碳酸氢钠会造成利尿；C. 动物肾脏的肾小管功能不全时，特别是肾小管在有酸血症时，碳酸氢根无法重吸收导致 H^+ 排不出去，从而 K^+ 也排不出去；D. 动物长时间未进食：平时，动物机体内的 K^+ 会正常从肾脏排出，如果这动物长时间没有摄取到足够的营养，就有可能会造成低血钾症；E. 给予利尿剂，如呋塞米；F. 肾上腺肿瘤：当肾上腺肿瘤发生时，醛固酮分泌量增加，增加 K^+ 的排出，及 Na^+ 的重吸收；G. 糖尿病：糖尿病患畜会造成渗透性利尿，K^+ 会一直被排出而导致低血钾。

（2）结论 在所有临床低血钾病例中，其发生的原因以胃肠道的流失最为多见，再有就是利尿剂的使用。

（3）临床上表现 被侵犯的系统包括内分泌/代谢系统、神经系统、肌肉骨骼系统。主要的临床特征是以神经肌肉症状来表现的，包括衰弱无力到麻痹症。心电图常见异常有 T 波变平，ST 间期延长，出现 U 波等现象。低血钾症发展迅速时往往导致严重的症状，会出现极严重的肌肉无力或呼吸衰竭；而低血钾症缓慢发生时，不会引起明显的症状，如虚弱无力、体重减轻、多尿、肌腱反射降低、姿势性低血压等症状。

2. 高血钾

动物血中 K^+ 浓度为 7.0～7.5 mmol/L 及以上时，称为"高血钾症"，但在临床上一般 K^+ 浓度超过 5 mmol/L 就被认定为高血钾症（正常犬、猫血浆中 K^+ 的浓度为 3.5～5.8 mmol/L）。绝大部分在临床上碰到的高血钾症都会与泌尿系统疾病有关，如尿道结石、无尿或少尿性急性肾衰竭、输尿管阻塞、水肾等。其他的病因还包括：因为组织大量坏死而使得 K^+ 从这些坏死的组织细胞中释放出来（如动脉血栓症缓解后的再灌流症候群）、不当的过量补充 K^+ 等。

（1）发生原因

①原发性急性肾衰竭（无尿或少尿）。此时 K^+ 会无法从肾脏排出。

②无法正常排尿。如尿道结石。动物无法正常排尿超过 24 h 时，K^+ 开始上升。

③爱迪生氏病。造成 K^+ 无法充分排出，所以此时 Na^+ 会变得很低、K^+ 会变得很高。

④过量补充氯化钾。在进行 KCl 补充时，若没有对 K^+ 进行监测而补充过量，造成高血钾症。

⑤代谢或呼吸性酸中毒。机体为中和酸血症，H^+ 会转移到细胞内，K^+ 从细胞内释放出来而造成高血钾症。

（2）结论

①在临床上动物若发生低血钾症，它不会很快死亡，只会看到它很虚弱、肌肉无力的样子。但若是发生高血钾症时，就必须特别注意，因为高血钾症会造成动物的心跳变慢、心输出量

减少,此动物会很快死亡。所以在临床上,若是碰到高血钾症的病例,就必须特别注意这个问题。

②在治疗高血钾症病例时,治疗原则有:

A. 若这病例属于很轻微的高血钾症,尤其又是有代谢性酸血症时,此时建议只打碳酸氢钠(NaHCO$_3$)即可。

B. 若这病例是很严重的高血钾症(K$^+$>7 meq/L),此时动物的心跳速率就会变慢,所以在这种情况下一定要先注射10%的葡萄糖酸钙。

C. 若此动物患有高血钾症,同时又有合并肝脏疾病时,建议使用常规胰岛素加上葡萄糖,剂量:每1 IU胰岛素添加50%葡萄糖1 mL,加上3 mL生理盐水稀释,静脉注射。

3.5.3 氯(Cl$^-$)

Cl$^-$是细胞外液(ECF)中主要的溶质之一,通常Cl$^-$都会伴随Na$^+$,所以在输液的调整上并不需要针对Cl$^-$做调整,而是以Na$^+$为准。Cl$^-$在肾小管处会与HCO$_3^-$竞争,与Na$^+$结合而被重吸收。

1. 高血氯

(1)发生原因 发生高血氯在临床上绝大部分是属于正常阴离子间隙代谢性酸血症。

①患病动物肾脏功能不良,同时给予大剂量的氯化铵时,如猫患下泌尿道综合征(FUS)时,给予氯化铵,由于该猫肾功能不良,抑制氯排出,造成高血氯。

②慢性肾盂肾炎。

③动物脱水时,或是给予过量的盐(NaCl)。

④充血性心力衰竭或肝硬化,动物发生充血性心力衰竭或肝硬化时,造成肾素-血管紧张素-醛固酮系统(RAAS)的活化,钠和氯的重吸收增强,造成高血氯。

⑤动物发生过度换气时,如中暑病例,CO$_2$大量排出,而正常状况下体内的CO$_2$会形成HCO$_3^-$ + H$^+$,当CO$_2$过度被排出时,体内的CO$_2$减少,HCO$_3^-$的形成变少,体内的阴离子主要是HCO$_3^-$及Cl$^-$,所以当HCO$_3^-$变少时,为达到平衡,Cl$^-$会变多而形成高血氯症。事实上在这种情况下也会出现高血钠症。

(2)临床症状 动物患高血氯症时,表现喜饮、尿量增多、食欲减退、体重减轻。此时若伴随K$^+$的流失,这时动物会出现肌肉软弱无力的症状,也可能会造成代谢性酸血症。如果高血氯的情形一直持续下去,最后就会造成动物肾脏的衰竭。

2. 低血氯

(1)发生原因

①呕吐、腹泻结果把氯过度地排出。

②肾脏功能不良。此时肾脏对Na$^+$、Cl$^-$无法重吸收,若无适当盐补充,就会造成低血氯症。

③给予过多的利尿剂。给予过多的利尿剂(如呋塞米)使氯过多地排出。

④丙酮酸血症。糖尿病所引起的丙酮酸血症,会引起高阴离子间隙的代谢性酸血症。

⑤肾上腺皮质功能低下(爱迪生氏病)。会造成对Na$^+$、Cl$^-$无法重吸收,K$^+$无法排出。

⑥动物的呼吸发生衰竭。如中毒、麻醉过度等会造成CO$_2$在身体内堆积,导致HCO$_3^-$增加,Cl$^-$减少。

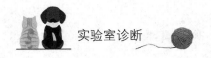

3.5.4 钙

体内99%钙存在于骨骼中,剩余的大多数存在于细胞内,血液中仅存在0.1%,钙离子与神经肌肉活性、心律、心脏收缩、细胞膜功能及凝血作用相关。临床上血清生化仪检测的总钙,包含结合钙(大部分与白蛋白结合)占40%、无机钙化物占8%及钙离子占52%(真正具有生理活性),所以总钙不能代表体内真实的钙活性,必须用血气分析仪测定离子钙浓度。

1. 低血钙

发生原因　临床上会造成低血钙症的原因很多,常见比例顺序如下。

(1)低白蛋白血症　血钙绝大部分与白蛋白结合,动物失血过多、肝脏疾病、肾脏疾病、胃肠道疾病时,造成白蛋白过低,检测血钙也会特别低。因为钙与白蛋白结合,动物有低白蛋白血症发生时,血钙偏低。这种低血钙,事实上对离子钙是无影响的,临床也不表现任何症状,无须在意,但在临床上以这种原因所造成的低血钙最为常见。

(2)慢性肾衰竭　动物肾脏发生问题时,不论是急性或慢性,只要造成排尿减少时就会造成磷的大量堆积。磷堆积在体内会与钙结合,造成机体各组织的钙化,此时该动物摄取钙不足,加上体内的钙又一直在消耗,最后造成动物的低血钙。另外,肠道对钙的吸收需肾脏所制造分泌的维生素D_3达成,在慢性肾脏疾病初期的确可能会因此而导致低血钙,进而刺激甲状旁腺分泌甲状旁腺素来提升血钙浓度,时间久了可导致不可逆的甲状旁腺功能亢进,所以很多慢性肾脏疾病会在末期因甲状旁腺功能亢进而导致高血钙。

(3)泌乳热(产后缺钙)　钙的不平衡。

(4)急性肾衰竭　同慢性肾衰竭。

(5)急性胰腺炎　动物发生急性胰腺炎时,胰腺周围的脂肪组织会因胰酶外漏而导致坏死,从而造成脂肪组织的皂化作用,大量的血钙被用于皂化作用导致低血钙。

(6)软组织创伤　当机体的软组织发生创伤时,组织也会产生钙化现象,此时若没有及时补充钙就会产生低血钙。

(7)甲状旁腺功能低下　甲状旁腺所分泌的甲状旁腺素本身就有提升血钙的作用,当甲状旁腺功能低下时可造成低血钙。

(8)肠道的吸收不良　动物长期发生腹泻时,肠道就会无法吸收到足够的钙,时间一久也会造成动物低血钙,而且此吸收作用是需要具活性的维生素D_3(钙三醇)才能完成的,而具活性的维生素D_3(钙三醇)则是经由肾脏制造分泌的。

(9)防冻液中毒　动物发生防冻液中毒时,血液中的钙、磷就会沉积在肾脏内,而造成肾脏在皮质、髓质间的钙化,造成低血钙。

(10)使用磷酸盐灌肠　动物使用磷酸盐来灌肠时,部分的磷会经大肠而被吸收,引起磷堆积,这些磷就会与钙结合在一起而造成组织的钙化,一段时间之后就会造成低血钙。

(11)静脉注射磷酸盐　这与使用磷酸盐来灌肠相同。

(12)输液过多　输液过多,且液体中不含钙时,造成血钙稀释而低血钙。

(13)维生素D的摄入不足　维生素D缺乏时,胃肠道无法吸收钙而发生低血钙。犬的皮肤可在紫外线照射充足下自行合成维生素D,但猫不行,必须完全依赖食物摄取,但这些维生素D都是不具活性的,必须经由肝脏合成钙二醇,再经由肾脏合成最具活性的维生素

D(钙三醇)。

（14）输液中或验血时试管内含有 EDTA EDTA 会螯合钙，因此导致低血钙。

（15）输血 若在输血袋中含有枸橼酸钠抗凝剂时，输血动物的血钙降低。

（16）肿瘤 如软骨肿瘤，这种肿瘤的最大特征就是骨生长的速度会远大于骨侵蚀的速度，会有大量的钙沉积在骨骼上面，如此钙就会被大量地使用掉而造成低血钙。

（17）低血镁症 当镁太低时，钙也会跟着减少。低血镁的动物也会有低血钙发生。

（18）检验错误

2. 高血钙

高血钙发生原因如下。

（1）正在生长发育的动物 正在生长发育的动物，尤其是大型犬，由于动物正处在成长状态，此时若去验血就会发现这动物会有高血磷、高血钙的现象。

（2）肿瘤 此原因在临床上最为常见，当发现动物有高血钙时，首要怀疑的原因就是肿瘤。这些肿瘤有些会造成假性甲状旁腺功能的亢进，促使机体从组织中提取钙，造成高血钙症。会造成假性甲状旁腺功能亢进的肿瘤有：①淋巴肉瘤；②腺瘤，如肛门腺癌、乳腺癌。其他不会有假性甲状旁腺功能亢进但同样会造成高血钙的肿瘤有：①肺癌；②原发性骨癌或转移性骨癌。

（3）肾上腺皮质功能低下（爱迪生氏病） 动物的肾上腺皮质功能不足时，糖皮质激素的分泌就会有所不足。而这种糖皮质类固醇具有促进机体排除钙的功能，从而造成高血钙症。

（4）原发性肾衰竭 不论是急性或慢性的肾脏衰竭，如果肾衰竭造成大量利尿状态，发生大量的磷排出体外，而造成钙的残留，形成高血钙。

（5）败血性（感染性）骨髓炎 不论是细菌性或真菌性骨髓炎，都会造成机体的骨侵蚀作用，从而造成高血钙。

（6）维生素 D 过多 维生素 D 过多时，机体对钙、磷的吸收量增加，引成高血钙。

（7）原发性甲状旁腺功能亢进 特别是在甲状旁腺的肿瘤病例上更明显。

（8）脓血症 动物发生脓血症时，白蛋白、球蛋白都会升高，由于白蛋白会与钙结合，所以在血检时就会出现高血钙的现象。但这种因为脓血症所造成的高血钙现象在临床上是没有意义的。

（9）废用性的骨质疏松症 最常见的病例是"萎缩性骨折"。如骨折的动物，经外科手术（骨钉）后，骨未完全愈合，X 线片呈现骨的断端有骨溶解，这种情况下验血发现高血钙。

（10）体温过低 动物的体温严重过低时，血液中的钙就会因此而变得很高，而血磷变低。至于为何会有此现象的发生，到目前为止原因还不明。

（11）继发性甲状旁腺功能亢进 最常见于猫慢性肾脏疾病末期。

（12）检验错误

3.5.5 磷酸盐

磷是机体必需的矿物质营养素，由于磷在自然界分布甚广，因此一般情况很少发生缺乏，肉类食物中含有丰富的磷，所以越高蛋白的食物中，磷的含量越高。磷的主要功能有构成细胞的结构物质、调节生物活性与参与能量代谢等，缺磷会造成生长迟缓、增加细胞钾及镁离子的流失而影响细胞功能,严重低血磷会造成溶血、呼吸衰竭、神经症状、低血钾及低血镁。在肾脏疾病时,因为磷酸根无法顺利从尿液中排出体外,所以会造成高血磷,高血磷的最大危害是影响与钙相关的激素调节,或并发低血钙现象,而低血钙易造成神经兴奋增加、痉挛、癫痫等现象。高血磷也可能并发高血钙,当血磷数值乘以血钙数值大于60时就容易导致软组织异常钙化,如心肌、横纹肌、血管、肾脏等,其中以肾脏最容易受到损害,因而更进一步造成肾脏功能的损害及病变,使肾脏疾病更加恶化,所以在肾脏疾病的治疗控制上,高血磷的控制就显得非常重要。一般会采用胃乳液(氢氧化铝)、碳酸钙、碳酸镧等作为磷离子结合剂来降低肠道从食物中吸收过多的磷,也必须减少经由食物摄入过多的磷,所以一般建议选择采用低蛋白低磷的肾脏处方食品。

1. 高血磷

高血磷的发生原因有如下几个方面。

(1)年轻正在生长发育的动物　常会有高血钙、高血磷的情形发生。

(2)肾脏衰竭　不管是急性或是慢性的肾衰竭,只要其制造尿液量有减少时,就很容易的形成高血磷。在临床上绝大部分发生高血磷的病例,原因都与尿液生成量太少有关。

(3)组织的大量坏死　当机体组织发生大量坏死时(如车祸的犬会有大量的肌肉发生坏死),大量的磷就会从这些坏死的细胞中释放出来,而造成高血磷症。

(4)骨头正在愈合中　骨头正在愈合时,机体会有较强的蚀骨作用,而这种蚀骨作用会导致大量的磷进入血液。

(5)甲状旁腺功能低下　甲状旁腺功能过低时,钙就会无法被重吸收,钙显得太低,相对此时磷就显得太高。

(6)维生素 D 中毒　最常见的病例就是动物吃了过多的钙粉,而一般的钙粉内添加维生素 D,所以就会造成钙、磷大量的从胃肠道吸收,而造成高血磷。

(7)使用磷酸盐灌肠　使用磷酸盐来灌肠,磷被肠管吸收,造成高血磷。

(8)静脉注射含有磷酸盐的注射液。

(9)血液透析　动物在血液透析时,很容易造成血细胞的破裂,细胞的磷溢出。

(10)实验室的误差

2. 低血磷

在临床上,犬的血磷值＜2.2 mg/dL(正常值 2.5～6.8 mg/dL)时,猫＜2.6 mg/dL(正常值 3.1～7.5 mg/dL)时,称为低血磷症。

低血磷的发生原因有如下几个方面。

(1)不明原因的低血磷。

(2)血中的磷进入细胞内　动物在静脉输注葡萄糖、或注射胰岛素、或有碱血症、或在组织受伤后正在修复的阶段等,此时血液中的磷会进入细胞内,造成低血磷。

(3)糖尿病　在临床上以糖尿病所引起的低血磷最为常见,也最为重要。因糖尿病会造成渗透性的利尿,因此会把大量的磷排出。当糖尿病造成低血磷时,动物的死亡率变得比较高。所以需特别注意其低血磷的状况。动物的血磷降到很低时,这动物就会很容易出血,比如较为常见的症状就是血尿的发生。

(4)泌乳热(产后缺钙)　由于钙的吸收不足,也有可能钙和磷同时吸收不足,造成低血磷。

(5)甲状旁腺功能亢进　不管是甲状旁腺肿瘤所引起的甲状旁腺功能亢进,还是因为机体其他部位肿瘤所引起的假性甲状旁腺功能亢进等,这些原因都会造成高血钙的发生。而血钙与磷结合而造成机体的钙化,此时如果磷补充不足时,就有可能会造成低血磷发生。

　　(6)长时间饥饿　动物有长时间饥饿时,由于摄入不足的磷,造成低血磷。

　　(7)长期服用胃乳　氢氧化铝可结合食物中的磷。

　　(8)营养不良　维生素 D 不足、日晒不足,就会造成钙、磷的摄取吸收不足,而造成低血磷。

　　(9)肾脏肾小管发生问题时　可能会发生大量利尿时多量的磷被排出,而造成低血磷。

　　(10)注射 TPN(全静脉营养)时　注射 TPN 时会造成渗透性利尿,造成大量的磷被排出。

　　(11)严重的体温过低　严重的体温过低会造成动物高血钙的情形,所以相对地就会造成低血磷。

　　(12)腹膜透析　进行腹膜透析时,可能会造成红细胞破裂,此时细胞内的磷就会被释放出来,当这些磷被机体大量排出,从而造成低血磷。

　　(13)再喂食症候群　常见于猫脂肪肝治疗后开始进食时,此时血中的磷、钾、镁浓度都偏低,而当猫开始重新进食后,这 3 种电解质就会开始从血液中往细胞内移动,所以若没有预防监测,可能就会导致严重的低血磷、低血钾、极低血镁。

　　(14)检验时的误差

任务 3.6　酸　碱　平　衡

　　体液必须维持在固定的酸碱值才能确保机体正常运作,机体的很多代谢都会产生酸,例如蛋白质及磷脂的代谢会产生 H^+,而碳水化合物及脂肪的代谢则产生 CO_2,所以机体必须有精密的酸碱平衡系统。如何将代谢所产生的源源不绝的酸排出体外,并将碱时时地回收,就是机体运作上的一大课题。

3.6.1　血液发生酸碱不平衡时,细胞内、外离子的变化

　　在正常的情况下,血液的 pH 为 7.35～7.45,当机体发生酸血症时,细胞外液(ECF)的 H^+ 会增加,为达平衡,这些 H^+ 就会进入细胞内,把 K^+ 置换出细胞。所以当机体有酸血症发生时,测其 K^+ 会发现钾离子升高。例如,一只患呕吐、腹泻很严重的动物,有酸血症的现象,所测到的钾离子仍为正常的,这并不表示这动物的钾离子是正常的,因为要知道在酸血症的情况下,所测到的钾离子应该会较高,如果仍为正常或较低,则表明该动物的血钾浓度会比测量值更低。

　　动物发生碱血症时,细胞外的 H^+ 就会变得较少,细胞内的 H^+ 溢出,为达到平衡,细胞外的 K^+ 就会进入细胞内,所以在碱血症下,所测的 K^+ 会比较低。

3.6.2　酸碱不平衡的代偿机制

　　动物的机体发生酸碱不平衡时,机体为校正这种酸碱不平衡,就会通过两大系统做适当的调节。

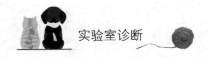

1. 呼吸系统

以呼吸的功能来改变血液的酸碱值。在这方面主要是指呼出二氧化碳（CO_2）的功能。动物大量呼出二氧化碳时，血液碱性增强。

机制：$CO_2 + H_2O \rightleftharpoons H_2CO_3 \rightleftharpoons H^+ + HCO_3^-$

肺过度换气来降低 H^+ 浓度，换气不足来升高 H^+ 浓度；肾脏肾小管排掉或重吸收 H^+ 或 HCO_3^-。

酸碱不平衡的代偿机制：

$$CO_2 + H_2O \rightleftharpoons H_2CO_3$$
$$H_2CO_3 \longrightarrow H^+ + HCO_3^-$$

当 CO_2 在体内大量堆积时，H^+ 就会较多，血液的 pH 降低，酸性增强。相反，当 CO_2 被大量呼出后，机体血液 pH 升高，碱性增强。

例如，一只患有病毒性肠炎的犬，腹泻不止，甚至把一些肠内容物也排了出来，最后发生代谢性酸血症。这时机体为代偿这种酸血症，就会增加 CO_2 的呼出，在临床上该犬的呼吸会变得比较快，如此可减少机体酸的蓄积。

例如，一只犬因肝脏有问题或胃有幽门狭窄等问题，在临床上会发现病畜一直呕吐，甚至把胃酸也都吐了出来，就可能形成了代谢性碱血症。此时机体为代偿这种碱血症，呼吸的速度会减慢下来，而使 CO_2 能累积在体内，来平衡机体内碱的蓄积。

2. 代谢系统

代谢系统的作用最重要的地方是在肾脏的肾小管，尤其近曲小管。因为在近曲小管有个很重要的功能就是可以把 HCO_3^- 重吸收回来，且可把 H^+ 排出去。如果肾脏对 HCO_3^- 的重吸收增加，HCO_3^-（碱）就会在机体里面被保存下来，这样就不会发生代谢性酸血症。如果肾脏对 H^+ 的排出增加，机体就可以多排出一些酸（H^+），如此血液就会变得碱性高。而这些改变，主要是因为肾脏的近曲小管会针对体内血液酸碱值的改变而做出调节。

3. 补充

在这两大系统中，动物血液 pH 一发生改变时，首先发生作用的就是呼吸系统的调节。这种调节大约可在血液 pH 发生改变后的 30 min 内就会产生，而在代谢系统方面，则需约 12 h 后会引起作用。

3.6.3 代谢性（呼吸性）酸中毒及代谢性（呼吸性）碱中毒的区分

1. 血液气体分析

临床上动物发生血液酸碱不平衡时，就应该要进行血液气体分析，从血液气体分析中可以得到下面几个很重要的数据。

（1）血液的 pH 在理论上正常的血液 pH 在 7.35～7.45 之间，但是在临床上正常血液的 pH 大都设在 7.4 左右，动物血液 pH＞7.4 时，就代表发生碱血症。

（2）pCO_2（CO_2 的分压） 正常约为 40 mmHg。

（3）HCO_3^- 正常值为 24 mEq/L。

（4）碱贮（BE）（碱不足或过多） BE＝[HCO_3^-]测量值－[HCO_3^-]正常值。

如：①血中的[HCO_3^-]为14，则 BE＝14－24（正常值）＝－10，表示碱量减少 10 mEq/L，所以有酸血症的情形。

②血中的[HCO_3^-]为35，则 BE＝35－24（正常值）＝11，表示碱过多 11 mEq/L，所以有碱血症的情形。

2. 如何区分

由血液气体分析中，大部分可以将不正常的酸碱血液区分为下列 4 种情况：

（1）血液酸碱不平衡的区分 ①代谢性酸中毒；②代谢性碱中毒；③呼吸性酸中毒；④呼吸性碱中毒。

（2）区别方法 ①先看 pH 呈酸性还是碱性。例如正常 pH 为 7.35～7.45。若 pH＜7.35则称为酸血症；若 pH＞7.45 则称为碱血症。而这种酸（碱）血症有可能是呼吸性的，也有可能是代谢性的，所以还要进一步评估。②要评估 pCO_2 不正常的绝对值与 HCO_3^- 不正常的绝对值，这点相当重要，因为 CO_2 的堆积或排出会与呼吸有关，会影响到血液的酸碱值，而 HCO_3^-的堆积或是排出则需经过肾脏近曲小管的调控，所以与代谢有关。如果 pCO_2 不正常的绝对值比 HCO_3^- 不正常的绝对值还要大，血液又呈现出酸性，此种现象就称为"呼吸性酸血症"。反之，若 HCO_3^- 不正常的绝对值比 pCO_2 不正常的绝对值来的大，血液也呈现出酸性时，此种现象我们就会称为"代谢性酸血症"。举例说明：

A. 例一 pH：7.2，pCO_2：83 mmHg，HCO_3^-：18 mEq/L

分析：

a. pH：7.2 所以是酸血症。

b. pCO_2 不正常的绝对值为：83－40（正常值）＝＋43（多 43，酸血）。

C. HCO_3^- 不正常的绝对值为：18－24（正常值）＝－6（少 6，酸血）。

d. 所以 pCO_2 不正常的绝对值比 HCO_3^- 不正常的绝对值还要大。

e. 由此可见此病例为呼吸性酸血症。

注意：此例子是一种假设状况，往往在临床上若有呼吸性酸血症时，则会有代谢性的代偿，也就是说 HCO_3^- 会变得比较高。比如此病例的 HCO_3^- 为 36，而 36－24＝12（多了 12），所以为碱血。所以在临床上绝大部分的病例都会有这种情形的发生，除非这犬并发肾病而没有了代谢性的代偿作用。在临床上所见到的这种病例应该会是"呼吸性酸血症有代谢性的代偿"。

B. 例二 pH：7.18，pCO_2：33 mmHg，HCO_3^-：12 mEq/L

分析：

a. pH：7.18 所以是酸血症。

b. pCO_2 不正常的绝对值为：33－40（正常值）＝－7（少于 7，碱血）。

c. HCO_3^- 不正常的绝对值为：12－24（正常值）＝－12（少于 12，酸血）。

d. 所以 HCO_3^- 不正常的绝对值比 pCO_2 不正常的绝对值大。

e. 由此可见此病例为"代谢性酸血症有呼吸性代偿。"

酸碱障碍评估分类参见表3-6。

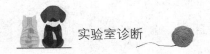

表 3-6 酸碱障碍评估分类

pH	$pCO_2/mmHg$	状态
>7.5	<30	急性肺泡性过度换气
7.4~7.5	<30	慢性肺泡性过度换气
7.3~7.4	<30	代偿性代谢性酸血症
<7.3	<30	部分代偿性代谢性酸血症
>7.5	35~45	代谢性碱血症
7.35~7.45	35~45	正常
<7.3	35~45	代谢性酸血症
>7.5	>50	部分性代偿性代谢性碱血症
7.3~7.5	>50	慢性换气衰竭
<7.3	>50	急性换气衰竭

3.6.4 代谢性酸中毒

1. 发生原因

在临床上代谢性酸中毒发生的原因,绝大部分属于下列两种情形:

(1)从胃肠道流失　机体内的碱从胃肠道流失了。

(2)肾脏有问题　当肾脏发生问题时,会有大量的 HCO_3^- 经肾脏而排出,或有 H^+ 的大量堆积。

2. 临床症状

动物发生代谢性酸中毒时,很快就会有呼吸上的代偿,pCO_2 就会变得比较低,所以在临床上可见到患病动物的呼吸会变得比较快,出现喘。但是如果这动物同时又发生严重的低血钾时或患有肺炎、心脏衰竭时,那么这种呼吸代偿作用就不会出现。所以在临床上发现患病动物有代谢性酸中毒,但又未出现呼吸性代偿时,此动物比较严重,可能会很快死掉。

3.6.5 代谢性碱中毒

代谢性碱中毒发生原因:

(1)当患病动物呕吐不止,且吐出大量的胃酸,此时会发生代谢性碱中毒。

(2)当患病动物发生肾上腺皮质功能亢进,它的呼吸就会变得很快(喘),造成呼吸性碱中毒,进而造成低血钾症,最后就会造成代谢性碱血症。

(3)给予太多 $NaHCO_3$ 时。

3.6.6 呼吸性酸中毒

发生呼吸性酸中毒最主要的原因是动物呼吸的衰竭,导致 CO_2 无法顺利排出去而堆积在体内,最后造成酸中毒。

3.6.7 呼吸性碱中毒

发生呼吸性碱中毒最主要的原因是动物的呼吸变得很急促,结果大量的 CO_2 被呼出。可造成动物呼吸变急促的原因有很多,如动物觉得不安、紧张、疼痛时或有肺炎、轻度的肺水肿、气管塌陷等病因发生时。

项目4

尿液检验

任务 4.1　尿液的采集

采集犬、猫尿液的方法有导尿、膀胱穿刺和自主排尿，其中导尿包括公猫导尿、母猫导尿、公犬导尿和母犬导尿。导尿易产生的并发症有对膀胱或尿道造成损伤或造成尿路感染。

尿检过程中，我们需要了解的部分包括：采集后尿样的保存、尿液的物理性质、化学性质、尿沉渣。

理想状态下，尿液应该在采集后 30 min 之内做完所有的检测项目。因为尿液在室温放置时间过久，常会出现以下变化：第一，细菌增殖；第二，细菌进一步将尿素分解，转化为氨，则使得 pH 上升；第三，细胞和管型裂解；第四，结晶析出。如果尿液不能立刻检测，则应该完全密封，并注入 1～2 滴患病动物的血清，放到冰箱里冷藏。即使这样也会出现一些问题，如冷藏可以使一些结晶析出，影响尿比重。因此，尿液在冷藏以前应尽量先把尿比重测完，并尽可能做到完全密封，以免细菌污染样品，水分蒸发，加速结晶的析出。有些结晶在冷藏析出后再回温，也不能被溶解。如果是要被送检的样品，可以使用苯酚与尿液 1∶9 混合，同时加入少量已经做好检测之后的福尔马林溶液作为防腐剂。注意，福尔马林溶液可以影响尿检的化学部分的检查。

1. 导尿需要准备的材料

导尿需要准备以下材料：无菌手套、润滑剂（利多卡因凝胶或红霉素软膏）、灭菌生理盐水、洗必泰、合适的猫用导尿管和犬用导尿管（如图 4-1 所示）、电剪、电灯、阴道开张器、灭菌纱布块、注射器、利多卡因注射液。

2. 导尿的步骤

（1）公猫导尿过程　①猫侧卧或者仰卧保定。②尿道周围剃毛，用洗必泰消毒剃毛区域，打湿周围多余的长毛。③将浸有消毒液的纱布块中间剪去一个洞，形成

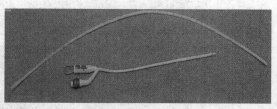
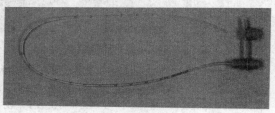

图 4-1　导尿管

一个"小型创巾",铺在尿道口。④提起阴茎往后拉,将包皮往头侧推,暴露阴茎,同时抓住阴茎。⑤使用洗必泰消毒阴茎头,再使用灭菌生理盐水清洗消毒液。⑥固定阴茎,尽量使阴茎处于水平位置。⑦用利多卡因凝胶或者红霉素软膏润滑导尿管头。⑧轻柔地将尿管的头部插入尿道口,继续前行插入膀胱内,注意不要过于粗暴,以免导致尿道错层。⑨如果遇到阻力,可以向导尿管内以加压脉冲的方式注入灭菌生理盐水(这会改变尿样的检测结果),如果实在不行,可以考虑注入少量的利多卡因注射液,以舒张血管和减少疼痛。⑩导尿成功后,取中段尿液做检验。

　　(2)公犬导尿过程　①犬侧卧或仰卧保定(如图4-2所示)。②测量导尿管插入的长度(如图4-3所示)。③尿道周围剃毛,消毒。用洗必泰消毒包皮腔,再使用灭菌生理盐水冲洗,洗净洗必泰。④将阴茎从基部推向头侧,同时将包皮推向尾侧露出阴茎,暴露阴茎,食指和拇指环扣阴茎并固定,洗必泰冲洗阴茎头,然后用生理盐水将洗必泰冲洗掉(如图4-4中1所示)。⑤用无菌利多卡因凝胶或红霉素软膏润滑导尿管(如图4-4中2所示)。⑥轻柔地将导尿管的头部插入尿道口,继续前行插入膀胱内,注意不要插得过深,如果遇到阻力,处理方法同公猫(如图4-4中3所示)。⑦取中段尿液进行尿液分析和培养(如图4-4中4所示)。

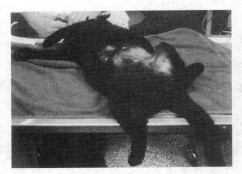

图4-2　公犬的保定　　　　　图4-3　根据犬的大小选择合适的导尿管

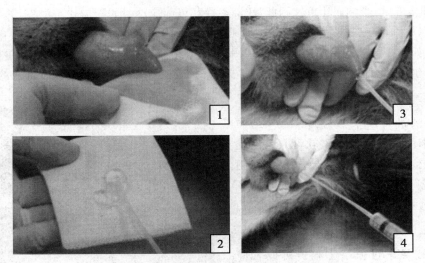

图4-4　公犬导尿过程

1.将阴茎从基部推向头侧,同时将包皮推向尾侧露出阴茎,暴露阴茎,食指和拇指环扣阴茎并固定,
洗必泰冲洗阴茎头,然后用生理盐水将洗必泰冲洗掉;2.用无菌利多卡因凝胶润滑导尿管;3.轻柔
地将导尿管的头部插入尿道口,继续前行插入膀胱内;4.用一次性注射器收集尿液

（3）母犬导尿过程 ①必要时使母犬保持镇静，母犬站立保定或俯卧使其后肢脱离桌子末端（如图4-5所示）。②阴道口附近剃毛，用洗必泰清洗外阴周围的皮肤及阴门，然后使用生理盐水将洗必泰冲洗掉（如图4-6中1所示）。③用灭菌生理盐水冲洗阴道前庭（如图4-6中2所示）。④使用阴道开张器和手电筒，暴露阴道结节和尿道口，阴道开张器通过阴唇后必须立刻靠向背侧，打开阴道开张器的双臂以扩张阴道腔（如图4-7所示）。⑤尿道口在阴道的腹侧壁（如图4-8所示）。⑥利多卡因凝胶或红霉素软膏润滑导尿管（如图4-9所示）。⑦轻柔地将导尿管头部插入尿道口，继续插入到膀胱内，避免插入过深（如图4-10所示）。

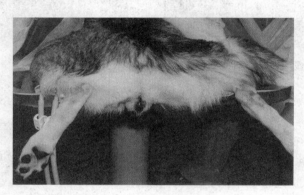

图 4-5　母犬的保定

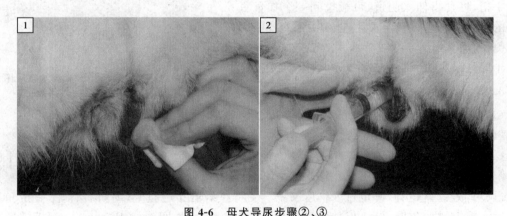

图 4-6　母犬导尿步骤②、③

1. 用洗必泰清洗外阴周围的皮肤及阴门；2. 用灭菌生理盐水冲洗阴道前庭

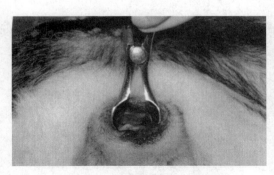

图 4-7　用开张器扩张阴道腔

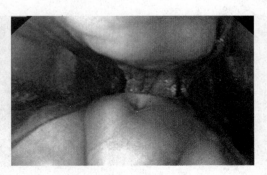

图 4-8　尿道口

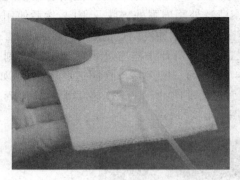

图 4-9　利多卡因凝胶润滑导尿管

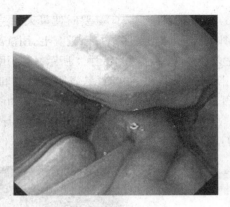

图 4-10　插入导尿管

（4）指触蛮插法（如图 4-11 所示）　大型母犬，通常可在指触引导下将导尿管插入尿道。①如有需要，将犬镇定，站立或俯卧保定。阴道周围剃毛。②洗必泰冲洗外阴周围的皮肤和阴门，然后使用灭菌生理盐水将洗必泰冲洗掉。③使用灭菌生理盐水冲洗阴道前庭。④带灭菌手套，利多卡因凝胶或者红霉素软膏润滑手指，将食指伸入阴道，可触摸到一个如黄豆粒大小的阴蒂窝。⑤润滑导尿管，进入阴道。⑥沿阴蒂窝腹侧壁，用食指引导导尿管插入。⑦有尿液从导尿管流出即导尿成功。⑧采 5～10 mL 中段尿液镜检。

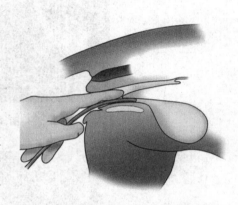

图 4-11　母犬导尿指触蛮插法直观图

3. 膀胱穿刺

（1）准备物品　以猫为例。5 mL 的一次性注射器、酒精、碘伏、干棉球、电剪、镊子。

（2）步骤　①触摸膀胱确定其大小及位置（如图 4-12 所示）。也可借助超声扫描仪平描腹部，找到膀胱。②动物仰卧保定。穿刺部位剃毛，触摸膀胱具体位置，使用酒精、碘伏消毒皮肤表面。③固定膀胱位置，避免过度挤压膀胱。④将注射器穿透腹壁，朝向后背，呈一定角度刺入膀胱。当膀胱收缩时，针头保持在膀胱内，将尿液抽出（如图 4-13 所示）。⑤用干棉球按压针头，拔出注射器的同时避免污染样品。⑥轻微按压膀胱，将样品注入离心管。

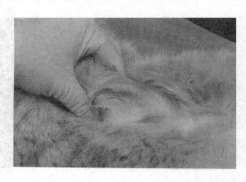

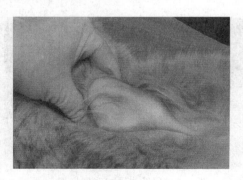

图 4-12　触摸膀胱确定其大小及位置

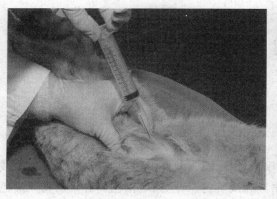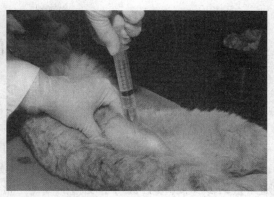

图 4-13　穿刺并采集猫的尿液

（3）犬的膀胱穿刺　如图 4-14 至图 4-17 所示。

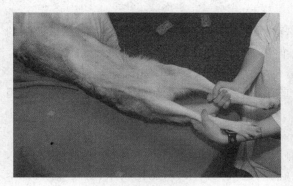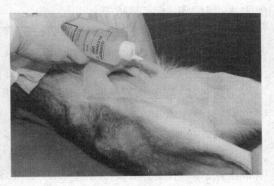

图 4-14　犬的保定　　　　　　　　　　　图 4-15　穿刺部位消毒

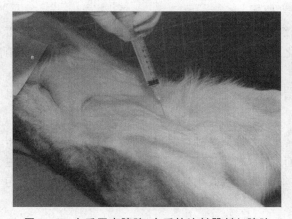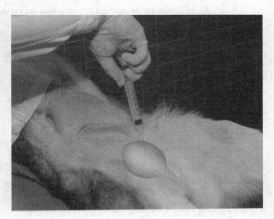

图 4-16　左手固定膀胱，右手持注射器刺入膀胱　　　图 4-17　收集尿液

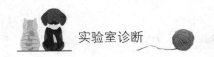

任务 4.2 尿液的外观及理化检验

4.2.1 尿液的外观检查

1. 颜色

（1）正常尿液 在正常情况下，尿液因含有尿色素、尿胆素及卟啉等而变黄色，其具体深浅随尿量的多少而异，且常与密度相平行。正常尿液为淡黄色、黄色到琥珀色。健康动物尿颜色因种类、饲料、饮水及免疫状况而不同。

（2）病理性或非正常尿液 病理性或非正常尿液常有以下情况。

①无色到淡黄色尿：尿稀、比重低和多尿，见于肾病末期过量饮水、尿崩症、肾上腺皮质功能亢进、糖尿病、子宫蓄脓等。

②深黄色尿：尿少、浓而比重高，见于急性肾炎、饮水少、脱水和热性病的浓缩尿，以及阿的平尿（在酸化尿中）、呋喃唑酮尿、非那西丁尿、维生素 B_2 尿等。

③蓝色尿：见于新亚甲蓝尿、靛卡红和靛蓝色尿、尿蓝母尿、假单胞菌感染等。

④绿色尿（蓝色与黄色混合）：见于新亚甲蓝尿、碘二噻扎宁尿、靛蓝色尿、伊万斯蓝尿、胆绿色素尿、维生素 B_2 尿、麝香草酚尿。

⑤橘黄色尿：见于尿中过量尿胆素、胆红素、荧光素钠。

⑥红色、粉红色、棕红色、橘红色尿：见于血尿、血红蛋白尿、肌红蛋白尿（棕红色）、卟啉尿、刚果红尿、苯磺酞尿、新百浪多息尿、华法林尿（橘黄色）、大黄尿、四氯化碳尿、吩噻嗪尿、二苯基海因尿、四环素（橙色）等。

⑦棕色尿：见于正铁血红蛋白尿、黑色素尿、呋喃唑酮尿、非那西丁尿、萘尿、磺胺尿、铋尿、汞尿等。

⑧棕黄色或棕绿色尿：见于肝病时的胆色素原尿。

⑨棕色到黑色尿（在明亮处看呈棕色或棕红色）：见于黑色素尿、正铁血红蛋白尿、肌红蛋白尿、胆色素尿、麝香草酚尿、酚混合物尿（消化或分解的蛋白）、呋喃妥因尿、非那西丁尿、亚硝酸盐尿、含氯烃尿、尿黑酸尿。

⑩乳白色尿：见于乳糜尿、脓尿和磷酸盐结晶尿。

2. 透明度

犬、猫正常的新鲜尿液应该是透明澄清的。当化验员拿到样品时，可以将样品放在一张印有字的纸张上，透过尿液，能清楚地看到纸上面的字，则为清亮的。影响尿液透明度的物质主要是尿液里的结晶、细胞、管型、黏液丝、脂滴、细菌等。所以当尿液长时间放置时，易被细菌污染，也会影响尿液的透明度。

（1）正常尿液 新鲜尿液呈澄清或透明，见于正常的尿液。透明度用混浊度表示，分为澄清透明、轻微混浊、混浊（云雾状）和明显混浊（絮状）。

（2）云雾状 云雾状尿液不都是病理性的。许多尿样品存放的时间长了，就变成了云雾状，其原因可用显微镜检查尿沉渣寻找。通常有以下情况。

①上皮细胞的大量存在。

②血液和血红蛋白的存在,使尿呈红色到棕色或烟色。血红蛋白尿常呈红色到棕色,但仍透明。

③白细胞大量存在,使尿液呈乳状、黏稠,有时尿混浊为脓尿。

④细菌大量存在,使尿液呈现均匀云雾状混浊,但混浊不能澄清或过滤清。

⑤黏液和结晶。A. 碳酸钙。存放一段时间的尿,尿液混浊。B. 无定形的尿酸。酸性尿长期存放或温度较低,有晶体析出而产生,呈白色或粉红色云状。C. 无定形的磷酸盐。在碱性尿中呈白云状。

3. 气味

正常的犬、猫尿液都具有特定的味道,尤其是公猫,尿液中氨的味道较重。临床上,气味的诊断意义并不特别显著。当犬、猫受到葡萄球菌或变形杆菌感染引起膀胱炎时,尿液会有很严重的氨味。当妊娠、糖尿病的犬、猫出现酮中毒时,尿液会带有烂水果味或者甜味。

4.2.2　尿液的物理学检查

1. 尿量

正常情况下,犬、猫每天的排尿量是每千克体重 20～40 mL。犬、猫每天的尿量大于40 mL/kg 属于多尿。尿的次数多并不意味着尿量多,犬、猫尿量的多少主要受液体的摄入量、丢失量、周围环境的湿度、温度、运动的强度、个体体型等因素影响。一般多尿见于糖尿病、尿崩症、子宫蓄脓等。少尿是指每天排出的尿量少于 20 mL/kg,常见于急性肾炎、休克、脱水、心脏病、发热等。无尿是指没有尿液排出,常见于尿闭,膀胱破裂,肾衰的无尿期。

2. 尿比重测定方法

(1)折射仪检测法　折射仪检测法使用的仪器为尿比重仪(如图 4-18 所示)。

①取到样品后,尿样清亮时可直接观看,尿样混浊时,须离心观看。打开盖板,在棱镜上滴入少量的样品液(能盖住棱镜),要求液层均匀,充满视野,无气泡。②将折射仪置于光源通过目镜。③直接从右侧的刻度上读取比重,左边读取血清蛋白的测量结果,比重结果取至蓝色与白色的界面刻度,其他两个刻度代表的是折射率和血清蛋白。④打开盖板,用干布或湿布或医用纱布擦去棱镜上的样品液。⑤保留小数点后三位小数,如正常犬尿比重 1.025(1.015～1.045),正常猫尿比重 1.045(1.035～1.060)。

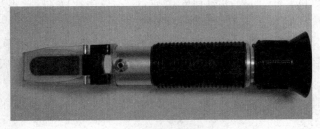

图 4-18　尿比重仪

(2)试纸条法　使用尿检 10 项试纸条进行监测。

①先开机预热,当机器界面出现"放试纸条"时,将试纸条浸入已经充分搅拌的新鲜尿液中,并取出。②将试纸条靠在容器的边缘,沥去多余的尿液,放置在机器反应板上,按确定键。③结果出来后自动打印,用酒精棉球擦干反应板。

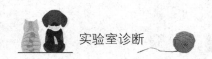

注意,正常情况下,犬、猫的尿比重是以折射仪的数值为主,试纸上的比重并不准确。当尿液比较清亮,或者轻微混浊时,可以不通过离心直接上比重仪读数;当尿液混浊时,则需要离心,取上清液再读数。因为当尿液比较混浊时,里面的不溶物质直接影响折射,导致读数的界面不够清晰,影响判读。离心后的上清液并不会导致尿比重降低。

尿比重的判读还受尿液中的蛋白和葡萄糖影响。当尿液中蛋白升高 1 g/dL 时,尿比重会升高 0.003～0.005;当葡萄糖升高 1 g/dL 时,尿比重会升高 0.004～0.005。所以,当我们在比重仪上读取尿比重时,必须同时注意尿蛋白和尿葡萄糖的数值,并进行人为校正。校正的方法是:

校正后的尿比重 = 折射仪上的尿比重 −(折射仪上尿蛋白数值×0.003 到 0.005 之间的任意数 + 尿葡萄糖数值×0.004 到 0.005 之间的任意数)

需要注意的是,当尿蛋白大于 1 g/dL 或者尿葡萄糖＞1 g/dL 时需要计算,并在结果中注明是校正后的结果。

影响尿比重结果判读的人为因素主要有以下几方面:①判读的仪器,比如使用的是试纸条还是比重仪。②判读方式,比如在判读时混浊的尿液是否离心。③判读的时间,比如采完尿液后是否及时判读。④采样的方法,比如采样时是膀胱穿刺,还是导尿,导尿时是否使用生理盐水加压冲洗尿道。⑤动物是否喝水,如喝水较多的动物,尿比重相对要降低。注意,晨尿浓缩程度最好,判读值最能提供动物的水和状态、肾脏浓缩或者稀释能力等功能的信息。

3. 尿比重的诊断意义

(1)尿比重减小的原因　尿比重减少的原因分为暂时非病理性的和病理性的两类。

①暂时非病理性的。A. 饮用大量的水、利尿、输液。幼年动物因肾脏尿浓缩能力差,尿比重低。B. 注射皮质类固醇和促肾上腺皮质激素。C. 发情以后或注射雌激素。

②病理性的。病理性原因主要可分为以下情况。

A. 肾病后期,肾脏实质损伤超过 2/3,肾无力浓缩尿,尿比重一般为 1.003～1.015。a. 尿比重固定在 1.010～1.012,且和血浆透析液有相同的分子浓度,是由于肾完全丧失稀释或浓缩尿的功能。b. 浓缩实验能区别比重降低是由于增加了饮水量或是尿崩症。

B. 急性肾炎(严重的或后期的)、严重肾淀粉样变性、肾皮质萎缩、慢性泛发性肾盂肾炎。

C. 尿崩症。尿比重 1.002～1.006,这是由于从垂体后叶得不到抗利尿素。a. 给 0.5～1.0 mL 垂体后叶注射液,立即制止了渴和多尿。限制饮水 12 h,尿量减少,比重上升,但达不到尿比重的参考值范围。b. 如果动物有尿崩症,输入林格氏液后,将出现血浆高渗而尿低渗现象。给健康动物输入林格氏液后,血浆和尿都等渗。

D. 肾性尿崩症。是肾小管先天性再吸收能力差引起的,抗利尿激素治疗无效。

E. 子宫蓄脓(由于过量饮水)、肾上腺皮质功能亢进、水肿液的迅速吸收、长期血钙过多或血钾过低、泛发性肝病。

(2)尿比重增加的原因　尿比重增加的原因常常是尿量少,但患糖尿病时尿量多,比重仍然高。

①生理性的。见于减少水的饮用、周围环境温度高、过量喘气。

②病理性的。A. 任何原因的脱水,如腹泻、呕吐、出血、出汗和利尿,休克等。B. 由于心脏病的循环机能障碍性水肿。C. 烧伤渗出和热症、肾上腺皮质机能降低。D. 急性肾炎初期,但在后期或严重时,比重可能降低。E. 原发性肾性糖尿和糖尿病。F. 任何疾病,尿中存在异常固体时,如蛋白质、葡萄糖、炎症渗出。

4.2.3　尿液的化学检查

尿液的化学检查包括尿液酸碱度(pH)、尿蛋白质、尿蛋白肌酐比值(UPC)、葡萄糖、酮体、胆红素、尿胆原和尿胆素、潜血、亚硝酸盐、尿白细胞等。

1. pH

尿液中的 pH 主要反映的是尿液中氢离子的浓度。犬、猫正常的尿液 pH 是 5.5~7.5。饮食习惯对健康动物的尿液 pH 起着决定性的影响,酸性尿液常见于肉食和高蛋白食物,碱性尿液常见于植物性的食物,而杂食动物尿液的酸碱性则见于其两者摄入量的比例。同时,肾脏也会起到一定的调节作用。肾脏通过改变尿液的酸碱度而平衡食物代谢之后的酸碱度。在检查 pH 时,必须采用新鲜的尿液。如果样品敞开放置在室温下,CO_2 会丢失,从而使 pH 升高。同时,导致 pH 降低的因素主要有发热、高蛋白或者肉食食物、酸中毒、剧烈运动、饥饿、使用某些药物等。导致 pH 升高的因素主要有植物性的食物、兴奋、应激、碱中毒、尿道被尿素霉菌感染、药物的使用、尿闭等。过酸或过碱的尿液都会使结晶析出。常规实验室检测尿液 pH 常使用尿检试纸或者酸度计。

(1)酸性尿　①见于肉食动物的正常尿、吃奶的仔犬、猫,饲喂过量的蛋白质、热症、饥饿(分解代谢体蛋白)、延长肌肉活动。②酸中毒(代谢性的和呼吸性的),见于严重腹泻、糖尿病(酮酸)、任何原因的原发性肾衰竭和尿毒症。严重呕吐有时可引起反酸尿。③给以酸性盐类,如酸性磷酸钠、氯化铵、氯化钠和氯化钙,以及口服蛋氨酸和胱氨酸,口服利尿药呋塞米(速尿)。

(2)碱性尿　①见于正常草食动物的尿(如果含有高蛋白质植物性食物时,尿液呈酸性),病理性碱性尿液主要见于膀胱炎和膀胱麻痹造成的尿潴留(尿素分解成氨)。②碱中毒(代谢性的或呼吸性的)、呕吐、膀胱炎、尿道感染(产生尿素酶)。③给以碱性药物治疗,如碳酸氢钠、柠檬酸钠和柠檬酸钾、乳酸钠、硝酸钾、乙酰唑胺和氯噻嗪(利尿药物)。④尿保存在室温时间过久,由于尿素分解成氨变成碱性。

2. 尿蛋白

正常的动物,进入肾小球被过滤的蛋白流经肾小管时绝大部分会被肾小管重吸收,所以,在健康的动物进行膀胱穿刺、导尿时通常会没有或出现微量的蛋白质。膀胱穿刺引起出血或者自主排尿,膀胱挤压导致尿液流经尿道而受污染时,尿液里也还会有微量的蛋白质。判读尿蛋白时,还应同时考虑尿液的采集方法,是否存在出血、炎症、尿比重、尿液生成率。例如,尿比重为 1.010 时尿蛋白为 1＋的尿蛋白含量要较尿比重为 1.035 时尿蛋白为 1＋的高。

尿蛋白的主要来源有血清、肾小管、下泌尿道、生殖道。正常情况下,能通过肾小球被过滤的蛋白质分子量应该<6 000。其中,血清中主要含有白蛋白、球蛋白、血红蛋白,肾小管、下泌尿道、生殖道主要含有黏蛋白、免疫球蛋白和酶分泌物。尿中各蛋白及其分子量大小参见表 4-1。

表 4-1　尿中各类蛋白及其分子量大小

各类蛋白	分子量	各类蛋白	分子量
胰岛素	6 000	白蛋白	69 000
肌红蛋白	17 000	免疫球蛋白 G	160 000
轻链免疫球蛋白	22 000	免疫球蛋白 A	300 000
淀粉酶	50 000	免疫球蛋白 M	900 000
血红蛋白	64 500		

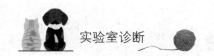

常规的化验室检测尿蛋白的方法主要有试纸条法和磺基水杨酸法,此外还有尿液和血清蛋白的电泳图像。其中,试纸条法检测的主要是白蛋白,对球蛋白不敏感。当白蛋白浓度低于 30 mg/dL 时,试纸条是无法检测到的,且在碱性的尿液中可能会呈假阳性。试纸条检测法常受饮食、泌尿道感染、水潴留等因素影响。磺基水杨酸法则是通过测定酸性沉淀量来评估尿液的蛋白质水平,与蛋白质含量成正比。这种方法对白蛋白和球蛋白都比较敏感,尤其是在碱性尿液中,还可以检测本周蛋白。

(1)生理性蛋白尿　生理性蛋白尿一般为暂时的,常由于肾毛细血管充血而引起。①过量肌肉活动,吃过量蛋白质,母畜发情等;②发热或受寒、精神紧张;③初生幼畜(出生后几天内)。

(2)病理性蛋白尿　病理性蛋白尿又为肾前性、肾性和肾后性三类。

①肾前性:非肾疾患引起。A. Bence-jones 蛋白(蛋白为氢链免疫球蛋白),见于多发性骨髓瘤(浆细胞骨髓瘤)、巨球蛋白血症、恶性肿瘤。在 pH = 5 条件下,将尿加热至 50~60 ℃,蛋白质沉淀,加热至 80 ℃时又溶解。B. 血红蛋白尿,肌红蛋白尿,充血性心脏病,病变蛋白尿,犊牛、羔羊等吃初乳太多。

②肾性:引起肾性蛋白尿的原因包括:肾小球通透性增加(见于发热、心脏病、中枢神经系统疾病和休克等);由于肾小管疾患,损伤了其再吸收功能;肾源性的血液或渗出液。

蛋白尿的程度不能完全反映肾脏疾病的原因和严重性,应注意区别下列情况。

A. 明显蛋白尿:严重的蛋白尿而无血尿,常为肾的原因,尤其是肾小球。a. 任何原因的明显血尿,如肾的新生瘤,尿中可出现红细胞、白细胞,有时有瘤细胞。肾损伤。b. 急性肾炎、肾小球肾炎、肾病(尤其是重金属汞、砷、卡那霉素、多黏霉素和磺胺等化学毒物引起)、肾淀粉样变、免疫复合物性肾小球肾病。

B. 中等程度蛋白尿:见于肾盂肾炎、多囊肾(微量蛋白尿到中等程度蛋白尿)。

C. 微量蛋白尿:见于慢性泛发性肾炎、肾病末期,一般表现阴性到中等程度蛋白尿。

③肾后性(伪性或事故性):尿离开肾后,如输尿管、膀胱、尿道、阴道等,由于血液或渗出物引起的蛋白尿。

A. 任何原因的明显血尿,产生中等程度到明显的蛋白尿,常见于不适当的导尿。

B. 炎症渗出物,产生微量到中等程度的蛋白尿,见于肾盂肾炎、输尿管炎、膀胱炎、尿道炎、尿石症、生殖道肿瘤。

C. 非泌尿系统引起的蛋白尿。a. 来自生殖道的血液和渗出物,见于包皮和阴道分泌物、前列腺炎;b. 多种原因引起的被动慢性肾充血,见于心脏机能不足、腹水或肿瘤(腹腔压力增加)、细菌性心内膜炎、犬恶丝虫、微丝蚴、肝脏疾病、热性病反应。

3. 尿蛋白/肌酐比值(UPC)

尿蛋白/肌酐比值用于确定尿液中的大量蛋白质。检测方法是将样品离心,取上清液,检测上清液的肌酐及蛋白质含量。这个数值不受尿液浓度及尿量的影响,可以很准确地评估尿比重低的动物尿蛋白的丢失量。UPC 可以检测早期肾脏衰竭,可以很好地检测肾脏疾病的发展过程。但是,应确定尿蛋白来源于肾脏,排除来源于肾前性、肾后性和一过性。

非氮质血症的犬、猫 UPC 参考值参见表 4-2。

表4-2　非氮质血症的犬、猫 UPC 参考值

参考值/(g/L)	<0.5	0.5~0.99	1.0~1.99	>2.0
意义	−	±	尿蛋白	显著蛋白尿
处理	正常	监控	调查原因	干预治疗

UPC 的结果及意义参见表4-3。

表4-3　UPC 的结果及意义

结果	意义
UPC<0.6	肾小球滤过率很好
UPC = 1	蛋白质每天丢失 1 g
UPC>1	肾小球滤过作用有问题,存在病变,每天丢失的蛋白质量>30 mg/kg,超过了 24 h 尿蛋白的最低值
3<UPC<5	蛋白质每天流失可能不是来源于肾小球,可能存在酮尿、血尿、血红素尿、脓尿、尿路感染的表现,同时含有血液的蛋白质成分
5<UPC<10	对大多数病例而言,预后不良
UPC>10	除非肾脏移植,否则必死

备注:血尿及尿路感染除外。

引起尿蛋白升高的原因主要有生理性的和病理性的。生理性的因素主要有剧烈运动。体位变化、冷暖刺激、情绪激动等因素导致肾小球内皮细胞收缩或充血,使肾小球通透性增加。病理性的原因主要有:肾前性,多发于骨髓瘤,血红蛋白尿,肌红蛋白尿;肾性,常见于急性肾小球肾炎、肾病综合征(肾盂肾炎、肾小球萎缩、间质性肾炎),尿蛋白显著,但尿沉渣结果可能正常,显著的低白蛋白血症和高球蛋白血症。

蛋白尿的鉴别诊断参见表4-4。

表4-4　蛋白尿的鉴别诊断

疾病	机制	尿蛋白程度
肾小球疾病		
肾小球肾炎	肾小球毛细血管网有免疫复合物沉淀	轻度到中度
淀粉样变	肾小球淀粉样物质沉积	明显
肾小球疾病	肾小球毛细血管遗传缺陷	轻度到中度
肾小管疾病		
间质性肾炎	远端小管	轻度
药物中毒	远端小管	轻度到中度
肾小管疾病	远端小管遗传缺陷	轻度

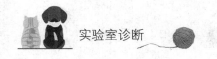

4. 尿葡萄糖

尿糖指尿液中的葡萄糖。葡萄糖在肾小球部分被滤过之后,在肾小管部分被重吸收。因此,尿糖的含量取决于血糖的浓度、肾小球的滤过率和肾小管的重吸收率。正常的动物不会出现糖尿,除非血糖浓度超过肾阈值,犬的肾阈值为 170~180 mg/dL,当超过这个浓度时,肾小球滤过作用大于重吸收作用,便会出现糖尿。

葡萄糖的检测是通过酶反应来测量的,对温度非常敏感。有些葡萄糖反应试纸在尿比重偏低(<1.005)的情况下或者在有效期之外活性会降低,服用抗坏血酸药物(维生素 C)之后会出现假阴性,被清洁剂污染的尿样则可能会出现假阳性。

(1)高血糖性糖尿　高血糖性糖尿常出现在以下情况。

①多数动物血糖高于 180 mg/dL,牛高于 100 mg/dL 时,就出现糖尿。

②糖尿病。由于缺乏胰岛素,引起了高血糖和酮血症。

③急性胰腺坏死,引起了胰岛素缺乏。

④肾上腺皮质功能亢进或注射肾上腺皮质激素,或应激,尤其是猫。

⑤垂体前叶功能亢进或损伤丘脑下部。

⑥脑内压增加,见于肿瘤、出血、骨折、脑炎、脑脓肿。

⑦甲状腺功能亢进。由于迅速从肠道吸收碳水化合物,从而导致糖尿。

⑧慢性肝脏疾病、高血糖素病、牛产后瘫痪等。

(2)正常血糖性糖尿　正常血糖性糖尿出现在以下情况。

①原发性肾性糖尿。由于进行性毁坏肾单位,不多见。

②先天性肾性疾病。

③急性肾衰竭,常由于肾小管损伤引起。

④范康尼综合征(也称氨基酸性糖尿),尿中也含葡萄糖。

(3)假阳性葡萄糖反应　当给病畜下列药物时,由于还原反应,可产生假阳性葡萄糖反应。

①抗生素,如链霉素、金霉素、四环素、氯霉素、青霉素、头孢菌素。

②乳糖、半乳糖、果糖、戊糖、麦芽糖或其他还原糖类。

③抗坏血酸(维生素 C)、吗啡、水杨酸盐(阿司匹林)、水合氯醛、根皮苷、类固醇等。

5. 酮体

酮体主要是由脂肪酸不完全代谢产生的,其中包括 β-羟丁酸(占总量的 78%),乙酰乙酸(占总量的 20%),丙酮(占总量的 2%)。正常的犬、猫血液中含有少量的酮体。当体内水合代谢发生改变,导致体内分解过量的脂肪以提供能量而未伴有水合代谢时,体内就产生了过量的酮体,随尿液排出,便出现尿酮。常见的引起尿酮的原因主要有:碳水化合物利用减少,如糖尿病;碳水化合物利用增多或者丢失增多,如哺乳期、妊娠期、肾性糖尿、发热;日粮中碳水化合物利用不足,如食用高蛋白、高脂肪的犬粮。

正常尿酮的检测是使用试纸条检测。但是检测方法只对乙酰乙酸敏感,对丙酮不敏感,无法检测 β-羟丁酸。所以,当检测尿酮时,尿酮为阳性,说明尿液里含有大量的酮体。

在糖尿病的病例中,通常在使用胰岛素之后,β-羟丁酸会转化为乙酰乙酸。胰岛素缺乏或者由于肾上腺素、胰高血糖素、可的松、生长素等激素之间的相互作用或者代谢性酸中毒,游离脂肪酸或者氨基酸等使得胰岛素抵抗,导致机体血糖升高;而血糖进入细胞出现障碍,血糖通过肾脏排出,形成葡萄糖渗透性利尿,加之胰岛素的缺乏,使得水丢失＞电解质丢失,细胞间渗透压升高,细胞脱水,继而出现低血压,组织灌注不足,流经肾脏时,出现肾前性氮血症。血糖进一步升高,形成恶性循环。而在这个过程中,机体无法利用血糖,肝脏代偿,利用脂肪,氧化脂肪酸以提供能量。脂肪不完全代谢,产生大量的酮体,形成酮血和酮尿。酮体具有毒性,可以引起中枢神经抑制和酸中毒。由酮体引起的血液酸中毒叫酮症酸中毒。

尿液中出现酮体,但是葡萄糖阴性,常见于以下情况:剧烈运动后,长期的饥饿,糖原的堆积,妊娠,碳水化合物摄入受限,发热,过量的雌激素,内分泌紊乱,肝脏受损,脱水,测量失误等。

6. 胆红素

尿液中常被检测到的胆色素主要有胆红素和尿胆原。

尿液中可以被检测到的胆红素只有可溶性的结合胆红素。非结合胆红素并不能通过肾小球毛细血管被过滤进入原尿。在正常的犬尿液中可见少量的胆红素,因为犬肾脏阈值很低,重吸收能力较差,肾小管上皮细胞能将间接胆红素转化为直接胆红素。在患肝脏疾病时,尿胆红素通常会较血液中胆红素或者黄疸先出现。而对于猫和人,则不应该出现胆红素。因为猫肾脏的阈值很高,重吸收能力是犬的 9 倍,当其尿液出现胆红素时,通常也会伴发着高胆红素血症。所以猫尿液中出现少量胆红素即为异常。尿液中胆红素升高常见于以下情况。

①溶血性黄疸(肝前性的):见于巴贝斯虫病、自体免疫性溶血等。间接胆红素不能从肾小球滤过,所以一般尿中没有胆红素。当肝脏损伤时,直接胆红素在血液中增多,尿中才出现胆红素。此外,患有糖尿病、猫传染性腹膜炎、猫白血病等时,尿中直接胆红素也增多。

②肝细胞疾病(肝性的):见于犬传染性肝炎、肝坏死、钩端螺旋体病、肝硬化、肝新生瘤、毒物(如犬磷和铊中毒)。

③胆管阻塞(肝后性的):见于结石、胆道瘤或寄生虫等。

实验室检测胆红素时,通常是使用试纸检测,部分胆红素很快就会降解成胆绿素和间接胆红素,故而试纸无法检测出来。而使用过维生素 C 的犬、猫尿液中的胆红素和一些试纸并不发生反应。

7. 尿胆原和尿胆素原

正常情况下尿胆原存在于尿液中。尿胆原主要是由于肠道中的细菌将胆红素转化为粪胆原和尿胆原,尿胆原通过肠道吸收,进入肝脏,经肾脏排泄氧化为尿胆素原。由于尿胆原具有不稳定性,所以其筛查的可靠性待定。

临床上,尿胆原升高常见于以下情况。

①肝炎和肝硬化。损伤的肝细胞不能有效地从门脉循环中移去尿胆素原而导致尿胆原升高。因影响因素较多,故此指标使用价值较小。

②溶血性黄疸。过多红细胞溶解,增加了胆红素,相对地也增加了尿胆素原。

③小肠内菌系和粪便通过时间。如便秘和肠阻塞,肠道再吸收尿胆素原增多。

尿胆原减少常见于以下情况。

①胆道阻塞。利用测尿胆素原可以鉴别堵塞性黄疸、肝性黄疸和溶血性黄疸。堵塞性黄疸时,尿中和粪中无尿胆素原,这时粪便呈黏土色,而正常粪便为棕色。

②减少红细胞的破坏,损伤了肠道的吸收,如腹泻。

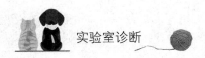

③抗生素,尤其是四环族等广谱抗生素,抑制了肠道细菌,妨碍了尿胆素原的形成。

④肾炎。肾炎后期,由于多尿稀释了尿胆素原。

8. 潜血

尿液中可以被发现的红细胞、血红蛋白、肌红蛋白均能与试纸发生反应,且三者可以同时发生。所以,在检查时应区分这三种红尿。

(1)血尿 常见于尿生殖道出血,如结石。此时肉眼能看到尿样呈红色,混浊,在离心后能沉淀到底端,显微镜镜检时能看到大量的红细胞或者皱缩型红细胞。每个显微镜高倍镜视野里,超过10个红细胞时,尿潜血检验才呈阳性。低于10个红细胞时,往往为阴性。血尿常发生于以下情况。

①母畜发情期或产后,由子宫或阴道分泌物加入。尿维生素C超过250 mg/L时,会抑制阳性反应或造成假阴性。

②急性肾炎、肾脓肿、肾盂肾炎、肾梗塞、肾被动性充血、肾病时红细胞明显变性。

③前列腺炎、输尿管炎、膀胱炎、尿道炎、尿道外伤、导尿引起。

④肾、膀胱和前列腺的新生瘤。

⑤尿道、膀胱或肾结石。

⑥严重传染病,如炭疽、钩端螺旋体病、犬传染性肝炎。

⑦寄生虫,如肾膨结线虫、犬恶丝虫、皱襞毛细线虫。

⑧化学制剂,见于铜或水银中毒,甜三叶草中毒,磺胺、苯、六甲烯四胺中毒。

⑨低血小板症、血友病、华法林中毒。

⑩急性赘生物性心内膜炎、犬的充血性心衰竭。

(2)血红蛋白尿 常见于溶血性疾病,如洋葱中毒,血红蛋白经过肾脏毛细血管被滤过或者红细胞在尿生殖道被裂解而形成。此时,肉眼看到的尿液为深棕色,离心之后,并不能看到明显的红细胞沉淀,上清液依然为红色。镜检时偶尔能看见影红细胞,常伴随着血液胆红素升高,甚至黄疸。血红蛋白尿常发生于以下情况。

①导尿损伤尿道、结石、外伤等。

②产后血红蛋白尿、杆菌血红蛋白尿(溶血梭菌引起)、产气荚膜梭菌A型引起血红蛋白尿、钩端螺旋体病、巴贝斯虫病。

③饲喂大量甜菜渣、磷缺乏症。

④新生幼畜溶血症、犬和猫的遗传性溶血、免疫介导性溶血、不相配的输血、紫癜病、蛇咬伤(溶血性蛇毒素引起)。

⑤化学溶血剂(磺胺、铜、水银、砷、钛)、光过敏、严重烧伤、吩噻嗪。

⑥溶血性植物,如金雀花、毛茛属植物、油菜、甘蓝、马铃薯、洋葱、大葱、旋花植物、秋水仙、橡树嫩枝、榛、霜打的萝卜和其他块根、水蜡树、女贞。

⑦引起溶血的药物。

(3)肌红蛋白尿 肌红蛋白主要来源于肌肉,常见于严重的肌肉损伤。肌红蛋白从肌细胞被释放入血,而后经肾脏排泄。此时肉眼看尿液颜色为深棕色甚至几乎黑色,与血红蛋白尿相似。实验室较难区分,应结合临床检查、病史及生化检查鉴别诊断。

9. 亚硝酸盐

正常的尿液中不含有亚硝酸盐,但尿道受到大肠杆菌和其他肠杆菌感染时,能将尿液中的硝酸盐还原成为亚硝酸盐。正常的犬、猫尿液中含有维生素 C,在试纸检测中常会出现假阴性。当试纸检测中出现阳性时,说明尿中的细菌含量在 10^5 个/mL 以上。

10. 尿白细胞

用试纸条法能检验尿中白细胞的含量,其级别分为 4 级:微量(15 个/μL)、小量(75 个/μL)、中量(125 个/μL)和大量(500 个/μL)。但尿比重高、尿高糖、高白蛋白、维生素 C、头孢霉素以及室温 20 ℃以下,均可造成尿白细胞数检验偏低或假阴性。

尿液的化验单填写参见表 4-5。

表 4-5　尿液的化验单填写

指标	描述方法
尿色	浅黄、深黄、棕褐、红、绿、橙
透明度	澄清透明、轻微混浊、混浊(云雾状)、明显混浊(絮状)
pH	试纸数值
比重	一般填写校正后的数值
潜血	试纸数值
蛋白	比重仪数值
葡萄糖	试纸数值
尿胆原	试纸数值
尿胆红素	试纸数值
酮体	试纸数值
亚硝酸盐	试纸数值
尿沉渣检验	将显微镜下看到的东西如实填写,并以 + 号表明数量

任务 4.3　尿液的显微镜检查

尿液的显微镜检查主要检查尿沉渣。尿沉渣检查在尿检中尤为重要,很多尿沉渣里面都代表着一定的意义。临床上,以 5 mL 的尿液为标准,离心后取沉淀物混匀,做悬滴样本直接镜检;然后再做一张染片,镜检。尿沉渣中,通常能看得到的内容物主要有:管型,结晶,细胞(鳞状上皮、变移上皮细胞、肾上皮、红细胞、白细胞),微生物(真菌、细菌),寄生虫,肿瘤细胞,其他成分(黏液线、精子、脂肪滴、杂质),等等。

4.3.1　尿沉渣样本的制备与镜检

1. 尿沉渣样本制备

(1)试剂　尿沉渣检查时,需要准备的试剂为 5%卢戈氏碘液(碘片 5 g、碘化钾 15 g、蒸馏水 100 mL)。

(2)制备样本　制备尿沉渣样本,要用新鲜尿液,以免管型和细胞成分破坏或消失。制作的方法通常采用离心沉淀法,在无离心机时也可静置使之自然沉淀。

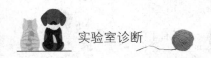

①离心沉淀法：将新鲜尿液充分混匀后，取5～10 mL置于沉淀管内，以1 000 r/min离心5～10 min；去除上清液，留0.5 mL尿液；摇动沉淀管，使沉淀物均匀地混悬于剩余的尿液中，吸取沉淀物制作样本。

②自然沉淀法：将被检尿液放置一定时间，牛和犬的尿液放置2～3 h，马的尿液放置2 h，待沉淀后，吸取沉淀物制作样本。

（3）制片　①悬滴样本：用吸管吸取沉淀物1滴，置于载玻片上，用玻棒轻轻涂布使其分散开来，滴加1滴5%卢戈氏碘液，加盖玻片，待检。②染色镜检：使用滴管吸取尿液，滴一滴在载玻片上，用盖玻片边缘与其呈30°角回拉与样品接触，当样品蔓延至整个盖玻片边缘时，匀速往前推出。风干染色，使用瑞吉氏染色。3 min后滤纸吸干，显微镜镜检。

（4）注意事项　①尿液在夏季放置时间长，易发酵分解，须加入少量麝香草酚等防腐剂；②在加盖玻片时，最好先将盖玻片的一边接触尿液，然后慢慢放平，以防产生气泡。

2. 尿沉渣样本镜检

镜检时，将聚光器降低，缩小光圈，使视野稍暗，以便观察无色而屈光力弱的成分（如透明管型等）；先用低倍镜观察样本整体情况，找出需要详细检查的区域后，换用高倍镜仔细辨认细胞成分和管型等。检查时，若遇到尿中有大量结晶遮盖视野而妨碍对其他物质的观察时，可微加温或加化学药品除去后再镜检。

3. 结果报告

细胞成分按各个高倍镜视野内最少至最多的数值报告，如白细胞4～8个/高倍视野；管型及其他结晶成分；按偶见、少量、中等量及多量报告。偶见是整个样本中仅见几个，少量是每个视野见到几个，中等量是每个视野数十个，多量是每个视野大量至布满视野。

4.3.2　尿液管型

管型来自尿液溶质浓度和酸度最高、流速最慢的肾脏远曲小管和集合管。在肾小管内，分泌的蛋白会在酸性环境中形成沉淀，形成与小管类似的管型。所有的管型形态均为圆柱状，具有平行的侧面，其宽度取决于形成管型的肾小管部位的大小，末端逐渐变细，呈不规则或者椭圆形，类似于铅笔头。正常情况下，每个低倍镜视野可以看到0～2个透明管型以及0～1个颗粒管型，但不应该出现细胞管型。注意，尿沉渣镜检时，没有发现管型时，并不能排除肾小管疾病的可能。根据管型的形态，将常见的管型分为：透明管型、颗粒管型、蜡样管型、红细胞管型、白细胞管型、肾小管上皮细胞管型、脂肪管型、混合管型。

1. 透明管型（如图4-19所示）

透明管型主要是由蛋白质凝固，有机圆柱物质组成。其呈无色透明，圆筒状，平行的侧面，末端为圆形，在悬滴样本中较难被发现，通常只有在弱光下才容易被观察到，染色相对容易被发现。透明管型通常病理意义有限，在多种环境下可暂时形成，如发热、剧烈运动、肾被动充血。其常见伴有显著的蛋白尿的肾小球疾病，如淀粉样变、肾小球肾炎；有时也见于肾小管疾病，因为疾病使得蛋白质的重吸收减少或者炎性蛋白进入原尿。

2. 颗粒管型（如图4-20所示）

颗粒管型是尿液中最常见的管型，是含有颗粒的透明管型。其主要是由于上皮细胞、红细胞、白细胞被嵌入管型后，变性形成颗粒。显微镜下常见管型表面散在大小不等的颗粒，不透明，短而粗,常断成节。颗粒管型增多常见于急慢性肾炎,相对于透明管型而言,提示着更严重的肾脏损伤。

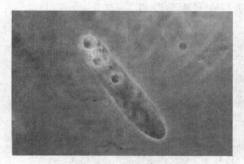

图4-19 透明管型

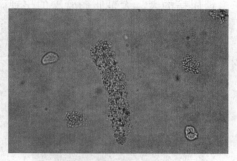

图4-20 颗粒管型

3. 蜡样管型(如图4-21所示)

蜡样管型是肾上皮淀粉样变的特征,常见于严重的急慢性肾小球肾炎,大量出现时,提示预后不良。其显微镜下常见形态与透明管型相似,呈无色或灰色,质地均匀,轮廓明显,具有毛玻璃样闪光,表面似蜡样。

4. 红细胞管型(如图4-22所示)

红细胞管型里面主要是红细胞。呈黄色至橙色,不一定可以见到红细胞膜,是众多管型中最为脆弱的管型。其在高强度训练或者急性肾小球肾炎、肾脏创伤之后会出现。正常犬、猫尿液中罕见红细胞管型。红细胞透明管型见于肾单位出血。

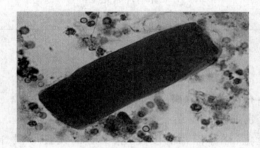

图4-21 蜡样管型

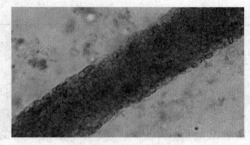

图4-22 红细胞管型

5. 白细胞管型(如图4-23所示)

白细胞管型里面主要是白细胞,以嗜中性粒细胞为主。如果嗜中性粒细胞没有发生退化时,比较好辨认,退化的白细胞与肾小管上皮较难区分。当出现肾盂急性或亚急性间质性肾炎、肾化脓、渗出性肾小球肾炎、肾小球炎症时,常出现此类型的管型。

6. 肾小管上皮细胞管型

肾小管上皮细胞管型由肾小管上皮嵌入透明管型而形成,管型里面主要是肾上皮。其常见于急性肾炎、肾小管上皮退化、间质性肾炎、肾脏粉样变性、肾病综合征、金属(汞、镉、铋等)及其他化学物质中毒。

7. 脂肪管型(如图4-24所示)

脂肪管型主要是由于肾脂肪变性形成,常见于肾的脂肪变性。显微镜下常见管型表面覆

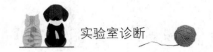

盖脂肪滴或脂肪酸结晶。这种管型常见于患肾脏疾病的猫,因为猫的肾实质内含有脂质。偶尔见于患糖尿病的犬。大量脂肪管型的出现,表明存在肾小管变性。

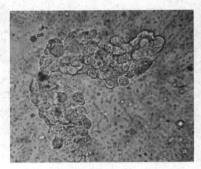

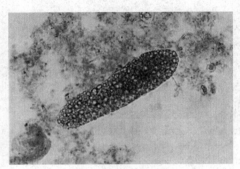

图 4-23 白细胞管型   图 4-24 脂肪管型

各个管型及其临床意义参见表 4-6。

表 4-6 各个管型及其临床意义

管型类型	临床意义
透明管型	蛋白尿
白细胞管型	肾小球炎症
红细胞管型	肾小球出血
颗粒管型	肾小管坏死
蜡样管型	慢性肾脏疾病

4.3.3 尿液结晶

肾功能正常时,可将一些代谢产物排入尿液,在尿液中析出,形成结晶。结晶尿在临床上不一定有意义,同时,引起结晶尿的因素在临床上也能引起尿结石。

影响结晶形成的因素主要有尿液酸碱度的变化、样品储存温度变化、平时的饮食习惯、内因诱发的疾病、年龄、品种、性别及细菌感染。需要注意的是,在犬的结晶尿里,磷酸铵镁结晶多半是由于葡萄球菌和变形杆菌等的产尿素酶菌感染。这种情况在猫就特别少见。样品低温储存时,会有结晶析出;当温度回升时,有些结晶可以溶解,但有些结晶则不再溶解。

通常通过显微镜观察结晶的形态特征来确定结晶的类型,但是最准确的方法是通过 X 线衍射或者结晶的化学成分分析来确定结晶。常见的结晶主要有磷酸铵镁、尿酸铵、胱氨酸、胆红素、草酸钙、无定形尿酸盐、尿酸、酪氨酸、碳酸钙等。

1. 磷酸铵镁结晶(如图 4-25 所示)

磷酸铵镁结晶又叫三磷酸盐或鸟粪石结晶。其主要成分是镁-铵-磷。磷酸铵镁结晶尿液 pH>7.0 时,最容易析出,pH>6.8 时,常出现;pH<6.6 时,大量溶解;pH<6.4 时,比较罕见。其阻 X 射线性强,显微镜下常见形似棺材盖样、边缘和末端逐渐变细的六至八面棱柱形,偶尔也能看见齿叶状。磷酸铵镁结晶多发于 1 岁以内的犬、猫,多与饮食有关,比如使用高蛋白含量的日粮,或者使用一些碱性的药物,肾小管功能紊乱的情况。其在犬尿液中出现时,多是由产尿素酶菌、葡萄球

菌、变形杆菌感染导致,但在猫尿液中与感染无关。母犬尿中结晶80%～90%是磷酸铵镁结晶。

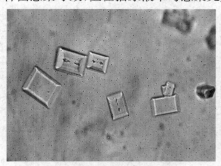

图4-25 磷酸铵镁结晶(通常无色)

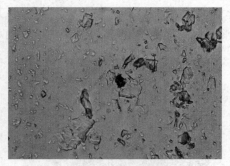

图4-26 无定形磷酸盐结晶

2. 无定形磷酸盐结晶(如图4-26所示)

在碱性尿液中出现,表现为形状不一的成堆颗粒状沉淀,形似散沙,无色。其在醋酸中溶解,加热不溶解。

3. 无定形尿酸盐结晶

此结晶常出现于酸性尿液中,形态与无定形磷酸铵镁结晶相似。

4. 尿酸铵结晶(如图4-27所示)

尿酸铵主要是由尿酸盐-氨组成,常见于酸性至中性的尿液中,阻X射线性较弱。其在显微镜下常见的结晶形似曼陀罗叶,呈棕色,为长而无规律突刺的圆形,突刺常断裂,呈放射状的细纹。尿酸铵结晶还多发于大麦町犬和英国斗牛犬,因为这种结晶由内源性或外源性的嘌呤核酸在体内代谢,形成尿酸,在肝脏的尿酸酶作用下形成尿囊素,随尿液排出。而这两种品种的犬体内缺少尿酸酶,故无法形成尿囊素。尿酸铵结晶的形成常伴随着尿路的产尿素酶菌的感染,此外,在肝功能不全、高蛋白饮食的时候也常出现。因为此时尿液中的尿酸和铵离子浓度增加。

5. 尿酸结晶

尿酸结晶形态多样,常为钻石样或菱形,棕色或者黄色,不常见于犬,大麦町犬或英国斗牛犬除外。

6. 草酸钙结晶(如图4-28所示)

草酸钙主要分为一水草酸钙(如图4-29所示)和二水草酸钙(如图4-30所示),常见于酸性至中性的尿液中,当pH＜6.5时,容易析出。其对X射线阻性较强。显微镜下,一水草酸钙

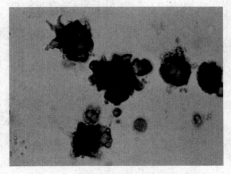

图4-27 尿酸铵结晶(呈深黄褐色)

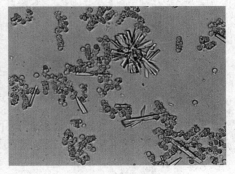

图4-28 草酸钙结晶

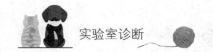

可呈小的哑铃状,也可以呈长的栅栏状;二水草酸钙呈四面锥形,背面呈"X"形交叉。草酸钙结晶常见于老年公犬,70%发生于8~12岁,因为睾酮可以刺激肝脏产生草酸盐。此外,肥胖动物、常食用高钙、高草酸盐或者患有高钙血症的动物也会多发。

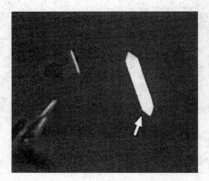

图4-29　一水草酸钙结晶

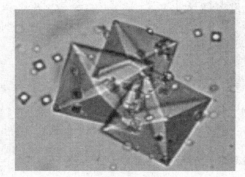

图4-30　二水草酸钙结晶(通常无色)

7. 碳酸钙结晶(如图4-31所示)

碳酸钙结晶主要是由碳酸钙-钙磷组成,在酸性尿液中容易形成,不常见。在显微镜下,碳酸钙结晶呈圆形,由中心向四周放射状,或是呈较大的颗粒团块状。此结晶临床上通常无意义。

8. 酪氨酸结晶

酪氨酸结晶会在酸性尿液中形成,显微镜下呈黑色、针状突起且折射较强,常见于小簇晶中,患严重肝病的犬、猫中会出现。

9. 胱氨酸结晶(如图4-32所示)

胱氨酸结晶在酸性尿液中形成,显微镜下呈六面体形,在肾小管功能异常时会出现,另外有结石可能。

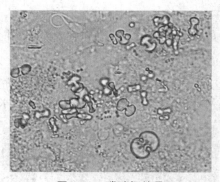

图4-31　碳酸钙结晶

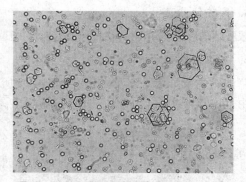

图4-32　胱氨酸结晶(呈亮黄色到淡黄色)

10. 亮氨酸结晶

亮氨酸结晶在酸性尿液中形成,显微镜下呈黄色或棕色的车轮状或针尖状,会在严重的肝病犬、猫中出现(如肝坏死、肝硬化)或急性磷中毒中出现。

11. 磺胺类结晶

在使用磺胺类的药物时较容易析出此类结晶,其在碱性的尿液中会溶解。此结晶在显微镜下为圆形,色深,独立结晶放射状。

12. 胆固醇结晶(如图 4-33 所示)

胆固醇结晶见于肾盂肾炎、膀胱炎、肾淀粉样变性、脓尿等。

13. 胆红素结晶(如图 4-34 所示)

胆红素结晶在酸性尿液中呈黄黑色或红色,形状针状、盘状或颗粒状,在碱性溶液中溶解。

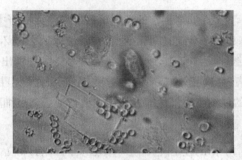

图 4-33　胆固醇结晶

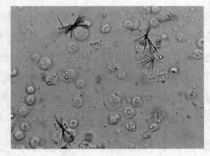

图 4-34　胆红素结晶

尿沉渣中的结晶体参见表 4-7。

表 4-7　尿沉渣中结晶体

结晶	尿反应	颜色	形状	溶解	不溶解
正常结晶:					
尿酸	酸性	黄色、暗红棕色	菱形或无规律盘形、棱柱形、蔷薇形、尖头的椭圆形	氢氧化钠	醋酸、盐酸,加热
无定形的尿酸盐	酸性	粉红、黄色	颗粒	加热、加碱	
草酸钙	酸性、中性或微碱性	无色	八面体或信封样(具有 2 条对角线的四方体)	盐酸	醋酸
马尿酸	酸性、中性或微碱性	无色	四棱柱形、棱形、盘形	氨水、酒精	醋酸
碳酸钙	碱性、中性	无色	圆形、有放射纹的圆形、哑铃形	醋酸	
磷酸铵镁	碱性、中性	无色	具有斜形端的棱柱形(棺材盖)羽毛状	醋酸	碱
无定形磷酸盐	碱性、中性	无色	成堆颗粒	醋酸	加热
尿酸铵	碱性、酸性	黄色、暗棕色	圆形上覆盖针状体、哑铃形、成束针状	醋酸	
磷酸钙	碱性	无色	三棱形或排成束状	稀盐酸	
异常结晶:					
胆红素	酸性	黄黑色或红色	针状、盘状或颗粒状	氢氧化钠	
亮氨酸	酸性	黄色或棕色	具有放射和浓的条纹圆形	氢氧化钠	盐酸、乙醚
酪氨酸	酸性	无色或黄色	中间细无规则的细针状束	氢氧化钠	
胱氨酸	酸性	无色或黄色	六棱盘状	氨	醋酸
胆固醇	酸性、中性	无色	缺角、似盘状薄片	氢氧化钠	

4.3.4　尿液细胞

在正常的尿沉渣里能见到少量的细胞,其中,不同细胞的出现,其临床意义各不相同。尿沉渣中主要的细胞类型有红细胞、白细胞、上皮细胞。上皮细胞包括鳞状上皮细胞、变移上皮细胞、肾上皮细胞。其中变移上皮又包括大圆上皮细胞和尾形上皮细胞。

1. 红细胞(如图 4-35、图 4-36 所示)

红细胞在新鲜的尿液中多呈金黄色的圆盘状,直径 7 μm,正常的情况下每个高倍镜视野中红细胞的数量应少于 2~3 个。红细胞在酸性尿液中形态和色泽会随时间而变淡,在碱性尿液中破坏会加快。样品放置时间过长,会使得红细胞水分渗出,形成皱缩型红细胞,或者血红蛋白等会慢慢溢出,形成细胞膜及影红细胞。在尿液里出现红细胞,说明尿路中出现感染或者结石导致损伤、出血。但是,母猫、母犬发情时,从生殖道流出血液,因而能看到大量的红细胞。染色时能够更加清楚地看到红细胞。

2. 白细胞(如图 4-36 所示)

白细胞在新鲜的尿液中常散在分布,直径 14 μm,呈白色圆形,细胞质内含有颗粒,颗粒感粗糙,不能清楚地看到细胞核形态。在正常的情况下,每个高倍镜视野应少于 1~2 个白细胞。白细胞大量出现时提示炎症,建议做细菌培养。显微镜下白细胞的形态改变主要包括细胞肿胀和退行性。细胞大小未见明显改变,但是内部结构模糊不清,边缘不正,聚集成堆。白细胞大量出现并伴随着大量的肾上皮细胞出现时,提示肾脏炎症;仅大量白细胞出现时,提示下泌尿道的炎症。白细胞在尿沉渣染色时较为明显。

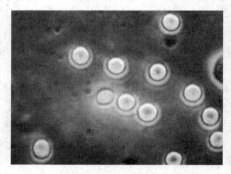

图 4-35　红细胞

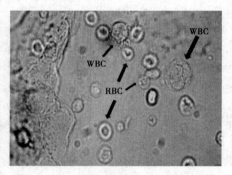

图 4-36　WBC 为白细胞;RBC 为红细胞

3. 上皮细胞

(1)鳞状上皮细胞(如图 4-37 所示)　鳞状上皮细胞源于远端尿道、阴道、外阴和包皮,膀胱穿刺的尿样不可见。鳞状上皮是尿液中最大的上皮,呈扁平状,边缘整齐,角化,有的可以看见小而明显的圆形或椭圆形核。其在正常的尿液中可以少量存在,当大量出现时,提示膀胱等远端尿道炎症,亦可见于犬前列腺鳞状化生。

(2)变移上皮细胞　变移上皮细胞主要是由大圆上皮细胞(如图 4-38 所示)和尾形上皮细胞(如图 4-39 所示)组成。源于输尿管、肾盂、肾小管(肾小管上皮细胞,如图 4-40 所示)和尿路近端(膀胱)、前列腺、精囊腺等。变移上皮细胞在正常情况下偶见,大量出现时,提示肾盂、输尿管、膀胱等近端尿道炎症。

①大圆上皮细胞(如图 4-38 所示)　大圆上皮细胞直径为白细胞的 2~4 倍,形态呈圆形,

可以清楚地见到细胞核,细胞质含有颗粒,较为粗糙。

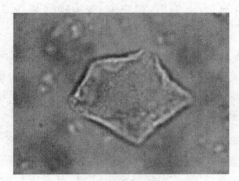

图 4-37　鳞状上皮细胞

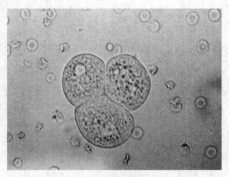

图 4-38　变移上皮细胞(大圆)

②尾形上皮细胞(如图 4-39 所示)　尾形上皮细胞形态不一,可呈梨形、梭形、带尾巴形、核椭圆或者卵圆形,细胞质中含有颗粒。

③肾上皮细胞(如图 4-40 所示)　肾上皮细胞来源于肾小管,较白细胞略大,呈圆形或多角形,含有大而圆的细胞核位于中央,核质比较大,细胞质含有颗粒。正常情况下,肾上皮细胞在尿沉渣检查时偶见,大量存在时提示肾实质的严重病变,常见肾小球肾炎或者中毒等原因引起的肾脏损坏。

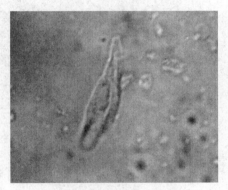

图 4-39　变移上皮细胞(尾形)

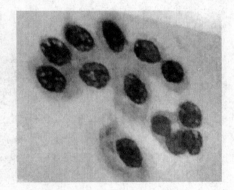

图 4-40　肾小管上皮细胞

尿中细胞及其临床意义参见表 4-8。

表 4-8　细胞的成分及其临床意义

细胞成分	临床意义
鳞状上皮	大量时提示膀胱炎
变移上皮	膀胱、输尿管、肾盂炎症时数量会增加,肿瘤时细胞不典型
肾上皮	常见于肾小球肾炎,大量存在时提示肾实质严重疾病
红细胞	膀胱炎、肿瘤、凝血障碍或者发情
白细胞	膀胱炎、肿瘤、肾盂肾炎

4.3.5　尿液微生物

正常的无菌导尿、膀胱穿刺获得的尿液、尿沉渣中不应含有微生物,但是放置时间过长也会导致细菌滋生。自主排尿时,尿液流经尿道或者使用非无菌的器具盛接尿液时会出现大量的微生物。所以,如果想要看是否存在感染或者是作为细菌培养、药敏实验的样品,最好的采样方法是膀胱穿刺。尿沉渣中常见的微生物主要有细菌、真菌、寄生虫、肿瘤细胞及其他。

1. 细菌

尿液、尿沉渣中常见的细菌主要有葡萄球菌和变形杆菌。在显微镜下,球菌呈圆形的小点,可运动;杆菌呈杆状,可折光,可运动。细菌在尿沉渣染色时能看得更加清楚。细菌在结果中可以通过 1～4 个"＋"或者满视野来计数。在显微镜下,只能分辨球菌或杆菌,具体是什么菌,还必须得进行细菌培养。这在尿沉渣中发现被白细胞吞噬菌尤为重要。

2. 真菌

尿道中常见的真菌主要有酵母菌、白色念珠菌、链格孢霉菌。酵母菌(如图 4-41 所示)较少出现,通常是被外生殖道感染,在尿液中容易与脂肪滴混淆。当酵母菌出芽时,呈双重折射性,此外在尿沉渣染色时能看得更清楚。链格孢霉菌(如图 4-41 所示)通常也是被外生殖道或者毛发污染导致的,在显微镜下呈黄色链格状。白色念珠菌通常是尿道的感染菌,呈白色佛珠状。尿液中感染的真菌通常呈丝状,有分枝,较少见,但一旦出现,提示病情十分严重。需要注意的是,在膀胱穿刺时,有可能会因为穿刺到直肠而导致直肠粪便里的微生物污染,从而导致结果判读错误。

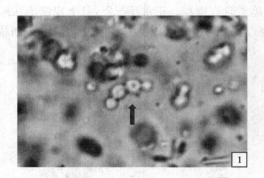
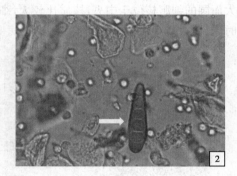

图 4-41　真菌
1. 酵母菌(箭头所指);2. 链格孢霉菌(箭头所指)

3. 寄生虫

在尿沉渣中,还能看见泌尿道寄生虫,但比较少见。常见的泌尿道寄生虫主要有犬、猫膀胱蠕虫,如狐膀胱毛细线虫(其虫卵如图 4-42 所示),犬肾脏蠕虫,如肾膨结线虫(其虫卵如图 4-43 所示)以及心丝虫的微丝蚴。

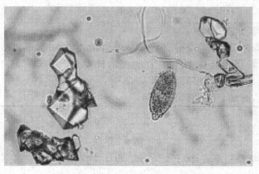
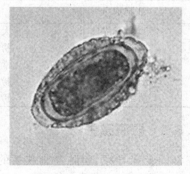

图 4-42　狐膀胱毛细线虫虫卵　　　　　图 4-43　肾膨结线虫虫卵

4. 肿瘤细胞（如图 4-44 所示）

当出现肾脏、膀胱、前列腺、尿道生殖道的肿瘤时，偶尔能在尿沉渣中看到这些脱落的肿瘤细胞，但这种可能性比较小。

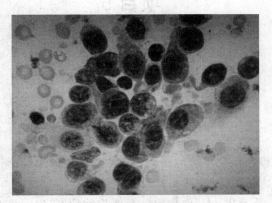

图 4-44　膀胱移行细胞癌

5. 其他成分

在尿沉渣中除了看到以上内容物之外，还能看到一些别的有形成分，有些通常不具有什么意义。其他成分主要有黏液丝、精子、脂肪滴。

（1）黏液丝　黏液丝如卷曲的丝带，与管型相似，但是较管型边缘不清晰。出现黏液丝，表明尿道受到刺激或者受生殖道分泌物的污染。在常年使用尿管、背尿袋的动物尿液中常见。

（2）精子（如图 4-45 所示）　在雄性动物或者刚被交配完的雌性动物尿沉渣中可以发现精子，且容易辨认，一般没有什么临床意义。但是大量精子的出现可以导致尿蛋白假阳性。

（3）脂肪滴（如图 4-45 所示）　脂肪滴在显微镜下呈大小不定的球形小体，浅绿色或者无色，折射性强，区别红细胞或酵母菌。脂肪滴通过染色很好区别。大量出现脂肪滴时，可能是导尿管上的润滑剂。在有些肥胖、甲减、糖尿病、高脂蛋白饮食的动物中也会出现大量脂肪滴，称为脂尿。

（4）杂质（如图 4-45 所示）　杂质是在采样、放置的过程中，样品直接被人为污染。常见的污染物主要有气泡、脂肪滴、毛发、棉纤维、粉尘、花粉颗粒（如图 4-45、图 4-46 所示）、细菌、真菌、肠道污染物等。

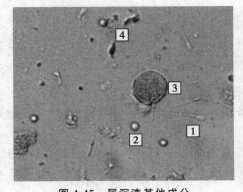

图 4-45　尿沉渣其他成分

1. 精子；2. 脂肪滴；3. 花粉颗粒；4. 杂质

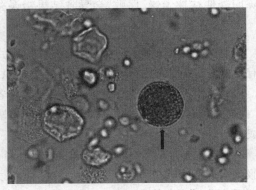

图 4-46　花粉颗粒（箭头所指）

项目 5

粪便检验

粪便检验主要用于诊断消化系统的疾病。正常粪便主要由经消化道消化后未被吸收的食物残渣、消化道分泌物、大量微生物、无机盐及水组成。

粪便样本要求新鲜,不要混入其他物质。粪便检验应在 30 min 内完成,否则样本中的消化酶等因素,会使粪便中的细胞等成分破坏分解。

粪便样本检验多直接通过显微镜镜检,具体方法主要有沉淀法、漂浮法和直接涂片法。其中沉淀法是针对被检粪便中怀疑含有比重较大的虫卵(如吸虫卵);漂浮法则是针对比重较小的虫卵(如大多数线虫卵、绦虫卵)。

粪便检验的目的有以下几点:

(1)了解消化道有无炎症、出血、寄生虫感染、恶性肿瘤等情况;

(2)根据粪便的性状、组成,间接地判断胃肠、胰腺、肝胆系统的功能状况;

(3)了解肠道菌群分布是否合理,检查粪便中有无致病菌,以协助诊断肠道传染病;

(4)通过粪便检查,可以检验疾病的治疗效果,指导疾病诊治的方案。

任务 5.1　粪便的采集

样本采集的方法可直接影响检查结果的准确性,临床上必须采用新鲜、无污染的粪便,因为陈旧粪便往往干燥、腐败,会导致结果错误。

1. **样本采集应注意事项**

(1)样本必须新鲜,不可被尿液、土壤等污染。盛器要洁净,不含有消毒剂及污水,以免破坏有形成分,致使病原菌死亡和污染腐生性原虫。

(2)样本采集不少于 5 g,从粪便的内、外各层采取。

(3)采取的样本,最好在 0.5 h 内检查完毕,否则 pH 及消化酶等会发生变化,从而导致有形成分破坏分解。

(4)无自主排便行为又必须检查时,可经肛门采便管采取样本。需要注意的是,灌肠或口服油类泻剂的粪便常因过度被稀释,含有大量脂滴而导致样本结果不准确,作为样本通常不采用。

2. 样本人工采集方法

无自主排便行为时,可通过人工采集样品。以患犬为例,方法如下(如图5-1所示)。

(1)采样前准备。一次性盛样杯,润滑剂,采便管,采便器,纸巾,手套,项圈,电剪。

(2)患犬自然状态下站立保定,必要时使用伊丽莎白项圈保定。保定人员两只手握住患犬两后肢并分开,充分暴露肛门,左前肘部夹紧患犬颈部及胸部,避免在采便过程中患犬回头伤及操作人员。

(3)化验员根据肛门大小或者犬只大小选择不同类型的采便管。对于有些严重腹泻,导致肛门口被粪便及被毛遮盖的患犬,应与主人沟通,局部剃毛。采便器中抽满生理盐水,连接采便管,采便管涂抹润滑剂。

(4)化验员左手提起动物的尾根,右手抓住采便器,旋转着进入肛门,边往前进边少量推注生理盐水。如遇到阻力,回撤采便管,少量注射生理盐水,继续旋转进入。根据患犬体型以及排便情况,进入适度的长度之后,边回抽边撤采便器,出现采便管负压时,注射生理盐水,直到采便管全部撤出肛门,然后将采集的粪便转移至盛便器中。

(5)用纸巾将肛门擦拭干净,整理清洁操作台面。

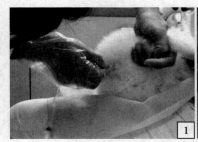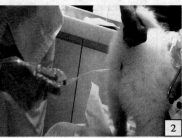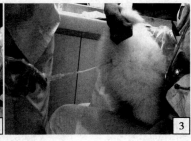

图5-1 人工采粪便操作过程

1. 保定动物,将自制采便管外涂上润滑剂,轻轻插入肛门;2. 达到适当深度后,注入适量的生理盐水;3. 吸取足够量的粪便

3. 样本采集过程中注意事项

样本采集过程中,需要注意以下几点。

(1)采便管必须涂抹润滑油,否则进入肛门时会干涩,从而让动物很不舒服,不配合,造成采样困难。

(2)采样时,应该旋转采便管缓慢进入,过于粗暴的操作会让动物疼痛抗拒。

(3)用采便管抽取粪便时,一定不能负压过大,否则会损伤肠黏膜,造成粪便中红细胞、白细胞、肠黏膜,检查结果为阳性,影响结果判读。

(4)将采便管撤出肛门时,发现采集的样品量不够,可以继续旋转进入直肠,多次重复采样动作,以采集到足够的样品。

(5)对于肛门紧闭的动物,如果采便管没办法进入肛门,可以考虑使用生理盐水沾湿无菌棉签,插进肛门采样。

(6)对于猫,必要时安排两个人员保定,因为猫的灵敏度比犬高。

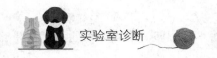

任务 5.2 粪便物理学检验

粪便一般性状检验就是利用肉眼和嗅觉来检查粪便样本。

1. 粪量

各种动物因食物的种类、食量及消化器官的功能状态不同,其每天的排粪量和排粪次数也不相同。即使是同一只动物,也有差别;当便秘和饥饿时,排粪量减少;当胃、肠、胰腺存在炎症或功能紊乱时,因炎性渗出,分泌增多,肠蠕动亢进及消化不良,亦可促进排粪量增加。

2. 外观

粪便的外观包括颜色和性状,正常动物的粪便因动物的种类与采食不同而各异。久置后,粪便中的胆色素被氧化可致粪便颜色加深。

临床上,常见的粪便分级参见表 5-1,常见的病理性粪便如下。

表 5-1 粪便分级

一级	二级	三级	四级	五级
腹泻,水状	稀软,不成形	成形,但是软	成形,湿润	成形,干硬

(1)黏液便 正常动物粪便中只含有少量黏液,因粪便均匀混合不易观察。如若肉眼可观察到黏液,说明粪便中黏液量增多,小肠炎时增多的黏液均匀地混于粪便之中;大肠炎时,由于粪便已逐渐成形,黏液不易与粪便混匀;来自直肠的黏液则附着于粪便的表面。单纯黏液便的黏液无色透明、稍黏稠。粪便中含有膜状或管状物,常见于伪膜性肠炎或黏液性肠炎。粪便脓性黏液呈黄白色不透明,见于各类肠炎、细菌性痢疾、应激综合征等。

(2)稀汁样或水样便 稀汁样或水样便常因肠蠕动亢进或肠道黏膜分泌增多所致,使粪便水分增加。见于各种感染性或非肠道感染性腹泻,尤其是急性胃肠炎、幼龄动物肠炎时,肠蠕动加速,粪便很快通过肠道,致使胆绿素来不及转变成粪胆素而形成绿色稀糊样便。出血性坏死性肠炎时,多排出污红色样稀便。

(3)鲜血便 鲜血便常见于下消化道出血。细小病毒、直肠息肉、直肠癌、肛裂等均可见鲜红色血便。多见于鲜血黏附于粪便的表面。

(4)油状便 油状便多见于小肠或胰腺有病变,导致肠道吸收不良引起,或口服油类剂后发生。

(5)黑便 黑便多见于上消化道出血时,红细胞被胃肠液消化破坏,释放血红蛋白并进一步进行降解,粪便潜血检验为阳性。服用活性炭、硝酸铋、铁剂等之后也可排黑色粪便,潜血检验为阴性,临床中应注意鉴别。

(6)陶土样便 陶土样便是由于各种原因引起的胆管堵塞,进入肠内的胆汁减少,以致粪胆素生成相应减少,甚至无胆红素排入肠道所致。消化道钡餐造影后可因排出硫酸钡而使粪便呈黄白色。

(7)凝乳块 在哺乳期的幼年动物粪便中见有黄白色凝乳块或鸡蛋花样便,表示乳中酪蛋白或脂肪消化不全,多见于幼龄动物消化不良或腹泻。

3. 气味

动物正常粪便的气味,主要因含有蛋白质分解产物,如吲哚、粪臭素、硫醇、硫化氢等引起。草食动物因碳水化合物多而味轻,肉食动物因蛋白质多而味重。食物中脂肪和碳水化合物消化不良时,粪便呈酸臭味。肠炎,尤其是慢性肠炎、犬细小病毒、犬肠癌症、胰腺疾病等,由蛋白质发生腐败所致,粪便亦有腐败恶臭味。

4. 寄生虫

寄生于动物体内的寄生虫叫作内寄生虫。动物体内的寄生虫包括单细胞原虫、吸虫、绦虫、线虫、棘头虫。少数节肢动物也是体内寄生虫。由于动物体内寄生虫的形态、大小、在宿主体内的寄生部位及传播途径不同(如马胃蝇),因而不能通过单一的诊断方法来检测所有的内寄生虫。

任务5.3　粪便化学检验

1. 酸碱度测定

(1)试纸条法　将新鲜粪便2~3 g放置于试管内,加中性蒸馏水5~10 mL,混匀,用广范围试纸测定其pH。

(2)试管法　取新鲜粪便2~3 g放置于试管内,加中性蒸馏水4~5倍,混匀,放置于37 ℃恒温箱中6~8 h。如上清液透明清亮,为酸性;如液体混浊,颜色变暗,为碱性。

一般来说,草食动物的粪便为碱性;肉食动物及杂食动物的粪便为弱碱性,有时为中性或酸性。当动物胃肠道发生发酵过程旺盛时,由于形成多量有机酸,粪便呈强酸性。

2. 潜血实验

粪便中含微量血液,肉眼观察并不能发觉是否潜血,最常用的实验室检查方法为联苯胺法。

(1)联苯胺法操作　具体操作步骤如下。

①取新鲜动物粪便2~3 g,放置于试管中,加蒸馏水3~4 mL,搅拌混匀,煮沸后,冷却,破坏粪便中的酶类。

②取灭菌小试管1支,加入1%联苯胺冰醋酸及3%过氧化氢等量混合液2~3 mL。

③取1~2滴冷却后的粪便悬液,滴加于上述的混合试剂中,如粪便中含有血液,会立即出现绿色或蓝色,不久后变成乌红色或紫色。

④同样也可取联苯胺粉末少量,加入冰醋酸及3%的过氧化氢液适量,滴加入处理过的粪便悬液中,进行潜血试验。

(2)结果判定　立即出现深蓝或深绿色(++++);0.5 min内出现深蓝或深绿色(+++);0.5~1 min出现深蓝或深绿色(++);1~2 min出现浅蓝或浅绿色(+);5 min后不出现蓝色或绿色(-)。

(3)注意事项　①由于氧化酶或触酶并非血液所特有,宠物组织或植物中也有少量,部分微生物也产生相同的酶,所以粪便必须事先煮沸,以破坏这些酶类;②被检宠物在检测前3~4 d禁食肉类及含叶绿素的蔬菜、青草;③肉食宠物若不禁食肉类,则必须用乙醚浸泡粪便的提取液进行试验,方法是取粪便约1 g,加冰醋酸搅拌成乳状,再加乙醚,混合静置,取乙醚层即可。

(4)临床意义　潜血阳性见于各种消化道出血性疾病,如消化道溃疡、出血性胃肠炎及钩

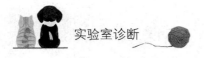

虫、球虫病等。

3. 明胶液化实验

刻度试管加入 9 mL 水,加入粪便至 10 mL。另一试管加 7.5%明胶溶液(37 ℃水加热至明胶液化)2 mL,加粪便液 1 mL,加 5%碳酸氢钠 1 mL,充分混匀,置 37 ℃恒温箱中 1 h 或室温 2.5 h 培育,取出后立即置冰箱中,20 min 后观察结果。混合物液化不呈胶冻样,表示粪便中有胰蛋白酶存在。当检验粪便中胰蛋白酶缺少或无时,表明胰腺外分泌功能不足、胰腺导管堵塞、肠激酶缺乏或肠道疾病等。

4. 犬细小病毒检查

目前国内多采用胶体金快速诊断试条来进行犬细小病毒检查,其特点为经济简便、快速适用,有极高的准确率。检查方法:取病犬粪便约 1 g 盛入干净的消毒试管中,加生理盐水 5 mL,充分振荡静置 5 min(或离心),用一次性吸管吸取粪液;将 3 滴稀释液滴入检测板上的窗口,5～10 min 后观察结果(如图 5-2 所示)。

(1)阴性　只有对照线(C)呈红色或者紫色线条。而位置 T 不显色时,此情况表示没有感染细小病毒。

(2)阳性　只有检测线(T)与对照线(C)均呈红色或紫色时。此情况表示已经感染细小病毒。

(3)无效　对照线(C)不显于红色或紫红色线条,无论检测线(T)是否显色,都表明此次化验失败,请重新检测。

犬细小病毒的检测过程和结果判定如图 5-2 所示。

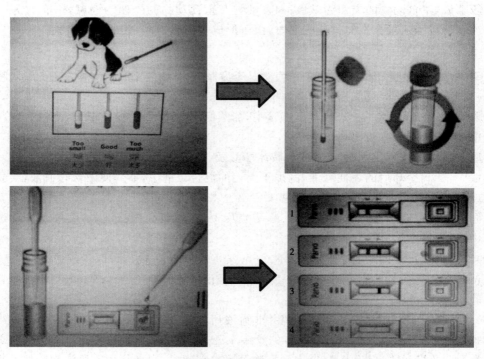

图 5-2　犬细小病毒的检测过程和结果判定

注:用棉签取适量的粪便,放于小试管内,混匀,静置,用一次性滴管取上面的粪液滴入检测板上的窗口 3滴,5～10 min 后观察结果。试纸板 1 为阴性,2 为阳性,3 和 4 无效重做

任务 5.4 显微镜检查

粪便直接涂片进行显微镜检查是临床常规检查项目。需要用显微镜检验粪便中的各种成分,如各种细胞、寄生虫卵、卵囊、包囊、真菌、细菌、原虫等,并可通过观察各种食物残渣以了解消化吸收功能。粪便的显微镜检查一般采用生理盐水涂片法,涂成薄片,厚度以能透视纸上的字迹为宜,加盖玻片,先用低倍镜观察全片有无虫卵、原虫、包囊、寄生虫幼虫及血细胞等,然后用高倍镜详细检查病理成分的形态及结构。

5.4.1 粪便中的细胞

1. 白细胞

显微镜下可以看见直径 12~17 μm 的圆形细胞,能看见粗糙的细胞核和透明的细胞质。必要时,可对比着红细胞去判别。白细胞最准确的判读方法是将粪便染色镜检。白细胞在正常粪便中不见或偶见,多在带黏液的样本中见到。肠道炎症时,主要是中性分叶核粒细胞增多,具体数量多少与炎症轻重及部位有关。小肠炎时,白细胞数量不增多,混匀在粪便内,且部分白细胞被消化而不易辨认。细菌性大肠炎时,可见大量的退行性粒细胞,细胞结构破坏,核不完整,肿胀,如香肠样。过敏性肠炎或肠道寄生虫病时,粪便涂片染色还可见较多的嗜酸性粒细胞。

2. 红细胞

粪便中红细胞形态同血液涂片中看到的红细胞一样,两面双凹的圆盘形状;偶尔也能看到皱缩型红细胞,红细胞出现均匀的突起;少见影红细胞。正常动物粪便中不见红细胞。肠道下段炎症或出血时可出现红细胞,细菌性肠炎时红细胞少于白细胞,呈分散存在且形态正常。

3. 巨噬细胞

巨噬细胞为一种吞噬较大异物的单核细胞。有的胞体变得膨大,并吞有异物者,称为小吞噬细胞。在细菌性肠炎和直肠炎,单核细胞吞噬较大异物,细胞体变得比中性粒细胞大,呈圆形、卵圆形或不规则形,胞核 1~2 个,大小不等,常偏于一侧,胞浆常有伪足样突出,称为大吞噬细胞。巨噬细胞的准确判读方法是染色镜检。

4. 黏膜上皮细胞

整个小肠、大肠黏膜的上皮细胞均为柱状上皮细胞,呈椭圆形或短柱状,两端稍钝圆。正常情况下,由于少量脱落的上皮在随粪便排出的过程中被破坏掉,所以粪便常规检查时,不可见或存在微量上皮。结肠炎时,上皮细胞增多,呈卵圆形或短柱状,两端钝圆,细胞较厚,结构模糊,夹于白细胞之间。伪膜性炎时,黏膜中有较多上皮细胞存在。偶尔在便检时,能看见上皮细胞成片状存在,其出现可能与过于粗暴的操作有关。一般通过染色镜检进行判断较为直观。

5. 肿瘤细胞

动物患有大肠癌症时,可能见到成堆的具有异型性的癌细胞。

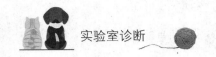

5.4.2　粪便中食物残渣及微生物

正常动物粪便中有多种多样的食物残渣,经过消化后形成的无定形细小颗粒、花粉颗粒、纤毛、植物细胞、植物纤维。肉食动物极少看到植物导管,肌纤维则经常出现在肉食动物的粪沉渣中。

1. 淀粉颗粒

正常犬、猫粪便中基本上不含淀粉颗粒。淀粉颗粒一般为具有同心性条纹或不规则放射条纹的大小不等的圆形、椭圆形或棱角状颗粒,无色,具有一定折光性,滴加碘液后呈蓝色。淀粉颗粒在腹泻的动物中常见。慢性胰腺炎、胰腺功能不全、碳水化合物消化不良时,可在粪便中大量出现淀粉颗粒,并常伴有较多的脂肪小滴和肌肉纤维。

2. 花粉颗粒

花粉颗粒常见于春天或者一直在户外饲养的动物粪便中,通过食物获得。显微镜下的花粉呈圆形,里面均匀分布大量无规则的小颗粒。其形状似虫卵,应注意与虫卵区分。

3. 脂肪

正常犬、猫粪便中极少看到脂肪小滴。粪便中出现大小不等、圆形、折光性强的脂肪小滴,称为脂肪痢。脂肪滴经苏丹Ⅲ染色液染色后呈橘红色或淡黄色,常见于急性或慢性胰腺炎及胰腺癌等。需要注意的是,当使用较多的润滑剂(如红霉素软膏、甘油)或者动物灌肠时,也会出现大量脂滴。

4. 肌纤维

犬、猫粪便中极少看到肌纤维。如果在载玻片上看到两端不齐、片状、带有纤维横纹或有核肌纤维时,称为肉质下泄,多见于大量进食肉类、肠道蠕动亢进、腹泻、胰腺外分泌功能降低及胰蛋白酶分泌减少等。

5. 植物细胞和导管

正常粪便中,会出现少量的植物细胞或植物导管。当动物出现吃草等习惯,或饲喂的犬粮含植物成分增加时,粪便中会出现大量的植物细胞。植物细胞形态多样,常可见细胞核、细胞质、细胞壁等形态。但是,有些植物细胞与虫卵相似,经验不足的化验员比较容易混淆,两者不同之处在于,虫卵的形态都是一样的,而植物细胞则大小形态存在着不一致性。植物导管则是形似"弹簧"。

6. 纤毛

粪便检查中,偶尔能看到动物舔舐自己皮毛进入消化道被消化之后的纤毛。正常情况存在少量纤毛。

7. 微生物

微生物主要有弯曲螺旋杆菌、白色念珠菌、大肠杆菌、魏氏梭菌、组织胞浆菌、毛霉菌、酵母菌、链格孢霉菌等。

(1)弯曲螺旋杆菌　弯曲螺旋杆菌为肠道常在菌。显微镜下呈细长的螺旋状,非常活跃,运动速度快,像电钻似的螺旋运动。其瑞吉氏染色后呈蓝紫色。当其大量存在时,可导致肠道菌群失调和腹泻。

(2)白色念珠菌　白色念珠菌为肠道真菌,也会出现于皮肤、尿道。其在显微镜下呈佛珠状,不染色时呈灰白色。

(3)大肠杆菌　大肠杆菌为肠道常在菌,自然界中大量存在,可分为致病性菌和非致病性菌,当在特定的条件下大量存在,则导致动物腹泻甚至是便血。显微镜下的大肠杆菌呈中等大小、两端钝圆的棒状,为革兰氏阴性菌。

(4)魏氏梭菌　魏氏梭菌为革兰氏阴性菌,通常是单个、双个或链状存在,中间存在未着色的淡染区。其大量存在于肠道时,可以引起动物菌群失调,急性腹泻,出血性肠炎。

(5)组织胞浆菌　显微镜下,组织胞浆菌位于巨噬细胞内、外,大小约红细胞的一半,卵圆形,常在细小的一端存在出芽,芽细腻,可从细胞上脱落,使周围的一圈呈未着色的空泡。组织胞浆菌在环境中大量存在,大量存在于肠道时,可导致出血性肠炎。

(6)毛霉菌　毛霉菌是在自然界中常见的真菌,大量存在肠道时可引起肠道疾病。显微镜下,毛霉菌呈黄色粗大的菌丝,不规则,无隔或稀疏的分隔,直角或钝角分枝。

(7)酵母菌　酵母菌在粪便检查中常见,而且酵母菌是个大家庭,种类繁多,大小形态均不一样。

(8)链格孢霉菌　链格孢霉菌是常见的粪便真菌,在泥土或草地大量存在,偶尔出现在动物的皮毛上,少量存在于正常的粪便中。其主要是通过舔舐进入体内。显微镜下的链格孢霉菌与皮肤检查的一样。

(9)其他真菌　在犬、猫的粪便检查中,尤其是爱吃草的犬体内,偶尔能见到食草动物特有的真菌。当这种真菌大量存在时,会导致动物腹泻。

5.4.3　粪便寄生虫检验技术

由于大多数患有寄生虫病的动物缺少症状特异性,因此仅仅依靠临床症状,很难对动物做出确切诊断,很大程度上依赖于实验室的检查。

值得注意的是,一个正确的诊断,必须对患病动物的全身情况有全面的、综合性的分析和考虑。当实验室检查发现虫卵、幼虫、虫体或虫体碎片时,只能说明该受检动物体内已有某种寄生虫的寄生,但不能确定是否为受检动物呈现疾病的主要原因,因此还需要根据对疾病的流行病学、症状、病理等各方面进行综合的分析判断。

1. 寄生虫检查方法

粪便寄生虫学检查方法主要有直接涂片法、漂浮法、沉淀法。

(1)直接涂片法

①检查对象:直接涂片法主要用于蠕虫(吸虫、绦虫和线虫等)和部分原虫(球虫、滴虫等)的检查。直接涂片法的优点是操作简便快捷,缺点是检出率较低。

②检查方法(如图5-3所示):通过采便器采集的粪便,转移至盛便器后,用吸管吸取适量的粪液滴在洁净的载玻片上,加盖玻片后进行镜检。先将玻片置于低倍镜(10倍)检查,必要时需用高倍镜(40倍)来确定。针对自然排出的粪便,先在载玻片上滴1～3滴甘油和水的混合液,在其中加少许粪便,用火柴棍或牙签搅拌,并将硬固的粪渣等杂质捡出,再将粪液涂成薄膜,在粪膜上加盖玻片后进行镜检。涂片厚度以能透过涂片隐约可见书报上的字迹为宜。

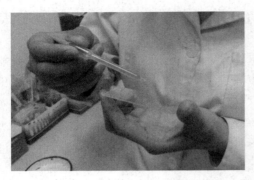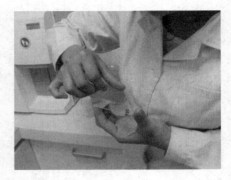

图 5-3　直接涂片法操作过程

注:将采好的粪便直接放到加有一滴生理盐水的载玻片上,混匀,挑去大的粪沉渣,盖上盖玻片后,直接放到显微镜下检查

(2)漂浮法

①检查对象:漂浮法对于大多数线虫卵、绦虫卵和某些原虫卵囊(如球虫)均有效,但对吸虫卵、后圆线虫卵和棘头虫卵效果差。漂浮液通常采用饱和盐水或饱和糖水,其原理是采用密度高于虫卵的漂浮液,使粪便中的虫卵与粪便残渣分开而浮于液体表面,然后进行检查。漂浮法的优点是检出率高,缺点是比较费时。

②检查方法(如图 5-4 所示):取 5～10 g 粪便放入 100～200 mL 烧杯中,加入一定量的饱和溶液,用木棒或玻璃棒搅匀后静置 30 min 左右。为了去除粪便中大量杂质,也可用网筛过滤后再静置。静置后,用滴管直接吸取上层液面滴于载玻片上,然后加盖玻片镜检。或用铁丝环蘸取液面,将蘸在铁丝环上的液面膜涂于载玻片上,重复此动作数次,至载玻片上液体量足够,再加盖玻片镜检。

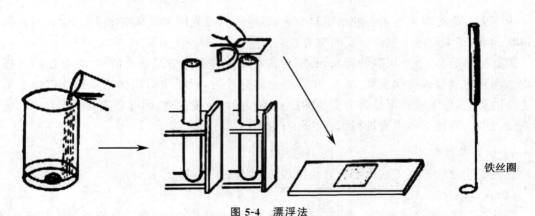

铁丝圈

图 5-4　漂浮法

注:将采好的粪便放到一个干净的小瓶或试管中,将小瓶或试管加满饱和盐水,用玻璃棒充分搅开粪便,用盖玻片放在小瓶或试管口,与液体充分接触后,将有液体的这一面与载玻片接触,制片。或用铁丝圈在小瓶或试管液面上蘸取液体放于载玻片上,可多次接触液面触片

(3)沉淀法

①检查对象:沉淀法一般适用于比重较大的吸虫卵等。其优点是检出率高,缺点是比较费时。

②检查方法(如图 5-5 所示):收集 5 g 或者更多量粪便,加水搅拌均匀,分别用 60 目和 100 目网筛依序过滤,弃掉筛中粪渣;滤液普通离心机离心沉淀(500～1 000 r/min)或静置过

夜后弃上清液,取沉渣抹片镜检。

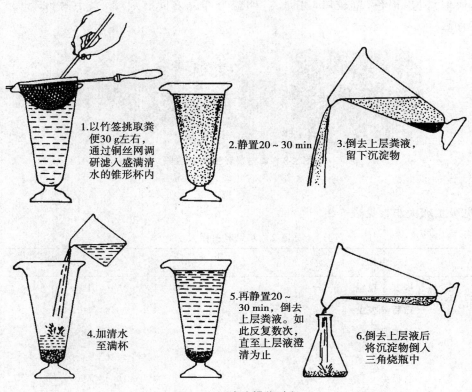

1. 以竹签挑取粪便30 g左右,通过铜丝网调研滤入盛满清水的锥形杯内

2. 静置20~30 min

3. 倒去上层粪液,留下沉淀物

4. 加清水至满杯

5. 再静置20~30 min,倒去上层粪液。如此反复数次,直至上层液澄清为止

6. 倒去上层液后将沉淀物倒入三角烧瓶中

图 5-5 沉淀法操作过程

2. 粪便中常见的寄生虫及虫卵

粪便中常见的寄生虫及虫卵主要包括蛔虫、吸虫、绦虫、贾第鞭毛虫、滴虫、胎儿三毛滴虫、钩虫、球虫以及被吞食的蠕形螨及其虫卵等。

(1)蛔虫 犬、猫蛔虫主要分为狮弓首蛔虫、犬弓首蛔虫(如图 5-6 所示)、猫弓首蛔虫(如图 5-7 所示)。犬弓首蛔虫虫卵直径为 75~90 μm,虫卵呈卵圆形,淡黄褐色,卵壳较厚,光滑;猫弓首蛔虫虫卵直径为 65~75 μm,形态与犬弓首蛔虫虫卵相似;狮弓首蛔虫虫卵直径为 75~85 μm,虫卵呈椭圆形,卵壳与胚之间有新月形间隙,淡黄褐色,卵壳较厚,光滑。

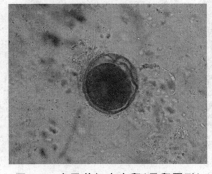

图 5-6 犬弓首蛔虫虫卵(呈卵圆形)

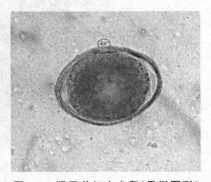

图 5-7 猫弓首蛔虫虫卵(呈椭圆形)

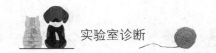

（2）吸虫　临床上常见的吸虫卵主要是华支睾吸虫及其虫卵（如图5-8所示）。其虫卵呈卵圆形，形似灯泡，褐色，壁较厚，有卵盖，卵盖与卵壳之间有肩峰，大小为（27～35）μm×（12～20）μm。

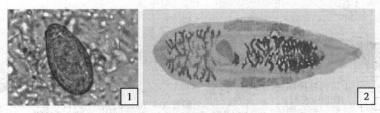

图5-8　华支睾吸虫及其虫卵

1. 华支睾吸虫卵；2. 华支睾吸虫的虫体

常见吸虫卵大小参见表5-2。

表5-2　常见吸虫卵大小

虫卵	大小/μm
华支睾吸虫	（27～35）×（12～20）
猫后睾吸虫	（26～30）×（10～15）
并殖吸虫	（80～118）×（48～60）
棘口吸虫	（108～116）×（56～68）
血吸虫	（70～106）×（50～80）
重翼吸虫	（98～134）×（62～68）

（3）绦虫　临床上常见的绦虫卵主要是犬复孔绦虫卵（如图5-9中1所示）。虫卵多存在于储卵囊（卵袋）内，每个储卵囊含20～40个虫卵。完整的绦虫卵在外围存在着透明的卵壳，但不常见，因为它容易破裂。虫卵呈球形，褐色，有着厚厚的胚膜，内含六钩蚴，直径35～50μm。当发现存在犬复孔绦虫感染时，必须进行体外跳蚤驱虫。常见绦虫卵大小参见表5-3。此外还有带属绦虫卵（如图5-9中2所示）。

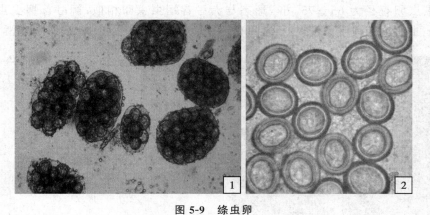

图5-9　绦虫卵

1. 犬复孔绦虫卵袋；2. 带属绦虫卵

表 5-3 常见绦虫卵大小

虫卵	大小/μm
犬复孔绦虫	35～50
豆状带绦虫	(6～12)×(4～6)
泡状带绦虫	(36～39)×(31～35)
羊带绦虫	(3～9)×(2～4)
多头绦虫	29～27
裂头绦虫	(61～67)×(40～51)
带状带绦虫	31～36
细粒棘球绦虫	30～38

（4）贾第鞭毛虫（如图 5-10 所示）　贾第鞭毛虫是具有鞭毛的原虫，常从发生腹泻的犬、猫粪便中发现，但从动物正常粪便中也可找到。贾第鞭毛虫的主要形态包括滋养体和包囊体。正常的犬、猫粪便中，可见少量的包囊体；当犬、猫肠道免疫力下降时，包囊会转化为滋养体，成为摄食状态。显微镜下，其常见的形态呈梨形，直径为 12～15 μm，有两个核，数条鞭毛。静止状态下，能够清楚地看见两个核，如同眼睛，所以贾第鞭毛虫滋养体又有"鬼脸"之称。运动状态下的滋养体呈落叶状，左右摇摆，运动不快。包囊体呈椭圆形，大小为(9～13)μm×(7～9)μm，约为红细胞的 1.5 倍，可见 2～4 个核。包囊对外界环境抵抗性较强，当粪便检查出现大量包囊时，治疗时间相对较长。

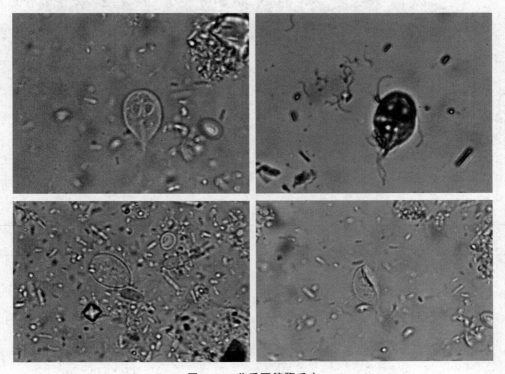

图 5-10 蓝氏贾第鞭毛虫

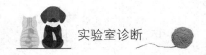
（5）滴虫　常见的滴虫呈梨形,直径为红细胞的 2～3 倍。新鲜的粪便中可见运动性较强的虫体,像老鼠一样无方向、无规则地运动,运动迅速。在陈旧的粪便中,因为滴虫的活力下降而难以辨认。如图 5-11 所示为五毛滴虫。

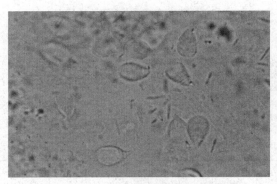
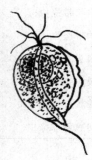

图 5-11　五毛滴虫

（6）胎儿三毛滴虫　胎儿三毛滴虫常见于猫,寄生于猫的小肠,可引起猫小肠性腹泻。显微镜下其很难与贾第鞭毛虫区分,形态呈梨形,前极有三根鞭毛,呈波浪起伏的薄膜状。胎儿三毛滴虫运动快速,无规则。

（7）球虫（如图 5-12 所示）　常见的球虫卵囊壁光滑,薄而色淡,每个卵囊内含有 2 个孢子囊。临床上常见的是等孢属球虫。常见的球虫卵囊大小参见表 5-4。

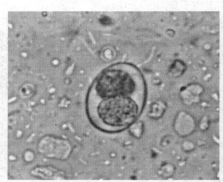
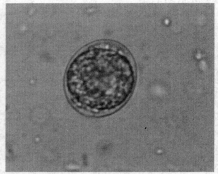

图 5-12　球虫卵囊

表 5-4　常见的球虫卵囊大小

虫卵	大小/μm
犬等孢球虫	（34～40）×（28～34）
俄亥俄等孢球虫	（20～27）×（15～24）
二联等孢球虫	（10～14）×（10～12）
猫等孢球虫	（38～51）×（27～39）
芮氏等孢球虫	（21～28）×（18～23）

（8）其他孢子球虫　其他孢子球虫主要有隐孢子球虫、新孢子球虫和肉孢子球虫，形态与等孢子球虫相似。新孢子球虫卵囊直径大小为 11.7 μm×11.3 μm，隐孢子球虫卵囊直径大小 4～6 μm，肉孢子球虫卵囊直径大小为（12～15）μm×（8～12）μm。

（9）钩口线虫（如图 5-13 所示）　常见的钩口线虫卵大，卵圆形，壁薄，呈灰白色，间隙小，每个卵囊里有 8 个卵细胞。临床上常见的钩口线虫卵囊及其大小参见表 5-5。

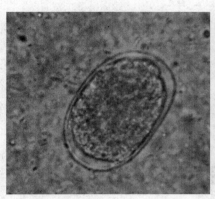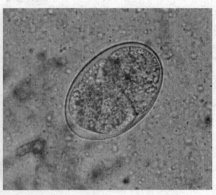

图 5-13　钩口线虫卵

表 5-5　临床上常见的钩口线虫卵囊及其大小

虫卵	大小/μm
犬钩口线虫	（56～75）×（34～47）
犬狭头钩口线虫	（65～80）×（40～50）
犬巴西钩口线虫	75×45
猫巴西钩口线虫	75×45
猫管形钩口线虫	（55～75）×（34.4～44.7）

（10）蠕形螨　蠕形螨在严重的蠕形螨感染病例中偶尔出现，主要是通过动物舔舐而进入消化道。其形态同皮肤检查。

项目6

皮肤检验

皮肤疾病实验室检验项目很多,大多数在一般实验室就能完成,但有些必须通过专业实验室去检测。本章将介绍一般实验室的检验项目。

任务6.1　皮肤刮取物检验

6.1.1　螨虫病检验

1. 浅表层皮肤刮取物检查

皮肤刮片是动物皮肤病检查中最常见的诊断程序之一,需要的设备有:一个带40♯刀片的电剪,一个手术刀片或刮勺,矿物油(10% NaOH 或 10% KOH)和显微镜。

(1)刮取皮屑　刮取前,在患病皮肤和健康皮肤交界处,先剃毛,在刀片或皮肤上滴上矿物油,顺被毛生长方向,用凸刃小刀,刀刃和皮肤面垂直,刮取皮屑,直到皮肤轻微出血;或用手挤压。注意,当出现皮肤炎症较为严重,刮完皮肤出现大量血液时,应使用无菌棉签轻轻地将采样部位多余的血液擦掉,再使用一次性载玻片压片,避免血液污染样品,影响判读。即使在不同部位刮取的样品,螨虫的检出率也只有50%。检验时只要发现一个螨虫或螨虫卵,就足以作为诊断螨虫感染的依据。

(2)涂片(如图6-1所示)　将刮取的皮屑、挤压物或耳内分泌物放在载玻片上,滴加10%氢氧化钠或氢氧化钾溶液、矿物油在病料上,使用刀片,平行载玻片轻轻拍打样品,直到将样品

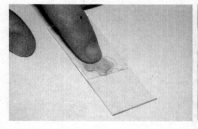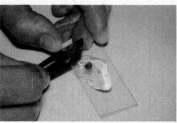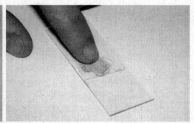

图6-1　涂片
1. 在载玻片上滴加1滴10%的氢氧化钠;2. 将刮取的皮屑置于其中展开均匀;3. 加盖玻片

完全拍散开。标准是将涂片放在纸上，能透过涂片看到纸上的文字。加一张盖玻片，置低倍镜下，观察螨虫或椭圆形淡黄色的薄壳虫卵。不同类型的螨虫如图6-2所示。

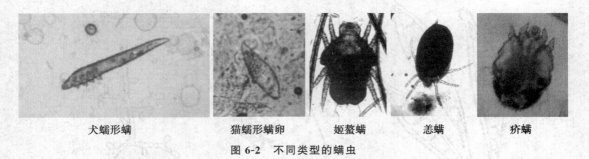

| 犬蠕形螨 | 猫蠕形螨卵 | 姬螯螨 | 恙螨 | 疥螨 |

图6-2　不同类型的螨虫

2. 深层皮肤刮取物检查

深层皮肤刮取物检查用来检查生长在毛囊中的蠕形螨。由于毛囊部位相当深，所以需要深层皮肤刮取物，以便获得有效样本。刮取前可先用手捏挤皮肤，把蠕形螨由深部毛囊中挤到较表层，再刮取采样，一般较容易采到虫体和卵。实验证明刮取前捏挤皮肤，能使蠕形螨的检出率提高50%以上。使用涂上矿物油的刀片，顺着被毛生长方向刮取，刮到微血管出血为止（如图6-3所示）。

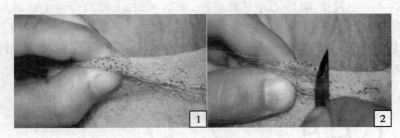

图6-3　刮取皮屑

1. 刮取前先用手捏挤皮肤；2. 使用涂上植物油的刀片，顺着被毛生长方向刮取，刮到微血管出血为止

6.1.2　真菌性皮肤病皮肤刮取物检验

真菌遍布自然界，但在已记载的5万多种真菌中，与人类和动物疾病有关的不到200种，与犬、猫皮肤疾病有关的主要是3种：犬小孢子菌、石膏样小孢子菌和石膏样毛癣菌。猫皮肤真菌病多由犬小孢子菌（占98%）、石膏样小孢子菌（占1%）和石膏样毛癣菌（占1%）引起；犬皮肤真菌病也多由这3种真菌引起，三者分别占70%、20%和10%左右。除此之外，常见的皮肤真菌还有马拉色菌、酵母菌、白色念珠菌、链格孢霉菌。

真菌性皮肤病刮取皮肤皮屑和在显微镜下检查方法基本上同螨虫检查，只是在镜检前，需微微加热一下载玻片，然后置低倍或高倍显微镜下观察。

1. 犬、猫真菌性皮肤病病原

（1）犬小孢子菌（*Microsporum canis*，如图6-4所示）病料检查　显微镜下可见圆形小孢子密集成群，围绕在毛杆上，皮屑中可见少量菌丝。在葡萄糖蛋白胨琼脂上培养，室温下5～10 d，菌落1.0 mm以上。取菌落镜检，可见直而厚的隔菌丝和很多中央宽大、两端稍尖的纺锤形大分生孢子，壁厚，常有4～7个隔室，末端表面粗糙有刺。小分生孢子较少，为单细胞棒状,沿菌丝侧壁生长。有时可见球拍状、结节状和破梳状菌丝和厚壁孢子。

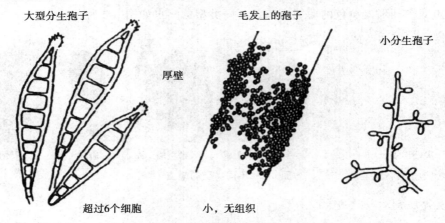

图 6-4 犬小孢子菌

(2)石膏样小孢子菌(*Microsporum gypseum*,如图 6-5 所示)病料检验　显微镜下可见病毛外孢子呈链状排列或密集成群包绕毛干,在皮屑中可见菌丝和孢子。在葡萄糖蛋白胨琼脂上培养,室温下 3~5 d 出现菌落,中心小环样隆起,周围平坦,上覆白色绒毛样菌丝。菌落初为白色,渐变为淡黄色或棕黄色,中心色较深。取菌落镜检,可见有 4~6 个分隔的大分生孢子,纺锤状。菌丝较少。第一代培养物有时可见少量小分生孢子,成单细胞棒状,沿菌丝壁生长。此外,有时可见球拍状、破梳状、结节状菌丝和厚壁孢子。

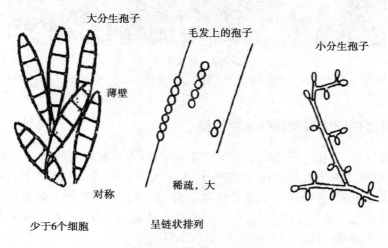

图 6-5 石膏样小孢子菌

(3)石膏样毛癣菌(*Trychophyton gypseum*)病料检验　石膏样毛癣菌也称须毛癣菌(*Trychophyton mentagraphyte*,如图 6-6 所示),在显微镜下皮屑中可见有分隔菌丝或结节菌丝,孢子排列成串。在葡萄糖蛋白胨琼脂上培养,25% 生长良好,有两种菌落出现。①绒毛状菌落:表面有密短整齐的菌丝,雪白色,中央乳头状突起;镜检可见较细的分隔丝和大量洋梨状或棒状小分生孢子;偶见球拍状和结节状菌丝;②粉末状菌落:表面粉末样,较细,黄色,中央有少量白色菌丝团;镜检可见螺旋状、破梳状、球拍状和结节状菌丝;小分生孢子球状,聚集成葡萄状;有少量大分子孢子。

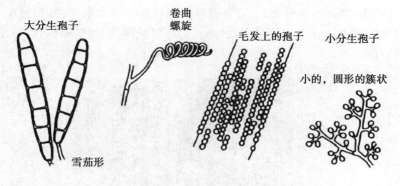

图 6-6　须毛癣菌

（4）马拉色菌（如图 6-7 所示）　马拉色菌常见于皮肤和耳道,属于皮肤真菌。正常时可少量存在于皮肤,当大量繁殖时可引起真菌性皮炎。显微镜下,马拉色菌呈典型的花生样或者椭圆形,呈嗜碱性。注意其与出芽的酵母菌相区分。

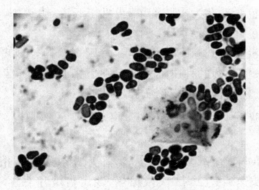

图 6-7　马拉色菌（40×）

（5）酵母菌（如图 6-8 所示）　酵母菌常见于皮肤和耳道,属于皮肤真菌。其大量存在时,可导致真菌性皮肤病,显微镜下,酵母菌呈圆形或者椭圆形,大小不等,能看到由外向内染色逐渐变淡的菌体,经常能看到圆形的一边出现小的酵母菌,称为出芽,注意区分马拉色菌。未出芽的酵母菌注意区分凋亡小体。

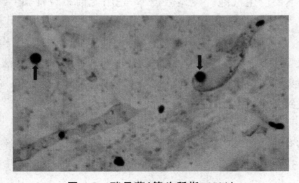

图 6-8　酵母菌（箭头所指,40×）

（6）链格孢霉菌（如图6-9所示）　链格孢霉菌在自然界中大量存在,常见于皮肤检查。其大量存在时可导致皮炎。如同它的名字,链格孢霉菌呈长椭圆形,链格状,黄色或者褐色,有多个菌体连接在一起。

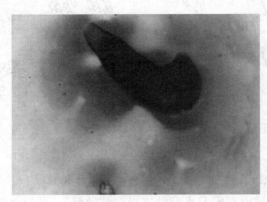

图6-9　链格孢霉菌

（7）白色念珠菌　白色念珠菌为皮肤真菌,也见于肠道、阴道中,可引起真菌性皮肤病。显微镜下,白色念珠菌呈白色的连串佛珠状。

（8）真菌菌丝　即使没有检查到真菌的存在,看到真菌菌丝或者孢子时,也能大致判断疾病的类型。真菌的菌丝根据真菌的种属不一而有别。相比于链杆菌,真菌菌丝要大,且中间存在不着色的荚膜。注意区别链杆菌和染色质。

2. 真菌性皮肤病皮肤刮取物检查方法

（1）显微镜检查

①氢氧化钾法。将样本置于载玻片上,加1滴10%氢氧化钾溶液,盖上盖玻片放置5～10 min或直接在火焰上快速通过2～3次微加热,轻压盖玻片驱逐气泡并将样本压薄后置于显微镜下检查。先在低倍镜下观察有无菌丝和孢子,然后用高倍镜观察孢子和菌丝的形态特征、大小和排列等。对于角质样本,必要时可在10%氢氧化钾溶液中加入40%二甲亚砜,促进其溶解。真菌检查阳性对诊断有确诊作用,如为阴性结果也不能排除真菌性皮肤病的可能。

②乳酸酚棉蓝染色法。于洁净载玻片上滴1～2滴乳酸酚棉蓝染色液,用解剖针从霉菌菌落的边缘处取少量带有孢子的菌丝置于染色液中,再细心地将菌丝挑散开,然后小心地盖上盖玻片（加热或不加热）,注意不要产生气泡。置显微镜下,先用低倍镜观察,必要时再换高倍镜观察。

③革兰氏染色法。所有的真菌、放线菌均为革兰染色阳性,呈紫黑色,故革兰氏染色法适用于酵母菌、孢子菌丝、组织胞浆菌、诺卡菌及放线菌等培养物的形态检查。革兰氏染色法的试剂:草酸铵结晶紫染液、碘液、95%酒精、沙黄复染液。革兰氏染色法的过程:涂片,自然干燥,火焰固定;滴加草酸铵结晶紫染液1～2 min,水洗;滴加碘溶液1～3 min,水洗;滴加95%酒精脱色20～30 s（直到无紫色溶出为止）,水洗;加沙黄液复染液0.5～1 min,水洗,吸干或自然干燥,镜检。

（2）真菌培养　沙堡弱培养基是真菌培养常用的培养基。将从病灶取的鳞屑、毛或疱膜接种于培养基上,放入25～30 ℃恒温箱中培养,一般5 d左右即可见菌落生长,随后可进行菌的鉴定。如经3周培养无菌落生长,可报告培养阴性。

培养出的菌落需在显微镜下检验。方法是用透明胶带的黏性面,轻轻地压在培养基的菌落上,然后将黏性面放在滴有甲基蓝的载玻片上,置于显微镜下仔细观察。透明胶带本身就能代替盖玻片。如果有必要的话,可以在载玻片上的透明胶带上滴显微镜油(香柏油),以便更仔细地观察。在加有特殊成分的沙堡弱琼脂培养基上,生长的真菌菌落各有其特点。依据其特点可鉴别3种真菌。①犬小孢子菌的菌落:呈白色毛絮状,底面有淡黄色色素。若此菌生长在一般真菌培养基上,则不会出现淡黄色色素。②石膏样小孢子菌的菌落:呈肤色的颗粒状,底面也有淡黄色色素。③石膏样毛癣菌的菌落:形状不定,显微镜下检验,可见很少个雪茄状的大分生孢子,以及小而圆的小分生孢子。

(3)伍德氏灯检查　伍德氏灯(Woods' light)实际上是一种滤过紫外线检测灯(波长320～400 nm),也可以用验钞机代替。伍德氏灯检查主要用于色素异常性疾病、皮肤感染等。具体操作:在暗室里,用灯照射患处,观察荧光类型。犬小孢子菌、石膏样小孢子菌和铁锈色小孢子菌由于侵害了正在生长发育的被毛,利用被毛中色氨酸进行代谢,其代谢物为亮绿色荧光物质,故借此可诊断3种真菌引起的真菌病。用伍德氏灯照射犬、猫小孢子菌病,只能检出带菌猫的50%,另一半难以检出。用伍德氏灯照射细菌假单胞菌属,发出绿色荧光。局部外用凡士林、水杨酸、四环素、碘酊、肥皂和角蛋白等,也能发出荧光,但荧光一般不是绿黄色或亮绿色荧光,检查时应注意鉴别。

6.1.3　细菌性皮肤病皮肤刮取物检验

犬、猫被毛里常蓄积着大量的葡萄球菌、链球菌、棒状杆菌、假单胞菌、寻常变形杆菌、大肠杆菌、绿脓杆菌等。因此,一般皮屑检验都能看到不同种类的细菌。如果皮肤有损伤,则在损伤处刮取的病料更能在镜下看到不同种类的细菌。在所有的操作之前,应注意采样时,蘸取样本要轻柔,否则会造成人为性细胞破裂,影响结果判读。

6.1.4　皮肤细胞学检验

皮肤检查,除了以上常见的皮肤病原菌筛查之外,还应包括主要细胞学方面的检查,以下,简单介绍皮肤常见的细胞类型。对于肿瘤方面,此处先不介绍,具体见体表肿瘤方面的细胞学介绍。皮肤检查,压片染色,常见的细胞类型主要有炎性细胞、上皮细胞、凋亡小体、染色质和色素颗粒。其中,炎性细胞主要有嗜中性粒细胞、淋巴细胞、浆细胞、巨噬细胞、嗜酸性粒细胞、肥大细胞,上皮细胞主要有角质化上皮细胞、有核上皮细胞、棘层松懈细胞。

1. 炎性细胞

(1)嗜中性粒细胞　在炎症时,大量存在嗜中性粒细胞。嗜中性粒细胞可分为退行性嗜中性粒细胞和非退行性嗜中性粒细胞。退行性嗜中性粒细胞主要是发生反应之后不具有活性的细胞,可表现为细胞质破裂,细胞核肿胀,裂解。而非退行性嗜中性粒细胞则与血液中的相似。

(2)淋巴细胞　同血液中的淋巴细胞。

(3)浆细胞　同血液中的浆细胞。

(4)巨噬细胞　巨噬细胞来源于血液中的单核细胞。当巨噬粒细胞总数占炎性细胞总数＞25%或者连续5个视野里均出现5个以上的巨噬细胞时,可以判断为化脓性肉芽肿。显微镜下,巨噬细胞呈圆形,细胞核偏向一侧,细胞质染色粗糙,偶尔见空泡。

(5)嗜酸性粒细胞　在过敏、嗜酸性炎症、嗜酸性肉芽肿时,均会出现嗜酸性粒细胞。判断

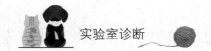

标准是嗜酸性粒细胞总数占炎性细胞总数＞25％或者连续 5 个视野里均出现 5 个以上的嗜酸性粒细胞均称为嗜酸性粒细胞增多。显微镜下,嗜酸性粒细胞的形态同血液中的一样。

（6）肥大细胞　正常皮肤中可见少量的肥大细胞。肥大细胞呈圆形,细胞质中含有大量的颗粒,呈嗜碱性,有时能将细胞核掩盖。

2．上皮细胞

（1）角质化上皮（如图 6-10 所示）　角质化上皮为成熟之后的上皮细胞,无核,染色质染色深,偶见折叠。角化过度时大量出现角质化上皮。

（2）有核上皮（如图 6-11 所示）　有核上皮大量出现时,见于角化不全的皮肤问题,属于未完全成熟的上皮细胞。镜检可见圆形的细胞核位于中间,细胞质染色淡。

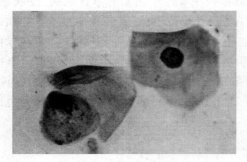
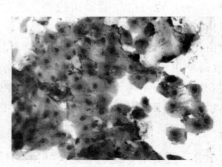

图 6-10　角质化上皮　　　　　　　　　　图 6-11　有核上皮

（3）棘层松懈细胞（如图 6-12 所示）　落叶天疱疮时可见此类细胞,属于未成熟的上皮细胞,位于皮肤的底层。其细胞形态较小,细胞核位于中间,较有核细胞的核质比大,细胞质染色深,均匀。

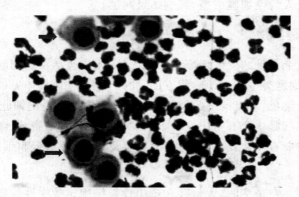

图 6-12　棘层松懈细胞（箭头所指）

3．凋亡小体

凋亡小体是细胞自然死亡之后,细胞核固缩形成的圆形结构。其体积变小,染色均匀,主要区分酵母菌。

4．染色质

染色质是细胞核碎裂之后的产物,呈长而细的丝状,常因为采样、制片过于使劲或者细胞退行性之后细胞核本身裂解而形成。所以在制作样品时,尤其是细胞学检查,都应注意操作的力度。

5. 色素颗粒

正常情况下,皮肤检查能看见色素颗粒,尤其是有色素沉着的皮肤病更为明显。色素颗粒常见为棒状的颗粒,形似杆菌,呈褐色或黑色(如图 6-13 所示)。

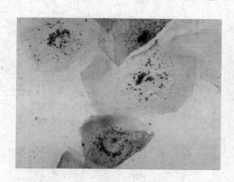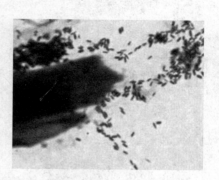

图 6-13 色素颗粒

注:角质细胞产生的色素颗粒,是皮肤上的正常成分。棒状的颗粒,形似杆菌,呈褐色或黑色

任务 6.2　其他检验

6.2.1　耳内分泌物检验

用棉签掏取耳内分泌物,涂在载玻片上,盖上盖玻片,置显微镜下观察(如图 6-14 所示)。注意检验酵母菌样的马拉色菌(如图 6-15 所示)、细菌(如图 6-16 所示)和螨虫(如图 6-17、图 6-18 所示)等。检验中微生物的数量是一项主要的诊断条件,极少数的球菌或马拉色菌可以忽略不计。但在高倍显微镜下,每个视野里看到 1 个或 1 个以上马拉色菌则为异常;看到数量相当多的球菌也是异常;看到任何杆菌也是异常。耳内最可能看到的杆菌是假单胞菌和变形杆菌。

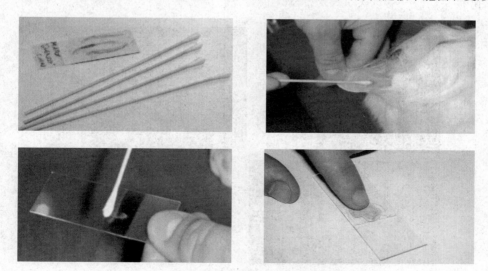

图 6-14 耳道分泌物检查取样、涂片、制片全过程

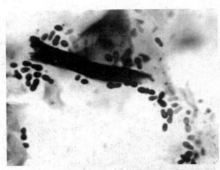

图 6-15　耳内的马拉色菌

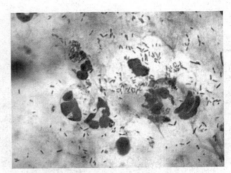

图 6-16　耳内检出的细菌

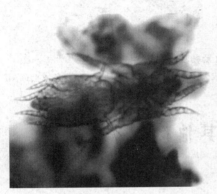

图 6-17　耳内疥螨成虫

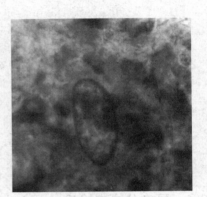

图 6-18　耳内疥螨幼虫

6.2.2　被毛检验

　　使用弯头止血钳将病变交界处的被毛拔下,放在载玻片上,滴加矿物油,盖上盖玻片,然后在低倍显微镜下仔细观察。在采样前,最好先在载玻片上滴加矿物油,以免被毛被吹走。操作过程如图 6-19 所示。

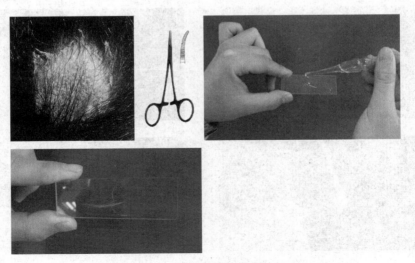

图 6-19　拔毛压片的操作过程

检验被毛时,应注意以下方面。

(1)犬、猫的掉毛是由于摩擦或舔舐引起,还有其他原因导致的掉毛,如果是动物瘙痒或舔舐造成的掉毛,毛尖会呈现断裂状。其他原因造成的掉毛,被毛尖端会呈现逐渐变细的样式。

(2)如果动物皮肤感染了真菌,在显微镜下可以看到病灶处的被毛毛干部位因真菌孢子的存在而使原本清晰的毛干线条变成模糊不清,就像把鱼子酱涂抹在筷子上一样。只要看到这样的现象,就可以确诊受检动物皮肤感染了真菌。但是,如果看不到这种现象的被毛,也并不能表明就没有真菌的感染,还可以通过真菌的培养来证实皮肤有没有真菌感染。

(3)检查时如发现蠕形螨爬在被毛尖上,表示皮肤上有蠕形螨寄生,此时就不需要再进行皮肤刮取检验了。特别是在眼睛周围被毛尖上爬有蠕形螨时,就更容易看到毛尖上的蠕形螨。在疼痛的皮肤病灶处,也可以看到毛尖上有蠕形螨。但是,皮肤上有蠕形螨感染,最好看到蠕形螨才算确诊。

(4)被毛检验就是仔细检验被毛毛尖。此种检验法简单又快速,对评定秃毛猫是常舔舐被毛或理毛(引起毛干尖折断)引起的,还是其他原因造成的秃毛(呈现毛干越近尖部越细小),还是真菌感染引起,非常有意义。不过,在皮肤真菌感染时,除看到被毛毛干周围有真菌孢子存在外,其被毛毛尖也会有折断,这可依靠真菌培养检验法得以鉴别。除此之外,还可以通过被毛的状态反映毛囊和皮肤的营养状态,主要有以下几种,即生长期毛根、终止期毛根、毛根管形、毛干管形、毛髓结构等。

①生长期毛根(如图6-20中1所示)。采样依然要求以病变交界处为主,生长期的毛根会呈圆形或者"L"形,比较圆滑饱满,折光度较好。填写化验单时,应看生长期毛根所占被检毛发总量之比。可以通过这个比例来初步判断接下来动物的毛发生长情况。

②终止期毛根(如图6-20中2所示)。终止期毛根说明此毛发已经停止生长,因而毛根会比较干瘪,形似倒刺,折光度较差。

③毛根管形、毛干管形(如图6-20中3所示)。在毛根或者毛干周围均匀地附着一层脂质,透明,有规则。毛根管形和毛干管形在干性或者油性皮脂溢时出现。这是普通浴液无法祛除的。

④毛髓结构(如图6-20中4所示)。毛髓结构即毛发髓质结构。营养状态良好时,毛髓结构会均匀分布,黑亮,透光度好。当被毛营养状态差时,会表现出毛髓结构粗糙,无色泽,不规则,有的甚至是无毛髓结构。

6.2.3 皮肤病灶检验

1. 采样

(1)载玻片取样 当皮肤病灶有渗出液或皮肤病灶表面呈油腻状况时,可用载玻片置于皮肤表面的病灶上摩擦或按压取样。

(2)棉签取样 用棉签在皮肤病灶面上滚动取样,或将棉签插入耳内取样。若病灶处皮肤干燥,可先将棉签蘸点生理盐水,然后再取样。

(3)透明胶带取样 透明胶带直接按压在有皮屑的皮肤上取样。此法特别适合皮肤病灶干燥的病患。胶带粘着法速度快,但检验人员必须熟知犬、猫正常皮肤表面的细胞学结构。采用透明胶带从皮肤上取样时,利用透明胶带黏面,按压在干燥的皮肤病灶上。取样后,把透明胶带黏面朝下,置于滴有染色液的载玻片上,然后把载玻片置于显微镜下观察。此种检验方法对皮肤马拉色菌感染检验特别有用。

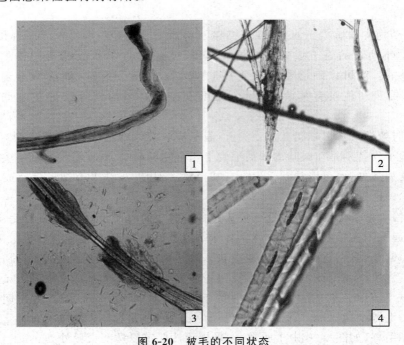

图 6-20 被毛的不同状态
1. 生长期毛根;2. 终止期毛根;3. 毛干管形;4. 正常毛髓

（4）针头或无菌拭子取样 检验结节或大脓包里的分泌物时,可用 22 号针头抽出内容物。将针头刺入结节或脓包里,然后将针头转扎向不同方向,抽取内容物。拔出针头,将内容物涂在载玻片上,再将其制成染片,置于空气中风干、染色、镜检。如果细胞内或细胞外出现球菌,很可能就是脓皮症。对于小的脓包,可周围剃毛,依照标准程序消毒,使用一次性注射器挑破脓包表面之后,使用无菌拭子轻轻蘸取内容物滚动涂抹在载玻片上,风干、染色、镜检。

（5）手术刀片取样 用手术刀片刮取皮肤表面细胞进行检验。用手术刀片轻轻刮取皮肤病灶的表面,刮取下的皮屑涂布在载玻片上,涂布均匀后,加热固定或风干后染色。检验若发现皮肤病灶中有皮肤棘层松懈细胞(如图 6-21 所示),则动物可能患有落叶型天疱疮(如图 6-22 所示)。但有时严重的脓皮症或皮肤真菌病也会造成皮肤棘层松懈细胞的出现。皮肤棘层松懈细胞是一种细胞核在中央的大型圆形上皮细胞。

2. 染色

制片后染色,可用改良的瑞吉氏染液、Diff-Quik 染液或新亚甲蓝染液来染色。风干的待染色涂片上滴加染液后染色、冲洗、干片、镜检。以上染色法比革兰氏染色法更加快速、简便易行。

（1）瑞吉氏染色法 自然风干涂片,使用瑞吉氏染液染色,A 液 3 滴(以覆盖皮屑膜为度),吹匀,1 min 后使用 B 液 3～5 滴,吹匀,复染 3 min;用蒸馏水冲洗玻片的两侧,把玻片夹在两层滤纸之间,轻轻按压上层滤纸,将多余的水分吸走,然后镜检。

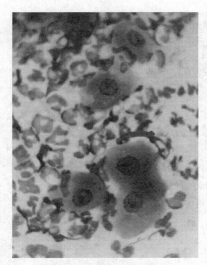

图 6-21　皮肤棘层松懈细胞

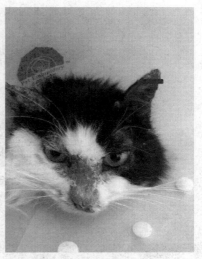

图 6-22　落叶型天疱疮

（2）亚甲蓝染色法　将刮取的皮屑和新亚甲蓝染液 1∶1 混匀,20 min 后推片,风干后镜检。有时候为了看得更清楚,可以使用瑞吉氏染液复染,操作同上。

（3）Diff-Quik 染色　将风干好的涂片放在 A 液里染色 15 s,提起涂片放在 B 液里染色 15 s,提起涂片放在 C 液里染色 15 s,用蒸馏水冲洗玻片的两侧,之后使用滤纸吸干多余的水分,镜检。

3. 观察结果

犬、猫被毛里常积蓄大量的葡萄球菌、链球菌、棒状杆菌、假单胞菌、寻常变形杆菌、大肠杆菌、绿脓杆菌等。因此,一般皮屑检验都能看到不同种类的细菌。如果皮肤有损伤,则在损伤处刮取的病料更能在显微镜下看到不同种类的细菌。皮肤和软组织感染,在显微镜下检验,犬的病原菌最多见的是葡萄球菌;深层组织感染,常见到铜绿假单胞菌、大肠杆菌和变形杆菌,有时还有革兰氏阳性菌（如肠球菌）,此外还有厌氧菌（如放线菌）。猫皮肤感染菌有巴氏杆菌、链球菌等,口腔感染还有厌氧菌。检验时,如果发现吞噬细胞吞噬哪种微生物,一般就可以确认是哪种微生物感染。

（1）球菌（如图 6-23 所示）　球菌在皮肤上可以少量存在,当大量增殖时,可导致细菌性皮炎。显微镜下,可以看到圆形的、染色均匀的、规则的菌体。有时可以存在双链球菌、四联球菌、链球菌等。此时,还应特别注意是否存在被吞噬菌,区分常在菌和致病菌。致病菌常体现为单一存在、被吞噬等特点。大部分的球菌为革兰氏阳性菌,但具体的细菌分类还需做细菌培养。

（2）杆菌（如图 6-24 所示）　杆菌在皮肤上可以少量存在,当大量增殖时,可导致细菌性皮炎。显微镜下,可以看到两头钝圆、着色均匀的棒状菌体。有时可以看见单个、双个或者链杆菌。大部分的杆菌为革兰氏阴性菌,具体区分可做细菌培养。应注意,感染杆菌时治疗难度会相对于球菌加大,时间更长。链杆菌应区别真菌菌丝和染色质。

除此之外,皮肤检查还能看到一些别的菌,多因舔舐感染的口腔常在菌,如西蒙斯杆菌（如

图 6-25 所示）。

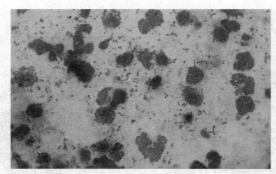

图 6-23 皮检时查到球菌(100×)

注：化脓性炎症-浅表性脓皮症：细胞内和细胞外球菌，降解
的中性粒细胞或嗜酸性颗粒细胞

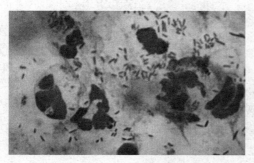

图 6-24 皮检时查到的杆菌(100×)

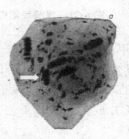

图 6-25 西蒙斯杆菌(箭头所示,100×)

项目 7

穿刺液检验

任务 7.1　浆膜腔积液检验

动物的胸膜腔、腹膜腔和心包腔等统称为浆膜腔。浆膜腔由两层浆膜围成,一层膜附着于腔壁,为壁层;另一层膜覆盖于腔内器官表面,为脏层。两层膜间含有的液体,称为浆膜腔液。正常情况下,浆膜腔仅含有少量液体,起润滑和减轻两层浆膜相互摩擦的作用。在病理情况下,如浆膜有炎症、循环障碍、恶性肿瘤浸润等时,浆膜腔内有大量液体潴留而形成浆膜腔积液。按照积液的部位,浆膜腔积液可分为腹腔积液(腹水)、胸腔积液(胸水)和心包积液等。

7.1.1　浆膜腔积液的采集和处理

1. 样本采集与处理

积液样本应根据临床需要选择腹腔穿刺术、胸腔穿刺术或心包腔穿刺术进行采集。穿刺成功后,记录样本量,留取中段液体于无菌容器内,并标明检查项目、被检动物名称和编号。一般情况下,一般性状检查、细胞学检查和化学检查各留取 2 mL,细菌学检查留取 1 mL(结核分枝杆菌培养应留取 10～20 mL)。为防止凝固,化学、免疫学和微生物学检查宜采用肝素抗凝,一般性状和细胞学检查宜加入 100 g/L EDTA-K$_2$ 抗凝。此外,还应留取 1 管不加任何抗凝剂的积液样本,用于观察积液的凝固性。样本采集后最好在 1 h 内送检。若不能及时送检,应加入样本量 1/10 的无水乙醇或 40% 甲醛以固定细胞,并置冰箱冷藏保存。

2. 注意事项

(1)容器　容器应干燥、洁净、大小适宜,最好加盖,并应注明患病动物名称和识别号、样本采集日期和时间。

(2)样本采集　采集样本时应注意以下几点。

①如怀疑为感染性积液,应在抗生素治疗之前采集样本。

②做细菌学检查的样本必须留于无菌、封口试管中,并注意无菌操作。

③根据检查项目正确选择和使用抗凝剂。

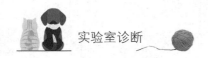

④若需与血液检测进行比较,采集血样本与穿刺术的时间间隔以 0.5 h 之内为宜。

⑤若用于脂质测定,应在患畜空腹时采集积液样本。

(3)样本送检 样本采集后,送检及检测最好在 1 h 内完成,以防止积液出现凝块、葡萄糖分解、细胞变性破坏、细菌自溶或死亡等变化而影响检测结果。

(4)样本处理 样本处理应注意以下几点。

①做细胞学检查的样本,为提高检出率,最好收集大量的样本,低速离心(500 r/min,10 min)后再检查。

②做细胞学检查,必须迅速进行,可加入 1/10 样本量的无水乙醇或 40% 的甲醛预固定。积液中如含有较多的纤维蛋白原或血性样本时,可按样本总量 1/10 比例加入 10^6 mmol/L 的枸橼酸钠溶液混合后再离心,以防止积液凝固。

③做结核分枝杆菌或真菌培养,需迅速进行。

④若怀疑积液中有结核分枝杆菌,则可在 20 mL 积液中加入 2 滴 5% 吐温-80 溶液,离心后显微镜检查,以提高检出率。

⑤积液内可能含有病原微生物等,检查时应注意生物污染和生物安全。样本检验后,必须经过 10 g/L 过氧乙酸或漂白粉消毒处理后才能排放入下水道内。所有盛积液的容器必须用 10 g/L 过氧乙酸钠溶液浸泡 2 h,或用 5 g/L 过氧乙酸浸泡 30~60 min,而后用清水冲洗干净。使用一次性容器的,应先消毒,再销毁。

7.1.2 浆膜腔积液的一般检验

1. 物理学检查

物理学检查主要通过肉眼观察法,进行积液量、颜色、透明度、有无薄膜或凝块的观察,并准确报告。

(1)量与颜色 正常胸腔液、腹腔液和心包腔液为少量清澈、淡黄色的液体,病理情况下,液体量增多,增多的程度与病变部位和病情有关,并可出现不同的颜色变化。一般漏出液颜色较浅,渗出液颜色较深且随病情而改变。浆膜腔积液常见的颜色改变及其临床意义如下。

①红色。常见于穿刺损伤、结核、肿瘤、内脏损伤以及出血性疾病等,因积液混有血液引起。由于红细胞量的多少和出血时间的不同,积液可呈淡红色、鲜红色或暗红色。

②白色。可呈脓性或乳白色,前者多由于化脓性感染使积液中存在大量白(脓)细胞引起,后者可见于真性乳糜液(因淋巴瘤、肿块等引起胸导管或淋巴管梗阻或破裂)和假性乳糜液(积液含有大量脂肪变性细胞或胆固醇所致)。

③绿色。常见于铜绿假单胞菌感染,黄绿色常见于类风湿病积液。

④棕色。常见于阿米巴脓肿破溃进入胸腔或腹腔所致。

⑤黑色。提示曲霉菌感染。

⑥草黄色。多见于尿毒症引起的心包积液。

(2)透明度 正常浆膜腔液清晰透明,积液的透明度常与其所含细胞、细菌以及蛋白质的多少有关。漏出液因其所含细胞、蛋白质少,且无细菌,故常呈清晰透明或微浊;渗出液因含有大量细菌、细胞,常呈不同程度的混浊;乳糜液因含有大量脂肪细胞亦呈混浊外观。透明度变化分别以"清晰透明""微浊""混浊"来报告。

(3)凝固性 积液抽出放置后观察其凝固性。正常浆膜腔液无凝块。漏出液因含纤维蛋白原少,一般不发生凝固;渗出液由于含较多的纤维蛋白原、细菌、细胞破坏后释放的凝血活酶等产物,可自行凝固或形成凝块。此外,含碎屑样物的积液多见于类风湿病,黏稠样积液提示有恶性间皮瘤。凝固性变化以"凝固""不凝固"来报告。

(4)相对密度　浆膜腔积液相对密度的高低与其所含溶质,尤其是蛋白质的多少有关。漏出液的相对密度一般小于 1.015;渗出液由于含有较多的蛋白质和细胞等成分,相对密度常大于 1.018。

2. 化学检查

浆膜腔积液的化学检查需将积液离心后取上清液进行,其检查方法与血清化学检查方法相同,且常需要与血清中的某些化学成分同时测定,并对比分析。

(1)浆膜腔积液黏蛋白定性试验

①实验原理。黏蛋白定性试验又称 Rivalta(李凡他)试验。浆膜间皮细胞在炎症反应刺激下黏蛋白分泌增加,而黏蛋白是一种酸性糖蛋白,等电点为 pH 3～5,在稀乙酸溶液中可产生白色雾状沉淀。该法常用于漏出液与渗出液的鉴别,漏出液黏蛋白定性试验常为阴性,渗出液常为阳性。

②实验方法。取 100 mL 量筒,滴入 2～3 滴乙酸,再加蒸馏水至 100 mL。充分混匀(pH 3～5)并静置数分钟后,靠近量筒液面轻轻垂直滴加浆膜腔穿刺液 1～2 滴。立即在荧光灯下以黑色为背景,肉眼观察有无白色雾状沉淀产生及其下降速度。

③结果判断。根据有无白色雾状沉淀产生及其下降速度,试验结果以如下形式报告。

－:清晰,不显雾状或者有轻微白色雾状混浊,但在下降过程中逐渐消失。

±:渐呈白雾状。

+:呈白雾状。

++:白色薄云状。

+++:白色浓云状。

④注意事项。

A. 血性积液应离心沉淀后取上清液进行试验;

B. 在量筒中加入乙酸和蒸馏水后应充分混匀,否则会产生假阴性;

C. 积液中球蛋白含量过高,试验可呈假阳性。可将积液滴入未加乙酸的蒸馏水中,因球蛋白不溶于水可出现白色雾状沉淀,借以鉴别;

D. 积液中的蛋白质总量可影响检测结果。蛋白质含量在 30 g/L 以下时全部为阴性反应,30～40 g/L 者约 80% 为阳性,超过 40 g/L 时全部呈阳性反应。

(2)蛋白质定量测定　积液中蛋白质种类及含量的测定有助于鉴别积液的性质,其总蛋白测定可采用双缩脲测定法,各蛋白质组分的分析可采用蛋白电泳法。

蛋白质测定临床意义　通常漏出液蛋白质含量多小于 25 g/L,而渗出液多大于 30 g/L。炎性积液,尤其是化脓性、结核性积液,蛋白质含量多大于 40 g/L。充血性心力衰竭、体内水钠潴留、肾病综合征等积液的蛋白质含量最低,仅为 1～10 g/L;肝硬化腹腔积液的蛋白质含量多为 5～20 g/L;恶性肿瘤所致积液的蛋白质含量多为 20～40 g/L;肝静脉阻塞综合征积液的蛋白质含量则可高达 40～60 g/L。

此外,检测血清－腹腔积液清蛋白梯度(SAAG),即血清蛋白浓度减去腹腔积液清蛋白浓度,比积液总蛋白测定更有诊断和鉴别诊断价值。SAAG 值高于 11 g/L 为漏出液,低于 11 g/L

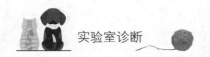

为渗出液。高 SAAG 为良性积液，低 SAAG 为恶性积液，高 SAAG 常会出现门静脉高压，但梯度越大门静脉压越高，低 SAAG，出现门静脉高压的可能性不大。

（3）葡萄糖测定　正常情况下，浆膜腔液中葡萄糖含量与血糖相似，病理情况下，由于积液中的炎性细胞、细菌或肿瘤细胞等分解或利用葡萄糖的量增加，或血糖降低时从血液运转入积液的葡萄糖量减少等原因，导致积液中的葡萄糖含量降低。具体测定方法：目前常采用葡萄糖氧化酶法或己糖激酶法，这两种测定方法均有试剂盒，严格按照试剂盒说明书进行操作即可。己糖激酶法的特异性和准确性均高于葡萄糖氧化酶法。

临床意义：

①漏出液与渗出液的鉴别。漏出液的葡萄糖含量较血糖稍低，渗出液中的葡萄糖含量明显降低（2.22～3.33 mmol/L），有助于积液性质的鉴别。

②良性与恶性胸腔积液的鉴别。恶性胸腔积液葡萄糖含量降低，但一般不低于3.33mmol/L，而化脓性积液、风湿性积液、结核性积液、狼疮性积液、非化脓性感染性积液的葡萄糖含量明显降低（<3.33mmol/L）。

③结核性腹腔积液与肝硬化腹腔积液的鉴别。结核性腹腔积液中的葡萄糖含量与血糖比值为 0.25～0.93，而肝硬化腹腔积液中的葡萄糖含量与血糖比值为 1.00～3.68。

（4）酶学检查

①乳酸脱氢酶（LD）。测定原理：LD 催化乳酸脱氢生成丙酮酸，同时氧化型辅酶Ⅰ被还原成还原型辅酶Ⅰ（NADH），在 340 nm 处测定 NADH 的吸光度，计算出样品中 LD 活性。可用比色定量检测试剂盒进行检测。

临床意义：积液中 LD 活性测定可用于鉴别积液的性质或诊断某些疾病。漏出液 LD 活性与正常血清相近，若积液 LD 大于 200 U/L，且积液 LD 与血清 LD 比值大于 0.6 时，则多为渗出液。化脓性积液 LD 增高最明显，且增高程度与感染程度呈正相关，恶性积液次之，结核性积液仅轻微增高。若积液 LD/血清 LD 大于 1.0，则可能为恶性积液，为恶性肿瘤细胞分泌大量 LD 所致。

②溶菌酶（Lys）。测定方法：Lys 活性的测定方法有平板法、比浊法及电泳法，目前最常用 Lys 试剂盒平板法，其原理是将灭活的微球菌混匀于琼脂或琼脂糖凝胶内制成平板，在凝胶板上打孔，孔内分别加入鸡蛋白 Lys 标准液和待测样品，经一定时间后测量溶菌圈直径，以此计算酶活性。溶菌环的直径与样本中 Lys 活性值的对数呈直线关系，且溶菌环清楚、稳定、准确。

临床意义：正常积液 Lys 含量为 0～5 mg/L，积液 Lys/血清 Lys 小于 1.0。大多数结核性积液的 Lys 含量大于 30 mg/L，且积液 Lys/血清 Lys 大于 1.0。此外，同时检测胸腔积液 Lys 的含量与 LD 活性更有助于积液性质的鉴别，结核性积液二者均增高，心力衰竭性积液则二者均降低，恶性积液则 LD 增高而 Lys 降低。

③腺苷脱氨酶（ADA）。测定方法：常用氨偶联酶法，用半自动生化分析仪检测浆膜腔积液中 ADA 活性。

临床意义：T 淋巴细胞内含有丰富的 ADA，结核性积液因淋巴细胞增多，ADA 活性常大于 40 U/L，其对结核性积液的诊断有重要意义；当抗结核药物治疗有效时，其活性随之下降，可作为结核性积液诊断和疗效观察的指标。

④碱性磷酸酶（ALP）。ALP 为非特异性水解酶。浆膜表面癌细胞可释放大量 ALP，故恶性积液的 ALP 活性明显增高，且积液 ALP/血清 ALP 大于 1.0，而其他肿瘤性积液、非肿瘤性

积液的比值则小于 1.0。此外,小肠狭窄或穿孔所致腹腔积液 ALP 活性明显增高,具有一定的诊断参考价值。可用生化分析仪检测积液中 ALP 活性。

⑤淀粉酶(AMY)。唾液与胰液富含 AMY,因此 AMY 活性检测有助于食管穿孔性胸腔积液和胰源性腹腔积液的判断及其相应疾病的诊断。食管穿孔时,因唾液经穿孔处流入胸腔,使胸腔积液中 AMY 活性增高,且多发生在穿孔 2 h 后,有助于食管穿孔的早期诊断。腹水 AMY 活性增高主要见于胰腺炎、胰腺肿瘤、胰腺损伤、胃或十二指肠穿孔、肠系膜静脉阻塞或小肠狭窄等。

检测方法:采集积液后,迅速用自动生化分析仪检测 AMY 活性。

⑥透明质酸酶(HA)。浆膜腔液中的 HA 主要由浆膜上皮细胞合成,胸腔积液中 HA 水平增高,常提示胸膜间皮瘤,临床上将其作为诊断间皮瘤的标志之一。

检测方法:可用试剂盒通过酶联免疫吸附法进行检测。

(5)脂质测定　积液的脂质测定有助于积液性质的判断。胸腔积液胆固醇小于 1.6 mmol/L,提示为漏出液;大于 1.6 mmol/L,提示为渗出液。腹腔积液胆固醇小于 1.15 mmol/L,为肝硬化性腹腔积液;大于 1.15 mmol/L,提示为恶性腹膜转移癌。腹腔积液甘油三酯含量分别为:恶性积液＞肝硬化性及乳糜性积液＞其他良性积液。胆固醇和甘油三酯含量可通过生化分析仪测定。

3. 浆膜腔积液显微镜检查

(1)细胞计数

①计数方法。参照血细胞计数法。

②注意事项。A.细胞计数应在样本采集后 1 h 内进行,以免细胞变形、破坏或积液凝固,使结果降低。B.计数液用前应混匀,避免细胞分布不均而影响结果的准确性。C.细胞总数和有核细胞计数时应包括间皮细胞。D.如发现多量形态不规则、体积大、核大、核仁明显、胞质染色深、单个散在或成堆分布的细胞时,应怀疑为肿瘤细胞,需进一步做细胞学检查。

③临床意义。A.红细胞:因 1 000 mL 积液中混入 1 滴血液,积液即可呈红色,因此,积液呈红色不具有诊断价值。但如果积液中红细胞大于 $100\,000\times10^6/L$,则见于恶性肿瘤、穿刺损伤、创伤、肺梗死以及结核病等。若排除外伤,则以恶性肿瘤最为常见。B.有核细胞:有核细胞计数对鉴别漏出液与渗出液有一定参考价值。漏出液中有核细胞数量多小于 $100\times10^6/L$,渗出液常大于 $500\times10^6/L$。结核性与癌性积液有核细胞数常大于 $200\times10^6/L$,而化脓性积液则常小于 $1\,000\times10^6/L$。心包积液有核细胞数大于 $1\,000\times10^6/L$,多提示为心包炎。腹腔积液有核细胞数量若大于 $500\times10^6/L$,且主要为中性粒细胞($>50\%$),则提示为细菌性腹膜炎。

(2)有核细胞分类

①计数方法。

A. 直接分类法:有核细胞计数后,可直接转到高倍镜下,根据细胞体积和细胞核的形态分别计数单个核细胞(淋巴细胞、单核细胞和间皮细胞)和多个核细胞(粒细胞)。共计数 100 个细胞,并报告其百分率。

B. 染色分类法:积液细胞形态异常或数量太多时,采集积液后立即将积液离心(2 000 r/min,5 min),取沉淀物推片,干燥,瑞氏或瑞吉氏染色后,在油镜下分类计数。如见间皮细胞或肿瘤细胞等异常细胞,应另行报告,以助临床诊断。

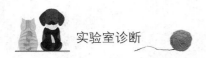

②注意事项。穿刺液应在抽取后立即离心,查找肿瘤细胞时可多张涂片,必要时,可制备稍厚涂片,在干燥前置于乙醚、乙醇等量混合的溶液中固定 30 min,用苏木素－伊红(H.E.)或巴氏染色,以提高肿瘤细胞检出率。

③临床意义。漏出液中细胞较少,以淋巴细胞和间皮细胞为主,渗出液中细胞种类较多,其增多的程度及种类与疾病的性质有关。

A. 中性粒细胞增多:常见于化脓性积液、早期结核性积液、肺梗死等,以化脓性渗出液中性粒细胞增高最明显,常大于 $1\,000\times10^6$/L。

B. 淋巴细胞增多:多提示慢性炎症,以小淋巴细胞为主,常见于结核性病变,也可见于充血、慢性炎症、病毒、支原体、肿瘤或结缔组织病等所致的渗出液。

C. 嗜酸性粒细胞增多:积液中嗜酸性粒细胞占白细胞总数 5% 以上时为增多,常与空气或血液进入浆膜腔有关,提示为良性或自限性疾病。胸腔积液嗜酸性粒细胞增高常见于恶性肿瘤、外伤、充血性心力衰竭、肺梗死、石棉沉着病、寄生虫或真菌感染、间皮瘤等。腹腔积液嗜酸性粒细胞增高则常见于充血性心力衰竭、腹膜透析、血管炎、淋巴瘤等。

D. 浆细胞增多:积液中出现少量浆细胞不具有诊断意义,明显增多时多提示充血性心力衰竭、恶性肿瘤、多发性骨髓瘤浸润浆膜。

E. 间皮细胞增多:常提示浆膜受损,浆膜上皮脱落旺盛,多见于结核性积液、慢性恶性积液或淤血等。

F. 组织细胞:积液中存在大量中性粒细胞与组织细胞,提示炎症。

G. 肿瘤细胞:积液中找到肿瘤细胞是诊断恶性肿瘤及恶性肿瘤浆膜浸润或转移的重要依据,积液中常见的肿瘤细胞有淋巴瘤、白血病、胃肠道癌、胰腺癌、乳腺癌及卵巢癌等。

H. 其他细胞:偶见红斑狼疮细胞,陈旧性血性积液中可见含铁血黄素细胞。

4. 免疫学检查

(1)免疫球蛋白检查　免疫球蛋白检测方法有:免疫扩散法、免疫电泳法和免疫散射比浊法。

免疫球蛋白检查的临床意义:正常浆膜腔中免疫球蛋白含量很少,这是由于免疫球蛋白为大分子物质,一般不易漏出血管外,若血管内皮损伤或通透性增高,由血液渗入浆膜腔的免疫球蛋白增多,则引起浆膜腔液中其含量增多。免疫球蛋白检查对鉴别漏出液及渗出液有重要意义。可同时检测血清和积液中的 IgG 和 IgA,进行胸(腹)水 IgG/血清 IgG、胸(腹)水 IgA/血清 IgA 的比值和这两个比值的平均值测定。若两个比值的平均值大于 0.5,为渗出液;若小于 0.5,则为漏出液。

(2)C-反应蛋白测定　C-反应蛋白(CRP)由肝合成,是一种急性时相反应蛋白,在感染和损伤时合成明显增高,检出率几乎为 100%。CRP 小于 10 mg/L 为漏出液,大于 10 mg/L 为渗出液。因此,CRP 对于炎症而导致的胸腔积液或腹腔积液的诊断和鉴别诊断有重要参考价值。

(3)其他成分测定　其他成分包括肿瘤坏死因子、干扰素和类风湿因子等。

①肿瘤坏死因子(TNF)。肿瘤坏死因子主要由吞噬细胞产生。在结核性肉芽肿形成过程中,吞噬细胞活化并产生 TNF 增强,故测定积液中 TNF 有助于结核性积液的诊断。风湿性积液、子宫内膜异位积液 TNF 水平亦可升高,但明显低于结核性积液。

②γ-干扰素(γ-INF)。γ-INF 是由活化 T 细胞和自然杀伤细胞(NK 细胞)产生的细胞因子。结核性积液的 γ-INF 含量明显增高,而类风湿病性积液 γ-INF 则很低,可鉴别诊断。

③类风湿因子(RF)。类风湿因子是变性 IgG 刺激机体产生的一种自身抗体,主要存在于患类风湿关节炎动物的血清和关节液中。若积液中 RF 效价大于 1∶320,且积液 RF 效价高于血清,则可提示为风湿病性积液。

以上 3 种成分检测均有试剂盒,严格参照试剂盒书进行操作。

5. 病原生物学检查

(1)细菌和真菌检查

①检查方法。

A. 革兰氏染色:取无菌留取经肝素抗凝的积液,立即 2 000 r/min,离心 15 min,取沉淀物涂片、干燥(切勿用火焰固定后),做革兰氏染色,油镜下检查。感染性积液常见的细菌有肺炎链球菌、葡萄球菌、大肠杆菌、流感嗜血杆菌、脆弱类杆菌属、铜绿假单胞菌、粪肠球菌、放线菌等。感染性积液可同时由多种细菌感染引起,检查时应特别注意。真菌引起的积液可找到菌丝、孢子等。

B. 抗酸染色:用于浆膜腔积液的结核分枝杆菌检查。如怀疑为结核性积液,最好无菌采集积液 20 mL,加入 2～3 滴 5%的吐温－80 溶液,立即 3 000 r/min,离心 20 min,取沉淀物制成厚膜涂片,固定后抗酸染色,油镜检查时可找到抗酸杆菌。

C. 微生物培养:若积液的显微镜检查发现有细菌和真菌,可进一步做细菌培养(包括结核分枝杆菌和真菌培养)以及药物敏感试验等。

②临床意义。正常浆膜腔液无细菌和真菌。如样本已肯定为漏出液,一般无需检查细菌,如肯定或怀疑为渗出液,则应进行细菌学检查。细菌检查对感染性积液病因和相应疾病的诊断都具有重要价值。

(2)寄生虫检查　主要采用湿片浓缩显微镜检查法,积液离心沉淀后,将沉淀物全部倒在玻片上,在低倍镜下查找寄生虫或寄生虫卵。若发现寄生虫卵或虫体,则提示积液有相应寄生虫引起的感染。通常乳糜样积液中可找到微丝蚴,阿米巴原虫性积液进行碘液染色可找到阿米巴滋养体,包虫病胸腔积液中可找到棘球蚴的头节和小钩。

7.1.3　浆膜腔积液检查的临床应用

1. 漏出液和渗出液的鉴别

不明原因的浆膜腔积液,通过穿刺液检验,大致可鉴别是漏出液还是渗出液。如何区分漏出液和渗出液参见表 7-1。

2. 寻找病因

近年,由恶性肿瘤引起的胸腔积液和心包腔积液呈逐年上升的趋势。随着实验方法和技术的进步,临床上浆膜腔积液检查的内容日益增多,但由于浆膜腔积液的病因和性质复杂,依据单一或少数几项指标进行诊断具有局限性,必须结合临床和多项检查结果进行综合分析判断。积液特点及性质的鉴别,能为寻找积液的病因乃至疾病的诊断或鉴别诊断提供有效的参考依据,常见的积液特点及鉴别如下:

(1)脓性渗出液　脓性渗出液黄色混浊,含有大量脓细胞和细菌。常见于葡萄球菌、链球菌、大肠埃希氏菌、铜绿假单胞菌、放线菌等感染,由化脓性细菌、肺炎链球菌引起的渗出液色深、黏稠,链球菌性渗出液多稀薄,呈淡黄色,放线菌性渗出液呈黄色或黄绿色、黏稠、恶臭,可找到特有的菌块,铜绿假单胞菌性渗出液可呈绿色。

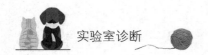

表 7-1　漏出液与渗出液的鉴别

项目	区分	
	漏出液	渗出液
颜色	无色,有时淡黄	金黄、黄红、浅红、全红似血
透明度	透明	混浊
气味	无特殊臭味	特殊臭味或腐败臭味
黏稠度	稀薄如水	稍带黏稠或黏稠
凝固性	一般不凝	一般易凝
密度	低于 1.018	高于 1.018
蛋白质	低于 2.5 g/L	高于 3 g/L
葡萄糖	与血糖含量近似	低于血糖含量
纤维蛋白原	低于 50 mg/L	$100 \sim 400$ mg/L
纤维蛋白	无	有时有
电泳图像	主要为白蛋白	与血清电泳图像相似
白细胞数	低于 100 个/μL	常在 50 000 个/μL
白细胞分类	少量淋巴细胞及间质细胞	多量中性粒细胞
细菌	(-)	(+)
临床症状	无炎症症状	有炎症症状

(2)浆液性渗出液　浆液性渗出液黄色,半透明、黏稠液体,蛋白质含量为 $30 \sim 50$ g/L,细胞数为 $(200 \sim 500) \times 10^6$/L;常见于结核性、化脓性积液,亦见于风湿性积液、结缔组织病和肿瘤浆膜转移。

(3)血性渗出液　积液可呈不同程度的红色。常见于外伤、恶性肿瘤、结核及肺梗死等。肿瘤性血性积液抽取后很快凝固,涂片可找到肿瘤细胞,结核性血性积液凝固较慢,积液为果酱色提示阿米巴感染,应涂片查找阿米巴滋养体,积液呈不均匀血性或混有小凝块,提示为创伤引起。

(4)乳糜性渗出液　积液中脂肪浓度大于 4.0 g/L 时,可呈乳白色混浊,常为丝虫病、纵隔肿瘤或淋巴结核、外伤等所致胸导管阻塞、破裂或受压引起。当积液中含有大量脂肪变性细胞时,因所含胆固醇、卵磷脂增高,也可呈乳糜样(假性乳糜性渗出液),见于慢性胸、腹腔化脓性感染。

(5)纤维性渗出液　积液中含大量纤维蛋白(原),可分为浆液纤维性积液和脓性纤维性积液,前者见于系统性红斑狼疮,后者见于各种化脓性感染并出现大量纤维蛋白。

(6)胆固醇性渗出液　积液呈黄白色或黄褐色,混浊,常混有浮动的鳞片状、带有光泽且折光性强的结晶,静置后结晶沉积于管底。镜检可见到胆固醇结晶,与结核杆菌感染有关,多见于积液长期潴留。

(7)胆汁性渗出液　积液呈黄绿褐色,胆红素检测阳性,提示腹腔与胆道系统相通,见于胆汁性腹膜炎所致腹腔积液。

(8)腐败性渗出液　积液褐色或绿色,呈腐败臭味,多因肺脓肿破溃到胸腔所致,可检测出腐败菌。

任务 7.2　脑脊髓液检验

脑脊髓液简称脑脊液(CSF),是存在于脑室及蛛网膜下腔的无色透明液体,是一种细胞外液。约 70% 的脑脊液是在脑室的脉络丛通过主动分泌和超滤的联合过程形成的;30% 的脑脊液是大脑实质,由脊髓蛛网膜下隙以及脑室与脊髓中央腔面的室管膜所产生。脑脊液具有提供浮力保护脑和脊髓免受外力震荡损伤,调节颅内压,供给脑、神经细胞营养物质,并运走其代谢产物,调节神经系统碱贮量,保持 pH 7.31～7.34 的作用。此外,脑脊液还通过转运生物胺类物质影响垂体功能,参与神经内分泌调节。由于血脑屏障的存在,脉络丛上皮细胞对血浆各种物质的分泌和超滤具有选择性。但当中枢神经系统任何部位发生器质性病变时,由于脉络丛上皮细胞通透性发生改变,一些正常情况下不易透过血脑屏障的物质也可进入脑脊液,从而使脑脊液的容量和成分发生改变。因此,通过对脑脊液物理学检查、化学检查、显微镜检查、免疫学检查和脑脊液病原学检查,可为疾病的诊断、治疗和预后判断提供依据。

7.2.1　脑脊液的采集与处理

1. 脑脊液的采集

(1)犬、兔脑脊液的采集　犬、兔通常采取脊髓穿刺法,穿刺部位在两髂骨连线中点稍下方第 7 腰椎间隙。动物轻度麻醉后,侧卧位固定,使头部及尾部向腰部尽量屈曲;用左手拇指、食指固定穿刺部位的皮肤,右手持腰穿刺针垂直刺入,当有落空感及动物的后肢跳动时,表明针已达椎管内(蛛网膜下腔);抽取针心,即见脑脊液流出。犬一次抽 2～3 mL,采完脑脊液后,注入等量的生理盐水,以保持原来脑脊腔的压力。

(2)大鼠脑脊液的采集　大鼠脑脊液的采集可采用以下 2 种方法。

①经侧脑室穿刺法。大鼠采集脑脊液时,先用湿纱布擦拭大鼠颈背部皮肤,剪去背毛暴露皮肤。两耳连线剪 1.5 cm 左右横切口,在其中点向尾侧沿皮下剪开 2 cm,将皮向两侧分离,扩大视野。紧贴大鼠头骨依次逐层剪切各肌层,断端依次拉向尾侧扩大视野。有出血时用干纱布按压止血,保持术部清洁。接近颈后黄韧带时,小心地用 7 号注射器针头分离覆盖的肌肉,暴露寰枕膜。用 1 mL 注射器(针头用止血钳弄弯,与针体成 150° 钝角,针斜面向上,针尖端近水平)刺入蛛网膜下腔,固定针体,缓慢抽取脑脊液。抽取完毕缝好外层肌肉、皮肤。刀口处涂布磺胺药粉,防止感染。采完脑脊液后,注入等量的消毒生理盐水,以保持原来脑脊腔的压力。

②经枕骨大孔穿刺法。根据定位图谱要求调整大鼠脑定向仪,将麻醉好的大鼠头部固定架上,头颈部剪毛、消毒,沿后正中线切一纵行 2 cm 切口,用剪刀钝性分离颈部背侧肌肉。最深层附着在骨上的肌肉用手术刀背刮开,以避免出血,暴露寰枕筋膜后,直视下可看到枕骨大孔及脑组织。用尖头微量注射器,针尖位于枕骨大孔后外侧朝向小脑延髓池侧向进针,针尖完全进入后即可直接抽取脑脊液。若未见脑脊液流出,可轻微旋转针体。穿刺成功,采完脑脊液后,注入等量的无菌生理盐水或人工脑脊液,以保持原来脑脊腔的压力,然后用 TH 医用胶封闭穿刺孔,缝合好外层肌肉、皮肤,切口处涂布磺胺药粉,防止感染,并维持头低尾高的姿势 30 min。

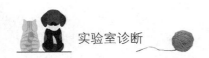

（3）小鼠脑脊液的采集　乙醚麻醉小鼠，置于三角形棒上，用胶带固定其头部，使头下垂与体位形成 45°，以充分暴露枕颈部。从头至枕骨粗隆做中线切开 4 mm，再至肩部 1 mm，钝性分离。用虹膜剪剪去枕骨至寰椎肌肉，如出血可用烧灼器烧，见白色硬脑膜。用 22 号针头在枕骨和寰椎间 2 mm 处刺破，用微量吸管吸取脑脊液。

（4）牛脑脊液的采集　牛站立保定，在穿刺部位用 0.5% 的普鲁卡因进行局部浸润麻醉，在最后一个可触及的腰椎和第一个可触及的骶椎之间的中点进针，用长 5 cm 的 14 号穿刺针穿刺皮肤结缔组织和棘突间韧带，退出后用 10 cm 长的 18 号腰穿针进针（带针芯）。当进针 6～8 cm 时可感觉到阻力，表明穿刺针进入弓状间韧带，退出针芯，脑脊液即可自动流出，采集 20～60 mL 脑脊液。采完脑脊液后，注入等量的灭菌生理盐水，以保持原来脑脊腔的压力。

2. 脑脊液的处理

将采集的脑脊液样本做好标记，收集样本后，应立即送检，并于 1 h 内检验完毕。因为样本放置过久，可致细胞破坏、葡萄糖等物质分解、细菌溶解等，影响检验结果。

3. 脑脊液采集与处理注意事项

（1）脑脊液应用无菌容器盛取，最好放在离心机的无菌管内，冬天应注意保温。

（2）脑脊液样本应立即送检。

（3）脑脊液样本应尽量避免凝固和混入血液，若混入血液应注明。

（4）用于微生物检验的样本应注意保温，不可置冰箱保存。

7.2.2　脑脊液的一般检验

1. 脑脊液的物理学检验

（1）颜色　最好利用背向自然光线观察脑脊液的颜色。正常脑脊液为无色透明液体。

①淡红色或红色。可能是因穿刺时的损伤或脑脊髓膜出血而流入蛛网膜下腔所致。如红色仅见第 1 管样本，第 2、3 管红色逐渐变淡，可能是由穿刺时受损伤所致；如第 1、2、3 管样本皆呈均匀的红色，则可能为脑脊髓或脑脊髓膜出血；脑或脊髓高度充血及日射病时，脑脊髓液可呈淡红色。

②黄色。常见于陈旧性蛛网膜下腔或脑室出血、椎管梗阻、化脓性脑炎、结核性脑膜炎和重症黄疸。陈旧性蛛网膜下腔出血或脑出血，为红细胞破坏、溶解，血红蛋白分解产生胆红素增加所致。出血 4～8 h 即可溶血，使脑脊液呈黄色，此时脑脊液隐血试验为阳性。出血停止后，黄色可持续 3 周左右。由髓外肿瘤、格林巴利综合征等引起的椎管梗阻性疾病，脑脊液蛋白质含量显著增高，当蛋白质含量高于 1.5 g/L 时，脑脊液颜色变黄，且黄色深度与脑脊液中蛋白质含量成正比。

③白色。多由脑膜炎双球菌所致的脑膜炎引起，也可见于结核性脑膜炎或真菌性脑膜炎。

④灰白色。见于肺炎双球菌或链球菌所致的脑膜炎。

⑤绿色。见于铜绿假单胞菌引起的脑膜炎。

⑥褐色或黑色。见于脑膜黑色素瘤。

（2）透明度　脑脊液透明度可用清晰透明、微浊和混浊表述，观察时应以蒸馏水作对照。正常脑脊髓液澄清透明，如蒸馏水样；含少量细胞或细菌时，呈毛玻璃样；含多量细胞或细菌时,混浊或呈脓样,是化脓性脑膜炎的征兆。

(3)气味　健康动物的脑脊液无臭味,但室温下长久放置时可有腐败臭味。脑脊液有剧烈尿臭,为尿毒症的特征;新采的脑脊液发臭腐败,见于化脓性脑脊髓炎。

(4)比重

①用特制比重管,于分析天平上先称 0.2 mL 蒸馏水的质量,再称 0.2 mL 脑脊液的质量,则脑脊液的比重＝脑脊液的质量/蒸馏水的质量。

②如脑脊液的量有 10 mL 时,可采用小型尿比重计直接测定其比重。

健康马脑脊液的比重为 1.000～1.007,牛为 1.006～1.007,犬为 1.006～1.007;猫为 1.005～1.007。腰椎穿刺所获得的脑脊液较颈椎穿刺的比重大。比重增加见于化脓性脑膜炎及静脉注射高渗氯化钠或葡萄糖液之后。

2. 脑脊液的化学检验

(1)蛋白质检查

①蛋白质定性试验(硫酸铵试验)

A. 原理:脑脊髓液中球蛋白遇饱和硫酸铵液,即失去溶解性而发生混浊。

B. 操作:试管中加脑脊髓液 1 mL、饱和硫酸铵液 1 mL,充分混合,静置 4～5 min 后判定结果。

C. 结果判定:(＋＋＋＋)显著混浊,(＋＋＋)中等度混浊,(＋＋)明显乳白色,(＋)微乳白色,(－)透明。健康马脑脊液硫酸铵试验为微乳白色(＋)。

②蛋白质定量试验(磺基水杨酸法)

A. 原理:脑脊液中的蛋白质和磺基水杨酸作用形成沉淀,与标准蛋白质浓度比浊,求得蛋白质的含量。

B. 试剂:3%磺基水杨酸液(如出现颜色,应重新配制),标准蛋白质储存液(将正常动物血清用微量定氮法准确测定其蛋白质含量),标准蛋白质应用液(取标准蛋白质储存液用 0.9%盐水稀释)。

C. 操作:取小试管 3 支,各试管具体取液量参见表 7-2。按相应取液量将上述液颠倒混匀,放置 5～10 min。以空白管校正光密度到零点,用波长 500 mm 或绿色滤光板进行光电比浊。如果测定管加入磺基水杨酸后产生絮状物而不便于比浊时,应另取脑脊液用 0.9%盐水做 2～4 倍稀释后,如前操作,在计算时乘以稀释倍数即可。

表 7-2　磺基水杨酸法蛋白质定量试验取液量

项目	试液/mL		
	测定管	标准管	空白管
被检脑脊液	0.5	—	—
标准蛋白质应用液	—	0.5	—
0.9%盐水	—	—	0.5
3%磺基水杨酸液	4.5	4.5	4.5

D. 标准曲线绘制：取无溶血或胆红素不增高的健康动物新鲜血清，用微量定氮法准确地测定其总蛋白含量，作为脑脊液蛋白质定量测定的标准液。然后用 0.9%氯化钠液将蛋白质浓度稀释成 4 g/dL（例如，血清总蛋白质量测定为 7 g/dL，则吸取血清 4 mL，加入氯化钠液 3 mL，即稀释成为 4 g/dL）。将上述含蛋白质 4 g/dL 的血清分别在试管中用 0.9%氯化钠液做 10、20、40、80 及 160 倍稀释，则每管相当于脑脊液总蛋白质的浓度分别为 400 mg/dL、200 mg/dL、100 mg/dL、50 mg/dL 及 25 mg/dL。取洁净试管 6 支，按表 7-3 操作取液。脑脊液与试剂混合后放置 5 min，以空白管校正光密度到零点，用绿色滤光板进行光电比浊，分别读取各试管光密度。以各试管的光密度读数为纵坐标，已知蛋白质浓度为横坐标绘成标准曲线。

表 7-3　标准曲线的绘制取液量

项目	试 液					
	1	2	3	4	5	空白管
不同蛋白质浓度/（mg/dL）	（400）	（200）	（100）	（50）	（25）	—
稀释的血清	0.5	0.5	0.5	0.5	0.5	—
0.9%氯化钠液	—	—	—	—	—	0.5
3%磺基水杨酸	4.5	4.5	4.5	4.5	4.5	4.5

E. 临床意义：健康动物脑脊液仅含有微量蛋白质（40 mg/dL 以下），血脑屏障的通透性增大时，脑脊液中蛋白质增多，且多为球蛋白，见于中暑、脑膜炎、脑炎、败血症及其他高热性疾病。但马的破伤风、慢性脑水肿及牛产后瘫痪时，脑脊液中蛋白质含量可能在正常范围。

（2）葡萄糖检查

①原理及操作。同尿中葡萄糖测定。

②注意事项。葡萄糖测定应在样本采取后立即进行，否则其由于细菌或白细胞的作用而分解，影响测定结果。如不及时测定，应在每 2 mL 脑脊液内加福尔马林 1 滴，并保存在冰箱内。

③临床意义。脑脊液的含糖量取决于血糖的浓度、脉络膜的渗透性和糖在体内的分解速度。血糖含量持续增多或减少时，可使脑脊液内含糖量也随之增减。健康动物脑脊液的葡萄糖含量在 40～60 mg/dL。脑脊液含糖量增多不常见，含糖量减少见于化脓性脑膜炎、重度过劳、血斑病及产后瘫痪。

（3）氯化物测定

①原理及操作。同血清中氯化物测定。如果脑脊液混浊或含血液，则应离心沉淀，取上清液测定。

②临床意义。脑脊液中氯化物的含量略高于血清，健康动物为 650～760 mg/dL（按氯化钠计算）。氯化物显著增加见于尿毒症（850～980 mg/dL）、麻痹性肌红蛋白尿病（850～980 mg/dL）及媾疫（780～810 mg/dL）等，氯化物减少见于沉郁型脑脊髓炎。

3. 脑脊液的显微镜检查

（1）细胞计数。在采集做细胞计数的脑脊液时，按每 5 mL 脑脊液加入 10%EDTA-Na$_2$ 抗凝剂 0.05～0.1 mL，混合后备检。

①白细胞计数。取小试管 1 支，加冰醋酸龙胆紫稀释液 0.38 mL（龙胆紫 0.2 g，冰醋酸

10.0 mL,蒸馏水加至 100 mL);用血红蛋白计吸血管吸取摇匀的脑脊液 0.02 mL,加入稀释液内,振荡混合,脑脊液为 20 倍稀释;取 20 倍稀释的脑脊液,滴入血细胞计数板上的 2 个计数池中,于显微镜下计数 10 个大方格(每个计数池计数 5 个大方格,容积共为 1 mm³)内的白细胞数。每立方毫米脑脊液内白细胞数为 10 个大方格内的白细胞数乘以稀释倍数(20)。

②红细胞计数。用毛细吸管吸取摇匀的脑脊液少量,滴 1 滴于血细胞计数池内,计数 5 个大方格内的细胞数(包括红细胞及白细胞),结果乘以 2,即为每立方毫米脑脊液的红、白细胞数;用另一毛细吸管,先吸入冰醋酸并轻轻吹去,再吸取混匀的脑脊液少量(此时红细胞已被破坏而白细胞未破坏),滴入计数池中,计数 5 个大方格中的白细胞数,结果乘以 2,即为每立方毫米脑脊液内的白细胞数;红、白细胞数减去白细胞数即红细胞数。

注意,应于采样后 1 h 内做细胞计数,否则细胞可被破坏或与纤维蛋白凝集成块而影响准确性。如穿刺中损伤血管而使脑脊液含有多量血液时,一般不适宜做白细胞计数。

健康动物脑脊液中的细胞数,每立方毫米为 0～10 个,大多数为淋巴细胞,除穿刺引起损伤外,一般不含红细胞。细胞数增多,见于脑膜脑炎等。

(2)细胞分类

①瑞氏染色法。将白细胞计数后的脑脊液立即离心沉淀 10 min,将上清液倒入另一洁净试管,供化学检验用,把沉淀物充分混匀,于载玻片上制成涂片,尽快在空气中风干;然后滴加瑞氏染色液 5 滴,染色 1 min 后,立即加新鲜蒸馏水 10 滴,混匀,静置 4～6 min,用蒸馏水漂洗,干燥后镜检,可以区分出嗜中性粒细胞、嗜酸性粒细胞、淋巴细胞和内皮细胞。内皮细胞较大,接近方形或不正圆形,呈淡青至青灰色,胞浆宽阔,核较大,形态不规则,与血片中的单核细胞差不多。正常时,淋巴细胞占 60%～70%。

②临床意义。中性粒细胞增加见于化脓性脑膜炎、脑出血等,表示疾病在进行;淋巴细胞增加见于非化脓性脑膜炎及一些慢性疾病,一般表示疾病趋向好转;内皮细胞增加见于脑膜受刺激及脑充血等。

7.2.3 脑脊液检查的临床应用

由于脑脊液细胞收集技术、细胞染色技术的不断提高和创新以及脑脊液细胞分类的不断完善,脑脊液检查广泛应用于临床诊断,成为中枢神经系统感染、脑血管病、肿瘤(包括脑肿瘤、白血病等)、寄生虫病诊断和病情监测的重要手段。此外,还可用于中枢神经系统免疫功能监测。

脑脊液细胞学在细胞生物学和分子生物学等学科的基础上不断发展,从细胞形态到细胞功能最终推动病因学的发展。不同疾病脑脊液实验室检查的诊断灵敏度和特异性不同参见表 7-4。因此,对不同类别的病因检查用脑脊液特殊检测项目参见表 7-5,将是准确建立诊断行之有效的方法。

表 7-4　脑脊液实验室检查对疾病诊断的灵敏度和特异性

灵敏度	特异性	疾病
高	高	细菌性、结核性、真菌性脑膜炎
高	中	病毒性脑膜炎、蛛网膜下腔出血
中	高	脑膜恶性疾病
中	中	颅内出血、硬膜下血肿

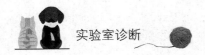

表 7-5　根据不同病因选用脑脊液检查项目

常规检查项目	特定情况下的检查项目
脑脊液压力	病原体培养（细菌、病毒、结核分枝杆菌检测）
细胞总数测定	染色（革兰氏染色、抗酸染色）
细胞分类（染色片）	真菌和细菌抗原检测
葡萄糖脑脊液/血浆比值测定	酶学检测
蛋白质测定	细胞学检查
	免疫球蛋白检查

任务 7.3　关节液收集与分析

关节液采集和分析是辅助诊断犬、猫关节病的重要方法之一，对确定是否存在关节病或鉴别炎性和非炎性疾病有重要的意义。关节液的收集与分析还可以为一些特异性诊断提供信息。

7.3.1　关节液收集方法

关节穿刺不需要专门技术或设备，对动物损伤小，操作成本低，且诊断范围广。犬、猫在收集关节液时可不用镇静和麻醉，但通常需要轻度镇痛，以防止动物在收集关节液时骚动而污染样本。当怀疑多关节炎时，应至少分析 6 个关节的关节液。免疫介导性疾病往往在远端小关节表现最明显，如跗关节和腕关节，而脓肿性关节炎更常见于近端大关节。即便只有一个关节表现临床症状，也应采集多个关节内的关节液。

采集部位剃毛，并像手术前一样清洁皮肤。如果触摸针刺部位，需要戴无菌手套。犬、猫关节穿刺一般选择 25 号针头，连接 3 mL 注射器。收集大型犬肩关节、肘关节和膝关节的关节液时，应选择 22 号针头。收集大型犬髋关节的关节液时，可选择 3 英寸脊髓穿刺针。

穿刺的位置不是唯一的，无菌备皮后，连接注射器的针头穿刺进入关节。一旦针头进入关节，即对注射器施加温和的负压。关节液黏滞度的准确测定、细胞计数评估、白细胞分类计数和培养仅需要非常少量的关节液（1～3 滴）。回撤注射器时，其负压在通过皮肤前释放。一见血色应迅速释放吸力并且回撤针头。收集的关节液应立即做涂片。1 滴关节液制作 1 张涂片。

收集的关节液样本储存在无菌试管内进行培养和药敏试验，或直接接种到增菌培养基内。当收集的关节液量比较大时，剩余的关节液可盛于含乙二胺四乙酸（EDTA）的试管内，用于精确细胞计数和进一步分析。

7.3.2　关节液的一般检查

1. 关节液外观分析

正常的关节液是清亮无色的。关节液混浊见于任何导致大量红细胞或白细胞进入关节的疾病。关节液的颜色改变提示血液污染或病变，收集关节液时的穿刺操作或进行性病变过程导致的出血,可造成关节液弥散性变红,但轻击损伤导致的出血,似乎并不能使血液均匀地与关节液混合。黄色关节液(黄变)通常说明先前关节内出血,偶尔见于变性性、损伤性和炎性关节病。

正常的关节液非常黏稠,从针尖滴落到玻片时可拉成一条线。关节液变薄或呈水样,说明关节液内缺乏聚合透明质酸,这可发生于血清稀释后,或由于关节内炎症反应引起降解而导致。

2. 关节液微观分析

细胞学检查是关节液分析最重要的一个方面。通常只需收集几滴关节液,即可通过关节液直接涂片染色估计细胞数量。有时可收集到大量关节液,这时可用血细胞计数仪进行完全细胞计数。关节液可选用生理盐水作为稀释液,因为用于有核细胞计数的血细胞计数仪内常用的稀释液为2%乙酸,可使关节液内的透明质酸盐沉淀,形成黏蛋白凝块。除了将关节液保存在EDTA内之外,还要制作关节液的涂片,因为关节液的细胞可能随时间而降解。

每微升正常的关节液含有100~3 000个白细胞,主要是单核细胞。正常关节液的涂片上,每个高倍(100×)视野可见1~3个单核细胞。关节液中白细胞数量的估计,需要比较关节液涂片和已知白细胞数的血涂片的每个显微镜视野内平均白细胞数。有经验的临床兽医师从显微镜下扫视染色后的关节液涂片,就能估计细胞数量是正常、轻度增多或极度增多。计算关节液样本中有核细胞计数近似值的公式为:

$$有核细胞计数估计值 = \frac{外周血液白细胞计数}{血涂片显微镜视野平均白细胞数} \times 关节液涂片显微镜视野平均白细胞数$$

正常的关节液内常混杂着许多空泡和颗粒的大、小单核细胞。偶尔可见中性粒细胞,但这些细胞不能超过总数的10%。如果正常的关节液被血液污染了,那么含500个红细胞的被污染的关节液样本中,中性粒细胞少于1。血小板的出现说明关节近期出血或被血液污染。出现充满含铁血黄素的巨噬细胞和吞噬红细胞则说明之前有出血。

许多慢性病变的关节及受过损伤或变性性病变的关节,会出现有核细胞计数增多且单核细胞占多数(参见表7-6)。关节内的中性粒细胞数量增多,说明滑膜内层存在炎症。滑膜炎症越严重,关节液中的白细胞浓度越高,中性粒细胞的比例越大。

表 7-6　常见关节病的关节液细胞学

项目	白细胞/(个/μL)	PMN/%
正常	200~3 000	<10
变性性	1 000~5 000	0~12
外伤性	可变	<25
脓毒性	40 000~280 000	90~99
类风湿性关节炎(侵蚀性)	6 000~80 000	20~80
免疫介导性(非侵蚀性)	4 000~370 000	15~95

PMN,多形核中性白细胞。

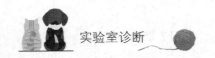

除了进行白细胞计数和白细胞分类以外,对关节液内的细胞进行细胞学检查也很重要。在患免疫介导性疾病的犬、猫,关节液内的中性粒细胞外观正常。在急性或重度脓毒性关节炎病例,常可见到细胞内含有细菌,关节内可见中毒的、碎裂的和脱颗粒的中性粒细胞。在立克次氏体多关节炎患病动物,关节液内的细胞中有时可见到立克次氏体。在 SLE 诱导性多关节炎患犬,关节液中偶尔可见到红斑狼疮(LE)细胞。

3. 关节液培养

细菌是关节感染的最常见原因。脓毒性关节炎有时可通过中性粒细胞中毒性变化和关节液染色涂片上的细菌进行诊断。然而,某些有机体,如支原体,并不诱发特征性的细胞学异常。当关节液中有核细胞计数增多、中性粒细胞比例高时,就需要进行关节液培养。关节液要进行需氧和厌氧培养。关节液直接细菌培养阳性仅占所有脓毒性关节炎病例的 1/2 左右,因此直接细菌培养阴性并不能排除脓毒性关节炎。如果将收集到的关节液接种于肉汤增菌培养基(如巯基乙酸盐血液培养瓶),孵育 24 h,然后再进行细菌培养,则诊断率可增加 85%～100%。可以考虑对血液、尿液和滑膜活检样本进行微生物学培养,以提高致病微生物的检出率。

4. 滑膜活组织检查

滑膜活组织检查可支持已根据病史、体格检查、X 线检查和关节液分析做出的初步诊断。在疑似脓毒性关节炎的病例,滑膜活组织检查也可用于收集样本,以便进行微生物学培养。滑膜检查对肿瘤的诊断以及感染性关节炎与免疫介导性关节炎的鉴别诊断尤为重要。关节病的病因不明或常规治疗无效时,要进行滑膜检查。

滑膜活组织检查可通过外科关节切开术或针吸活检。手术切除一块楔形滑膜,以便显示整个关节和选择特定的用于活组织检查的部位。滑膜针吸活检速度快,损伤极小,但样本量小,而且只有在膝关节才容易操作。

5. 免疫学和血清学检查

(1)莱姆病滴度　博氏疏螺旋体感染是莱姆病性多关节炎的病原体引起的,可通过间接荧光抗体试验(IFA)或酶联免疫吸附测定(ELISA)检测到抗体反应。表现莱姆病临床症状的犬,其滴度也可能超过 1∶8 000。因此,抗体滴度阳性只能说明犬曾经暴露于博氏疏螺旋体,而并不能用于诊断活动性疾病。当犬出现莱姆病性多关节炎的各种非特异性临床症状时,要检测阳性滴度。莱姆病性多关节炎的诊断必须根据病史(如最近是否去过疫区)、临床症状、排除其他已知多关节炎的病因、血清学检验及治疗后的反应来进行综合判断。

(2)立克次氏体滴度　血清学检验对诊断立克次氏体病(RMSF)和犬埃里希体病具有重要意义。显微免疫荧光方法是诊断 RMSF 最常用的血清学检验法。IgG 滴度显著升高即可诊断为该病。犬暴露于病原体 2～3 周后,滴度可能并不上升,因此结果阴性或滴度低并不能排除 RMSF。若根据最初的滴度不能做出诊断,则应在 3 周后再次取样进行检测。患病动物活动性感染时,滴度上升 4 倍,介于急性期和康复期的滴度之间。

IFA 是检测犬埃里希体感染可靠的、高灵敏度的和特异性的血清学检查方法,阳性滴度通常说明活动性感染。少数多关节炎患犬的埃里希体血清的结果为阴性,但多聚酶链式反应(PCR)的检出结果为阳性。

(3)系统性红斑狼疮　用于诊断系统性红斑狼疮(SLE)的检验包括 LE 细胞检验和抗核抗体(ANA)滴度检验。LE 细胞检验需要识别 LE 细胞,LE 细胞是一个吞噬了受调理素作用的核质的中性粒细胞或其他白细胞。这些细胞的细胞质充满无定形的紫色物质。LE 细胞检查的可靠性取决于实验室,需要一个经验丰富的技术员。据报道,30%～90%的 SLE 患犬血液中的 LE 细胞检查也可能呈阳性。在其他免疫性或肿瘤性疾病中,LE 细胞检验也可能呈阳性。在少数病例,SLE 诱导的多关节患犬的关节液内可检测到 LE 细胞,并被认作确诊的依据。

ANA 检验可检测核质的循环抗体。这些抗体是与犬、猫 SLE 相关的最明显的自身抗体。ANA 检验是诊断 SLE 的敏感指标,90%的 SLE 病例呈阳性(＞1∶10)。ANA 水平恒定,与 LE 细胞检验相比,受类固醇的影响小。但是,ANA 检验阳性并非特异性地指示 SLE,假阳性结果可见于许多其他系统性炎性或肿瘤性疾病的犬、猫。

(4)类风湿因子　类风湿因子(RF)的实验室检验可检测血清抗 IgG 凝集抗体,该抗体通过化学或免疫方法与微粒载体结合,如乳胶微粒或绵羊红细胞。实验室检验可进行简单的玻片凝集试验,若看到凝集,则结果为阳性。目前使用的不同检验系统结果差异很大。不管使用哪种检验系统,1∶16 或更高的滴度一般认为是阳性。1∶8 的滴度为可疑,应重复检验。某些正常犬呈现低滴度(1∶2,1∶4)的阳性结果。该检验的可靠性随着疾病的严重性和慢性程度而增高。据报道,20%～70%的类风湿性关节炎患犬的类风湿因子检测呈阳性。任何涉及系统性炎症与免疫复合物生成和沉积的疾病都可导致弱假阳性。

7.3.3　关节液检查的临床应用

关节腔积液检查又称为"关节的液体活检",对痛风、化脓性关节炎等关节病变的诊断尤为重要。健康动物及临床上常见关节炎的关节腔积液特征参见表 7-7。

表 7-7　健康动物及常见几种关节炎的关节腔积液特征

关节炎	外观	凝块	白细胞/ 10^6/L	葡萄糖/ (mmol/L)	清蛋白/ (g/L)	细菌	结晶
正常	草黄色、清亮	坚实	＜200	5.00	17	无	—
创伤性	淡红色、黄色	坚实	＜1 000	5.00	40	无	—
退行性	黄色、清亮	坚实	＜8 000	5.00	30	无	—
风湿性	黄色、稍浑	稍易碎	＜10 000	5.00	37	无	—
类风湿性	柠檬色	浑浊、易碎	＜5 000	4.33	47	无	偶见胆固醇
痛风	黄色、浑浊	易碎	＜1 000	4.77	40	无	尿酸盐
假性痛风	黄色、浑浊	坚实、易碎	＜5 000		40	无	焦磷酸盐
结核性	黄色、浑浊	易碎	＜25 000	1.50	53	有	—
化脓性	黄色、浑浊	易碎	80 000～200 000	1.17	48	有	—

项目 8

细菌学检验

任务 8.1 细菌检查

8.1.1 病料的采集、保存及送检

1. 病料的采取

应尽快剖检死亡动物并按病原体在体内分布的不同,采取病变最明显的脏器以及怀疑含有病原微生物的内容物、渗出物等病料,装入灭菌容器中,并塞好瓶口。不同的病料应分别装入不同的容器,不可混装。采取病料的一切器具均应事先灭菌。

(1)胃及肠管 将胃表面烧烙后切开,取胃内容物,注入灭菌试管中。将有明显病变的肠段两端结扎后切下,放入灭菌容器中;或烧烙肠管表面后,切开肠管采取内容物置灭菌试管内。也可去掉肠内容物后,用棉签蘸取病变部位的肠壁黏液,放入灭菌试管中。

(2)实质脏器及淋巴结 采取约 2 cm³ 的组织块或淋巴结,分别装入灭菌的培养皿、大试管或广口瓶中。

(3)心血 用灭菌注射器或移液管吸取右心室的血液注入灭菌试管中,如心脏表面已被污染,应消毒后再吸取血液。

(4)脓汁 开放性病灶时,可用棉签蘸取脓汁,放入灭菌试管内;深部病灶时,用注射器抽取深部的脓汁,注入灭菌试管或小瓶中。

(5)胆汁 烧烙胆囊表面后切开一小口,用注射器或移液管吸取胆汁,注入灭菌试管内。

(6)含有芽孢菌的病料 可将病料直接涂于玻片上,待其干燥后送检。

(7)小动物或胎儿 将其整个包裹在数层不透水的油纸或油布中,装入木箱内。

2. 病料的保存

不能立即送检的病料应妥善保存。细菌病料要放入灭菌液体石蜡中或 30%甘油磷酸盐缓冲液中(含有肠道菌病料)4 ℃保存。

3. 病料的送检

采取病料后最好立即送检。在容器上贴上标签,填写病料送检单,用装有冰块的保温瓶送检。

160

8.1.2 细菌形态学检查

1. 不染色样本的检查

(1)悬滴检查法 用接种环取少量灭菌生理盐水加到盖玻片中央,再取少量被检菌培养物于生理盐水中混匀(液体培养物可直接取 1 滴检查)。在凹形载玻片的凹窝周围涂上凡士林,然后将加有被检菌液的盖玻片翻转,使液滴向下正好置于凹形载玻片的凹窝中,轻轻按压盖玻片,使与凡士林粘紧。用普通光学显微镜或暗视野显微镜、相差显微镜检查。

(2)压滴检查法 取细菌培养液或细菌悬液 1 滴,置于载玻片中央,加盖玻片后显微镜下检查(加盖玻片时应缓慢放下,避免产生气泡)。

2. 染色样本的检查

(1)涂片及染色。

①涂片。液体材料(如液体培养物、血液、渗出液等)可用接种环直接取,于洁净载玻片上均匀涂布成适当大小的薄层;固体材料(如菌落等)应于载玻片上先加 1 滴生理盐水,然后用匀取材料少许,在滴加的生理盐水中混匀后涂布;组织脏器材料用灭菌器械取一小块组织脏器,用其新鲜切面在载玻片上压印或涂抹成薄层。

②干燥。室温下自然干燥。必要时,可将载玻片涂抹面向上,在离火焰较远处烘干。

③固定。脏器和血液涂片可用甲醇等固定,一般固定 3～5 min。其他涂片用火焰加热法固定,即将涂片涂抹面向上通过火焰 3 次,以载玻片触及皮肤感到热而不烫为度。

④染色。滴加染色液于涂片上,使其覆盖整个涂抹面。染色的时间视涂抹材料的厚薄和染料的性质而定,有时需加热,以加强染料的着色力。

⑤水洗。染色完毕,用细小的水流将染料洗去,至冲下的水没有颜色为止。

⑥干燥。自然干燥或用吸水纸吸干。

⑦镜检。用油镜观察细菌的形态、大小、结构、排列及染色特性。

(2)常用染色方法。

①美蓝、石炭酸复红染色法。在干燥、固定后的细菌涂片上滴加碱性美蓝染色液染色 1～2 min,或用 10 倍稀释的石炭酸复红液染色 1～2 min。用美蓝染色的菌体为蓝色,用石炭酸复红染色的菌体为红色。

②革兰氏染色法。将已固定的细菌涂片用草酸铵结晶紫染液染色 2～3 min,水洗;滴加鲁格氏液(亦称卢戈氏碘液)助染 1～2 min,水洗;用 95%酒精脱色至不见紫色溶出为止,水洗;用 10 倍稀释的石炭酸复红液染色 1～2 min,水洗,干片后镜检。镜检革兰氏阳性菌呈紫色,革兰氏阴性菌呈红色。

③荚膜染色法。A. 雷比格尔氏染色法:在干燥涂片上滴加 2%～3%福尔马林龙胆紫液染色 20～30 s,镜检菌体为深紫色,荚膜为淡紫色。B. 希司氏染色法:在干燥涂片上滴加 1%龙胆紫液加温染色 1 min,倾去染液,用 20%硫酸铜水溶液冲洗,干燥后镜检,菌体为深紫色,荚膜为淡紫色。

④鞭毛染色法。A. 莱佛逊染色法:将钾明矾或钙明矾饱和水溶液 20 mL、20%鞣酸水溶液 10 mL、蒸馏水 10 mL、95%酒精 15 mL、碱性复红饱和酒精溶液 3 mL 在使用前按顺序混合(保存期 1 周),滴加在干燥涂片上染色 10 min,水洗,自然干燥后镜检。鞭毛和菌体均染为红

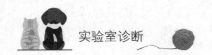

色。B. 卡沙列-吉尔二氏染色法：在乳钵中加入 60% 酒精 10 mL，再依次加入鞣酸 10 g、氯化铝 18 g、氯化锌 10 g、碱性复红 7.5 g，研磨以加速溶解，然后再加入 30 mL 60% 酒精，用蒸馏水按 1:4 稀释后过滤，滴加到涂片上，2 min 后加石炭酸复红液染色 5 min，镜检鞭毛和菌体均染为红色。

⑤芽孢染色法。A. 孔雀绿-沙黄染色法：在干燥涂片上滴加 5% 孔雀绿水溶液，加温染色 3～6 min，水洗，再用 0.5% 沙黄水溶液复染 30～60 s，水洗，吸干，镜检。结果芽孢染成绿色，菌体为红色。B. 缪勒氏染色法：将干燥涂片用 5% 铬酸处理 2～5 min，水洗，干燥，滴加石炭酸复红液加温染色 2～3 min，冷却后水洗；用 2% 盐酸酒精脱色 5～10 s，水洗；滴加碱性美蓝液复染 1～3 min，水洗，吸干，镜检。结果芽孢染为红色，菌体为蓝色。

8.1.3 细菌的分离培养

1. 需氧菌分离培养法

(1)平板划线分离培养法 常用细菌分离法的方式很多，可按习惯选择应用。细菌分离培养的目的是将被检材料做适当稀释，使细菌生长成独立存在的单个菌落，然后根据菌落性状进行鉴别和纯培养，防止形成菌苔。平板划线培养法的步骤如下。

①用玻璃铅笔在培养皿底部的一处注明病料名称、培养日期。

②右手持接种环，酒精灯火焰灭菌，冷却后取被检材料或菌液少许；左手持平皿培养基，以食指为支点，用拇指和无名指将皿盖抬开一空隙（不要开得过大，以免空气进入而污染培养基），将取有材料的接种环插入平皿中，在培养基边缘轻轻涂布一下。

③烧灼接种环，以除去残存的被检物，冷却后再伸入平皿内，轻轻地自涂病料处开始进行划线分离，注意防止划破培养基。

④划线完毕后，烧灼接种环灭菌，将培养皿倒置于 37 ℃温箱培养 18～24 h 后观察。

(2)斜面划线培养法 右手持接种环经火焰灭菌，待凉，蘸取病料一小块，左手固定好斜面培养基试管，在酒精灯火焰上方，用右手的小手指夹住棉塞，轻轻将其拔去；将蘸有病料的接种环直插入试管内凝结水的部分，轻轻摇晃接种环，把病料放在凝结水内；用此接种环由下向上以蛇形曲线在斜面上划线至斜面上端；取出接种环，在火焰上烧灼灭菌，试管口也要火焰灭菌，塞好棉塞，放在 37 ℃温箱中培养。此法的缺点是不易出现单个菌落，对细菌的识别产生一定的困难，不太适于从病料中直接分离培养用。

(3)斜面稀释培养法 取普通斜面培养基 3 支，在管壁上注明病料名称及管号（每种病料需 3 支培养基）；按斜面划线培养法蘸取病料一小块，放在第一管斜面培养基的凝结水内，轻轻振荡结合；用接种环自第一管斜面培养基内蘸取凝结水，移至第二管斜面的凝结水内，共移 3 接种环，移完后，轻轻振荡；再按上法由第二管向第三管移 3 接种环；两手持斜面培养基平放，并将上部稍向下斜，使凝结水自斜面的一侧由底部向上部流动，当凝结水流至培养基上部时，立即将培养基向对侧倾斜，使凝结水由一侧流向另一侧，这样，整个斜面都布满一层凝结水；将培养基直立于试管架上，放 37 ℃温箱中培养。此法病料递次稀释，又采用流动凝结水的方法，因此在第二、三管斜面上常出现单个菌落。

(4)平板倾注分离培养法 取普通琼脂一管加热熔解，冷至 50 ℃左右时，取被检物 1～1.5 mL，以无菌操作加入熔化的琼脂内，随即用两手掌搓转振荡混匀，防止发生气泡（如被检材料中细菌数多时，可预先将被检病料做递次稀释后再加入熔化的琼脂内；也可用琼脂稀释，即在第一管内混匀后,移 1 mL 到第二管,再由第二管移到第三管等),然后倾入灭菌培养皿内制成平板,凝固后倒置 37 ℃ 温箱内培养,24 h 后观察结果。本法适用于细菌数目较少或必须依靠深层菌落来帮助鉴定细菌种属样本的培养。此外,本法还可根据接种样本和所生长的细菌菌落数,估计一定量检验样本内的细菌数;也还可从血液琼脂深层菌落所发生的溶血现象,帮助识别溶血性链球菌的型属。

(5)加热分离培养法　将固体被检物用生理盐水做 5～10 倍稀释(液体或液体培养物可不稀释),置于 80 ℃ 温水中 10 min,杀灭非芽孢菌;用接种环蘸取上述溶液,按划线接种法接种在适宜的培养基上,培养 24 h 后,就可分离出芽孢菌。

(6)增菌分离培养法　如被检材料中含菌量较少,用以上几种方法不易分离到细菌时,可先行增菌培养。将病料直接接种在普通肉汤培养基或血清肉汤培养基内,经 18～24 h 孵育后,再移植到其他适宜培养基内,以分离单个菌。

2. 厌氧菌分离培养法

(1)加组织培养基分离培养法　在液体培养基内加入肝、肾、心、脑、肉渣等作为还原性物质,吸收游离氧。常用的有肝片汤、肝片肉汤、肉渣汤(疱肉)等培养基。在加有动物脏器的培养基内,其中半胱氨酸的 SH 基为强还原剂,故可用作厌氧菌培养。在肉渣汤培养基内,有不饱和脂肪酸可吸收氧气,同时,其中的谷胱甘肽可使氧化还原势减低,故常用于厌氧菌的培养。培养时,应将培养基在接种前加热煮沸 15～30 min,取出后立即放入冷水内冷却,以驱除残存氧气。如在培养基表面加一层灭菌液体石蜡,杜绝空气进入,则效果更佳。

(2)焦性没食子酸法　将被检材料按常法划线接种于相应的琼脂平板培养基上,取焦性没食子酸 1 g,夹于两层灭菌棉花或纱布中,置于一洁净玻璃板上或放在反转的培养皿盖子上,加 10%氢氧化钠液 1 mL 于焦性没食子酸纱布上,立即将培养皿底层覆盖于玻璃板上,周围用熔解好的石蜡凡士林混合物涂封,使内外空气隔绝;将培养皿置 37 ℃ 温箱中培养 48 h 后观察结果。

3. 二氧化碳培养法

(1)蜡烛法　将接种好的培养皿放入有盖的大玻璃缸内(如圆形样本缸),取蜡烛 1 支在缸内点燃,烛火需距缸口 10 cm;盖好缸盖,缸盖周围涂凡士林密封,缸内氧消耗完后蜡烛自灭,此时缸内约含 10%的二氧化碳;将此缸置 37 ℃ 温箱中培养。

(2)硫酸-碳酸钠法　将被检材料接种于培养基后放入能够密闭的缸中;按容器体积称取碳酸钠(每升容器加碳酸钠 0.24 g)放入试管或青霉素小瓶中,再向其中加入 10%硫酸(每升加 4 mL),使与碳酸钠混合;迅速盖紧缸盖,用凡士林密封缸口,移入 37 ℃ 温箱中培养。

(3)盐酸-碳酸氢钠法　将培养物放入带盖封玻璃缸内,再放入一个小烧杯;烧杯中先加 8.4%碳酸氢钠液,再加 30 倍稀释盐酸液,通常每 100 mL 容器,加入上述溶液各 4.5 mL,可使缸内产生 10%的二氧化碳;发生反应后立即加盖密封,放入 37℃ 温箱中培养。

8.1.4　细菌培养基上菌落性状的观察

1. 固体培养基上菌落性状的观察

(1)大小　菌落大小用毫米表示,不足 1 mm 者为露滴状菌落,1～2 mm 者为小菌落,2～4 mm 者为中等大菌落,4～6 mm 或更大者称为大菌落或巨大菌落。

(2)形状　菌落外形有圆形、不规则形、树枝状、根状、葡萄叶形等。

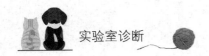

(3)边缘 菌落边缘有整齐、锯齿状、网状、树叶状、虫蚀状、放射状及卷发状等。

(4)表面性状 菌落表面性状有光滑、粗糙、波纹状、颗粒状,甚至有子菌落等。

(5)隆起度 菌落隆起度有隆起、轻度隆起、中央隆起;反之为略扁平、陷凹或堤状等。

(6)颜色及透明度 菌落有无色、灰白色及产生各种色素者,有无光泽、透明、半透明及不透明等区别。

(7)硬度 菌落硬度有黏液状、脂状、干燥或湿润等。

2. 液体培养基内菌落性状的观察

(1)混浊度 混浊度有强度混浊、轻度混浊和保持透明,以及均等混浊或混有颗粒、絮片或丝状生长物。

(2)沉淀 试管底部有无沉淀,及沉淀物是颗粒还是絮片样等。

(3)表面情况 培养基表面是否形成菌膜,有无附着管壁的环。

(4)是否产气 培养基内是否产气。

3. 高层培养基上菌落性状的观察

(1)发育程度 观察菌落检查有无细菌生长,发育最好的深度如何。

(2)发育状态 观察菌落呈线状生长、树枝状生长或试管刷样生长。

(3)表面性状 观察培养基中菌落是否产气。明胶完全液化、不液化、漏斗状液化、袋状液化等。

(4)是否产气 观察培养基中菌落是否产生气体。

8.1.5 细菌生化性状的检查

细菌生化性状检查必须用纯培养的菌进行,否则易出现错误结果,检查的项目应根据诊断的需要适当选择。

1. 硫化氢试验

(1)醋酸铅琼脂法 将被检菌以穿刺法接种于含醋酸铅培养基或双糖铁培养基中,37 ℃培养 24 h,穿刺线呈现黑色者为阳性。

(2)醋酸铅试纸条法 用一条长 4～6 cm,宽约 1 cm 的滤纸条,浸渍在 10%～20%醋酸铅溶液中,100 ℃干热烘干,夹在已接种细菌的试管棉塞间,如产生硫化氢,则滤纸条呈棕黑色,即为硫化氢检查阳性。

(3)微量快速法 取一大接种环的被检菌,悬浮于盛有 0.1 mL 0.1%盐酸半胱氨酸溶液的试管内,管口棉塞间夹一条醋酸铅试纸(注意切勿与试剂接触),于 37 ℃温箱内,每 15 min 观察 1 次,直至 1 h。若当试纸呈褐色至黑色,则表示阳性。

2. 靛基质试验

(1)欧-波二氏法 将被检菌用蛋白胨水培养基培养 3～5 d,于培养物内加入 0.5～1 mL 用对二甲氨苯甲醛 1 g,95%酒精 95 mL,浓盐酸 20 mL 配制的试剂,如该菌能产生靛基质,则二液接触处变成红色(阳性),不能形成者为淡黄色(阴性)。试验时所用培养基必须不含糖类,以蛋白胨水培养基为最好。

(2)微量快速法 蘸取被检菌一大接种环,于色氨酸试剂内制成浓厚悬液,在 37 ℃水浴中保温 1 h 后,加入 Kovac's 靛基质试剂(对二甲氨苯甲醛 5 g,加入 75 mL 戊醇中,50 ℃水浴中徐徐加热溶解,冷却后加入 25 mL 浓盐酸,保存于棕色瓶内),混合,若上层呈淡红色为阳性。

3. V. P 试验

(1)硫酸铜法 将被检菌在葡萄糖蛋白胨水中培养 4 d 后,加入等量用硫酸铜 1 g、浓氨水 40 mL、10%氢氧化钾液 960 mL 配制的试剂,混合静置 10～30 min 后,如呈红色即为阳性,保持黄色则为阴性。本法主要用于鉴别大肠杆菌与产气杆菌,前者为阴性,后者为阳性。

(2)贝立脱氏法 将被检菌培养物 2 mL 置于一试管中,加入 1 mL 6% α-萘酚酒精液, 0.4 mL 40%氢氧化钾液,混匀,37 ℃放 30 min,呈红色者为阳性。本法主要用于鉴别大肠杆菌与产气杆菌,前者为阴性,后者为阳性。

4. 甲基红试验(MR 试验)

将被检菌培养在葡萄糖蛋白胨水中,35 ℃培养 2～4 d,取部分培养液加 0.02%甲基红酒精液数滴,阳性反应呈红色,阴性者为黄色。如为阴性,应继续培养 4～5 d 再试验。

5. 糖发酵试验

利用内装倒立小发酵管的糖培养基(以溴麝香草酚蓝为指示剂)接种被检菌,待其发育后,观察培养基中指示剂颜色的变化。如细菌能分解某种糖类产酸,则培养液由紫色变为黄色;如不能分解糖,则仍呈紫色;如分解后产气,则在小管内积有气泡。糖发酵试验也可用固体或半固体培养基进行,如双糖培养基等,如细菌能分解培养基中的糖,则可使培养基局部变色;如用高层穿刺接种,产气时可将培养基裂开。

6. 硝酸盐还原试验

将被检菌接种于硝酸培养基中,37 ℃培养 4～5 d,向培养物内加入甲液 0.2 mL(氨基苯磺酸 0.8 g,5 mol/L 醋酸 100 mL),乙液 0.2 mL(α-萘胺 0.5 g,5 mol/L 醋酸 100 mL)。若硝酸盐被还原,则呈红色反应,阴性者不变色。试验时应以 1 支不接种细菌的培养基做对照,当对照管阴性时,才能判定。

7. 美蓝还原试验(细菌脱氢酶的测定)

(1)试管法 取被检菌的 18 h 肉汤培养物,经 pH 7.3 磷酸盐缓冲液洗涤后,再用该缓冲液制成悬液;取试管 3 支,每管加 1∶30 000 倍美蓝水溶液 0.5 mL,于第一管和第三管中各加菌液 1 mL,第二管加缓冲液 1 mL,37 ℃水浴中 15 min;第一管和第二管各加 0.1 mol/L 琥珀酸钠液 2 mL,第三管加缓冲液 2 mL;每管加液状石蜡 0.5 mL,覆盖于液面上;置 37 ℃水浴中,每 5 min 观察 1 次,记录美蓝变白时间,共观察 2 h。第一管变白,即对相应底物琥珀酸钠的脱氢酶阳性,不变色为阴性;第二管、第三管为对照管,应不变色。

(2)简易法 于 5 mL 肉汤培养基中加入 1%美蓝液 1 滴,将被检菌接种于培养基中,在 37 ℃下培养 18～24 h,观察结果。完全脱色为阳性,绿色为弱阳性,不变色为阴性。

8. 尿素酶试验

(1)常规法 将被检菌接种于含有酚红指示剂的尿素培养基中,37 ℃温箱中培养 4～48 h 后观察结果;如细菌能分解尿素,则培养基因产碱而由黄色变为红色。本法常用于肠道细菌的鉴别。

(2)微量快速法 将 0.4%酚红液加入 10%尿素液中,其量为尿素液量的 0.6%,在 4 ℃冰箱内保存,试剂的颜色应是黄色,如为淡红色,则表明尿素已被破坏,应废弃不用。取一灭菌试管,加入上述试剂 0.2 mL,并加入一接种环被检菌,于 37 ℃保温 10～30 min 后观察结果,如呈淡红色表示阳性。本法常用于肠道细菌的鉴别。

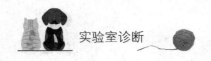

9. 牛乳凝固与胨化试验

通常使用石蕊牛乳(或紫乳)培养基进行试验。细菌如能发酵乳糖产酸,酸量多时则牛乳变红(或变黄),引起酪蛋白的沉淀或凝固,凝块松软、胶样、不收缩,在碱液内完全溶解。

有些细菌产生类似凝乳酶的酶,酪蛋白在这种酶的作用下凝固,其后数小时凝块收缩,析出澄明灰色乳清,凝块坚实,不因碱的作用而分解。产生凝乳酶的细菌常有分解蛋白质的作用,由此产生碱性物质,培养物变成碱性,石蕊牛乳变蓝(紫乳呈深紫色)。

酪蛋白分解(有时不先凝固)称为胨化,表现为牛乳逐渐变清,一般石蕊牛乳变蓝。

试验时应设对照管,培养中逐日观察,持续 2 周。

10. 明胶液化试验

(1)常规法　将被检菌穿刺接种于明胶培养基内,放 20 ℃ 条件下孵育 7 d,每天观察结果,如细菌液化缓慢可延长观察期。对在 37 ℃ 条件下才能生长的细菌,则可将培养基放于 37 ℃ 培养箱中培养。观察结果时应先将培养基放在冰箱或冷水中 30 min 后再观察,若再不凝固即已液化,并需识别液化的形状,如层状、管状、囊状、皿状及漏斗状。

(2)微量快速法(明胶酶试验)　取蛋白胨水 2 mL,加温至 37 ℃,用接种环蘸取菌液,并在上述蛋白胨水中制成浓厚悬液;然后加入一块木炭明胶圆片(经甲醛硬化处理),放 37 ℃ 水浴中,通常在 1 h 内看到液化现象。

11. 淀粉水解试验

接种被检菌于含有 1% 可溶性淀粉的琼脂平皿上,37 ℃ 培养 1~2 d;然后向菌落周围滴加碘液(碘化钾 0.2 g,蒸馏水 30 mL),数分钟后倾出碘液,观察菌落变化。具有形成淀粉水解酶的菌落周围无蓝色环,无淀粉水解酶的细菌菌落周围呈蓝色。

12. 马尿酸钠水解试验

将被检菌接种于马尿酸钠培养基中,放 37 ℃ 温箱中培养 2~4 d;取培养液 0.8 mL,加入 0.2 mL 由氯化高铁($FeCl_3 \cdot 6H_2O$)1.2 g、2% 纯盐酸水溶液 10 mL 配制的试剂,立即混合,经 10~15 min 后观察结果。如管内存在经久不消失的沉淀,则马尿酸钠已分解为苯甲酸,即水解试验阳性(马尿酸钠与试剂相遇时,也发生沉淀,但经数分钟后再溶解)。应注意加入试剂的量必须十分准确,如试剂量过多,则苯甲酸铁沉淀也能重新溶解。同时,还需有对照试验。本法在鉴别链球菌上具有重要意义。

13. 肉渣消化试验

将试验菌按常规法接种于疱肉培养基内,用蜡笔在培养基管壁外的肉渣上缘画一横线作为标记,于 37 ℃ 孵育数日,观察管内肉渣的高度有无变化,以判定肉渣是否已被部分消化。肉渣消化试验用于芽孢菌的鉴别。

任务 8.2　药 敏 试 验

各种致病菌对不同的抗菌药物的敏感性不同,同一细菌的不同菌株对不同抗菌药物的敏感性也有差异。由于抗菌药物的广泛应用,耐药菌株也随之增加,因此测定细菌对抗菌药物的敏感性,正确使用抗菌药物,对于兽医临床治疗工作具有重要意义。

药敏试验的方法很多,但一般常用的是纸片法和稀释法。

8.2.1 纸片法

纸片法是将含药物的纸片贴敷在接种细菌的琼脂平板上,抗菌药物在琼脂内向四周扩散,其浓度呈梯度递减,因此在纸片周围一定距离内的细菌受到抑制,培养后形成一个抑菌圈,其直径大小与药物浓度的对数呈负相关,即抑菌圈直径越大,则最小抑菌浓度(MIC)越小。纸片法快速、简便,临床应用也最普遍。但由于纸片含药浓度、培养基、细菌接种量、孵育时间及判断标准等试验条件不尽一致,故结果也常有差异。在兽医临床上,关于药敏试验方法的标准化尚未统一。人医多采用 Kirby-Bauer(K-B)纸片扩散法,主要适用于生长较快的需氧菌和兼性厌氧菌的药敏测定。根据试验中所测得抑菌圈的大小,可推断该菌株的 MIC;同时参考常用剂量时血清和其他体液中的药物浓度,划分纸片法药敏试验结果的判断标准。

1. 培养基

用灭菌的适合试验菌生长的琼脂培养基制成平板备用。实验室常采用 Mueller-Hinton(MH)琼脂。

将 MH 琼脂(pH 7.2~7.4)倾注成厚度为 4 mm 的平板。临用时,半开盖平板,倒置于 35 ℃温箱 10~20 min,使表面干燥。对于链球菌或其他较难生长的细菌,可在上述培养基中加入 5%脱纤维羊血。MH 琼脂可购买,也可自制。

MH 琼脂制作原料有:牛肉(作肉浸液用)300 g,酪蛋白水解物 17.5 g,可溶性淀粉 1.5 g;琼脂 17 g,水 1 000 mL。将牛肉去脂、肌腱绞碎后,加水 1 000 mL,浸泡于搪瓷桶内,置冰箱中 16~20 h(冬季寒冷时可放于室内,待牛肉中水溶性营养成分充分浸溶出来);煮沸 30 min,冷却后用纱布过滤;再加入上述其他成分,矫正 pH 至测试菌最适宜的 pH,经高压蒸汽 121 ℃ 15 min 灭菌后备用。

若培养基中不加琼脂,则为 MH 肉浸液,可用于药敏试验试管稀释法。培养基在 4 ℃冰箱中可保存 2~3 周。

2. 抗生素纸片

抗生素纸片现有商品供应或按规定自制。

含药物滤纸片制备方法如下。

(1)将质量较好的滤纸用打孔机制作成直径 6 mm 的圆片,每 100 片放入一小瓶中,高压灭菌(103.4 kPa,20 min),取出后置于烘箱内 60 ℃烘干,分装于灭菌小瓶内。

(2)用适当溶液溶解抗菌药物。如金霉素、土霉素、四环素在酸性溶液中溶解度高,常用 pH 3.0 的磷酸盐缓冲溶液(PBS)溶解后,再以 pH 6.0 的 PBS 稀释;青霉素钾盐较钠盐水溶液稳定,以 pH 6.0 的 PBS 配制为好;链霉素、卡那霉素、庆大霉素等以 pH 7.8 的 PBS 稀释磺胺类药物以蒸馏水或 pH 8.2 的 PBS 稀释等。可先配成浓度 100 倍的原液,然后按每种抗菌药物的纸片含药量加于纸片中。例如,先配 1 000 μg/mL 的浓度溶液,取 1 mL 加于 100 片纸片中,干燥后,每片纸片的含药量为 10 μg。

(3)用无菌操作法将加有抗菌药物的纸片置冰箱内浸泡 1~2 h,然后将浸有抗菌药液的纸片摊平在培养皿中,于 37 ℃温箱内保持 2~3 h,即可干燥。也可放在干燥器内,用真空抽气

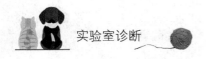

机抽干,一般需要 18～24 h。

(4)将抗菌药干燥纸片用标准敏感菌株进行试验,其抑菌圈大小符合标准时即可使用。

(5)将已干燥的纸片分装于小瓶内,密封瓶口(或将小瓶放于干燥缸内),在 4 ℃温度条件下可保存数月。

3. 被检菌液的制备与接种

挑取同类型的菌落 4～5 个,接种于 4～5 mL 肉浸液内,置 35 ℃孵育 4～6 h,使其达到或超过 1.5 亿个/mL 麦氏(McFarland)比浊管浓度。加入灭菌生理盐水或肉浸液,使其浊度与标准管一致(采用自然光线和透字法肉眼比浊)。然后,取灭菌棉拭子浸蘸菌液,涂布接种于琼脂表面,重复 3 次,每次换一个方向,使菌液均匀分布。盖好平皿,放置 5 min,待平板表面水分吸收后,贴抗菌纸片。使用眼科镊子或专用分放机将纸片放在平板上。各纸片中心相距 24 mm,纸片距平皿边缘约 15 mm。盖好平皿,置 35 ℃孵育 16～18 h,观察结果。记录抑菌环直径。

麦氏标准浊度管配制参见表 8-1。

表 8-1　麦氏浊度管配制

项目	试管(口径相等)									
	1	2	3	4	5	6	7	8	9	10
10 g/L 氯化钡/mL	0.1	0.2	0.3	0.4	0.5	0.6	0.7	0.8	0.9	1.0
1% 纯硫酸/mL	9.9	9.8	9.7	9.6	9.5	9.4	9.3	9.2	9.1	9.0
相当细菌数/(亿个/mL)	3	6	9	12	15	18	21	24	27	30

注:浊度管加塞,室温暗处保存,用前混匀,每 6 个月配 1 次。

4. 结果判定

有效药物可在纸片周围出现一圈不长菌的区域,称抑菌圈。抑菌圈越大,表示药物抑菌作用越强,即此菌对该药敏感度越高。分别测量各药物纸片抑菌圈的直径(以毫米表示),判断其敏感性。试验时可同时以有效抗菌药物做对照,借此可测知待测药物与某一已知抗菌药抑菌作用近似。如采用 MH 培养基,可按美国国家临床实验室标准委员会(National Committee for Clinical Laboratory Standards,NCCLS)公布的抑菌环标准。若用肉浸液琼脂或其他培养基时,此标准可供参考。

8.2.2　稀释法

药敏试验稀释法有试管稀释法和琼脂稀释法两种。

1. 试管稀释法

试管稀释法是将抗菌药物做不同浓度的定量稀释,然后与被测菌株作用,测定抗菌药对细菌的最小抑制浓度(MIC)。试管稀释法测定药物对细菌生长的 MIC 时,可将肉眼无细菌生长的各试管分别移种至不含抗菌药物的平皿,过夜培养后,菌落计数不超过 5 个的相应肉汤管中的药物浓度,即药物的最低杀菌浓度(MBC)。试管稀释法可以精确测得药物最低抑菌浓度,但需耗费较多材料、人力和时间。

(1)抗菌药物原液的配制　每一种抗生素的储存液应为 2 000 μg/mL,磺胺类药物为

20 000 μg/mL。抗生素的初稀释剂通常用灭菌蒸馏水,但某些抗生素必须用其他溶剂做初步溶解。一些药物还需新鲜配制(如青霉素)。

注射用的抗生素用灭菌水配制,溶解后直接分装于灭菌小瓶中即可。若为非无菌配制的抗菌药物,则应用过滤器滤过除菌后,再分装灭菌干燥小瓶中,并标明药物名称、浓度、配制日期,于 -20 ℃保存。每次用时取一小瓶。

(2)培养基 一般营养要求不高的细菌可用 MH 液体培养基。链球菌等可用含 2.5~5 g/L 葡萄糖的肉浸液或 0.5%兔血的 MH 液体培养基。

(3)被测菌液 生长较快的细菌,取经 6 h 孵育的肉汤培养物,用肉汤培养基调配细菌浓度,使菌液浓度约为 9×10^8 CFU/mL,用时再用肉汤做 1×10^{-3} 稀释。供做磺胺类药物试验的菌液应做 1×10^{-7} 稀释。生长缓慢的细菌,如链球菌等,可取经 18 h 孵育的培养物,菌液浓度约为 3×10^8 CFU/mL,用时再以肉汤做 1×10^{-1} 稀释。

(4)操作方法 按每次试验实际需要量,取灭菌小试管(13 mm×100 mm)排列于试管架上。按表 8-2 加培养基,第 1 管 1.9 mL,其余每管 1.0 mL;然后加抗菌药物储存液,第 1 管 0.1 mL,混匀后吸出 1.0 mL 至第 2 管中,依次递增稀释,最后一管不加药物作为对照。每管加入经适当稀释的试验菌液 0.05 mL,摇匀,置 37 ℃孵育 18~24 h 取出,观察结果(参见表 8-2)。

表 8-2 抗生素试管稀释法药敏试验

项目	试管									
	1	2	3	4	5	6	7	8	9	10
培养基/mL	1.9	1.0	1.0	1.0	1.0	1.0	1.0	1.0	1.0	1.0
抗菌药物原液/mL	0.1	1.0	1.0	1.0	1.0	1.0	1.0	1.0	1.0	-1.0
试验菌液/mL	0.05	0.05	0.05	0.05	0.05	0.05	0.05	0.05	0.05	0.05
抗菌药含量/μg 或(U/mL)	100	50	25	12.5	6.25	3.12	1.56	0.78	0.39	—
磺胺类含量/(μg/mL)	100	50	25	125	62.5	31.2	15.6	7.8	3.9	—

注:一般抗菌药物稀释到第 9 管,青霉素类可自第 9 管后再递增稀释第 2 管,其含量类推。

(5)结果判断 抗菌药物最高稀释度能抑制细菌生长者,该管的浓度即为该菌对此药物的敏感度,即 MIC。

2. 琼脂稀释法

琼脂稀释法是将不同剂量的抗菌药物分别加入熔化并冷至 45 ℃的定量琼脂培养基中,混匀,倾注成无菌平板,即为含有药物浓度递减的培养基。接种幼龄菌于该培养基上,经培养后观察被检菌的生长情况,最低药物浓度抑制细菌生长者为该菌的最低抑菌浓度。琼脂稀释法试验结果易判定,重复性好,适宜工作量大的实验室采用。但本法不能进行最低杀菌浓度的测定。

(1)操作方法 用灭菌吸管吸取不同浓度、相同容量的待测药液 2.5 mL 于灭菌空平板内,依次加入熔化后冷却至 45 ℃左右的 MH 琼脂,其最终体积为 25 mL,立即混匀,待凝固后,即成含药量不同的琼脂平板。

取已校正浓度的待检菌液(1×10^6 CFU/mL),接种于含药琼脂的表面(接种前平板必须干燥),操作时从最低浓度的琼脂开始接种,使每滴约 2 μL 菌液,每一接种点的液滴直径为 5~

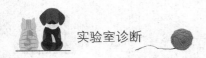
8 mm,勿使移动,待接种点干燥后,再将平板翻转置于 35 ℃孵箱内,孵育 16～24 h,观察结果(接种时可以使用定量毛细吸管、1 μL 定量接种环或多头接头器)。

(2)结果判断　不出现菌落的琼脂平板上的最低药物浓度为其最低抑菌浓度,结果可用药物的浓度或几何滴度表示。若超过抑菌终点仍有数个明显菌落,应考虑试验菌的纯度而予以复试;如仅为单个菌落,可予以忽略。判定时应注意:①薄雾状生长不算;②小于 5 个菌落不算;③若在数个平板上呈拖尾或跳管生长等现象,应该重做。

8.2.3　中草药敏感试验

中草药敏感试验方法很多,可采用平板打洞法及试管稀释法。

1. 平板打洞法

(1)药液　应根据药物的耐热性、有无挥发性物质等不同性质,分别以水浸(煎)法或醇浸法提取,最后药物浓度为 100 g/dL,50 g/dL,25 g/dL。注射液可用其原液,或做适当稀释。

(2)培养基　培养基为药液肉浸液或肉膏液琼脂,或血液琼脂。

(3)菌液　菌液与抗菌药物敏感试验试管稀释法相同(不做稀释)。

(4)方法　于直径 9 cm 灭菌培养皿中加菌液 1 mL,然后注入已熔化冷至 45 ℃的琼脂培养基 20 mL,立即旋转混匀,待琼脂凝固后,用外径 6 mm 的灭菌玻璃管或铜管于平板上打 4～5 个洞,并取出洞内培养基。于每个凹洞内滴加药液 0.05 mL 置 37 ℃孵育 18～24 h,取出观察结果(量取抑菌环直径,判断药物抑菌效果)。

2. 试管稀释法

(1)药液　药液与平板打洞法制备方法相同,药物最后浓度为 100 g/dL。

(2)培养基、菌液　培养基、菌液与抗菌药敏感试验试管稀释法相同。

(3)方法　可按表 8-3 进行。于第 1 管加入培养基 1.9 mL,其余每管 1.0 mL,然后取药液 0.1 mL 加入第 1 管中,混匀后吸出 1.0 mL 至第 2 管,依次递增稀释,最后一管不加药液作为对照。每管加入经适当稀释之后的试验菌液 0.05 mL,摇匀,置 37 ℃孵育 16～18 h,取出观察结果。

(4)结果判断　药物最高稀释度管中细菌不生长者,即为该菌对药物的敏感度,可按药物稀释度或含药量(mg/mL)报告。某些中草药色泽较深,肉眼不能辨明者,可取出一接种环移种琼脂平板上,经 37 ℃孵育过夜后观察有无菌落生长而加以区别。

表 8-3　中草药试管稀释法药敏试验

项目	试管									对照
	1	2	3	4	5	6	7	8	…	
培养基/mL	1.9	1.0	1.0	1.0	1.0	1.0	1.0	1.0		1.0
中草药液/mL	0.1	1.0	1.0	1.0	1.0	1.0	1.0	1.0	−1.0	—
试验菌液/mL	0.05	0.05	0.05	0.05	0.05	0.05	0.05	0.05		0.05
药物稀释度	1:5	1:10	1:20	1:40	1:80	1:160	1:320	1:640	…	
含药量/(mg/mL)	200	100	50	12.5	6.25	3.12	1.56	7.8		—

8.2.4   影响药敏结果的因素

许多因素都可影响药敏试验的结果。为使药敏试验的结果准确可靠、重复性好,与其他兽医院或地区的试验结果具有可比性,并能迅速反映细菌耐药性变化情况,必须采用标准的药敏试验材料,并按标准化的药敏试验方法进行。

(1)培养基   琼脂平皿内培养基厚度为 4 mm。培养基内应尽量避免有抗菌药物的拮抗物质,如钙、镁离子能减低氨基糖苷类的抗菌活性,胸腺嘧啶核苷和对氨苯甲酸能拮抗磺胺药和 TMP 的活性。目前推荐用 MH 培养基。

(2)菌接种量   细菌接种量应恒定,如果太多,可使抑菌圈变小,能产酶的菌株更可破坏药物的抗菌活性。细菌量多时可显著影响药敏结果。

(3)质控菌   为保证每次试验结果准确可靠,在试验中应同时用标准敏感菌株作为对照菌,与受试菌同时进行试验。例如,测金黄色葡萄球菌药敏时,用金黄色葡萄球菌 $ATCC_{25923}$ 做对照;测革兰氏阴性杆菌药敏时,用大肠杆菌 $ATCC_{25922}$ 做对照。

(4)抗菌药物   药敏试验中应根据不同受试菌选择适宜的抗菌药物。

(5)其他   中草药药敏试验除上述影响因素外,药物产地、采集时令、炮制方法等均可影响抑菌效果。其抑菌有效成分尚未完全阐明。不同试验方法所获结果也不尽相同。此外,各种中草药制剂的 pH 不同,大多偏酸,不同 pH 的中草药液其抑菌力是有差异的,以 pH 7.0 左右抑菌力最强。中草药多含有鞣质,药物经明胶等除去鞣质后仍表现有较强的抑菌作用,但抑菌作用略低于未去鞣质者,说明鞣质也具有一定的抑菌作用或协同作用。

8.2.5   药敏结果判断标准及临床意义

药敏结果通常采用三级划分制。

(1)敏感   当一种细菌引起的感染,用某种药物常用量治疗有效时,这种细菌即对该药高度敏感,也就是说,其常规用药时达到的平均血药浓度超过对细菌 MIC 的 5 倍以上。

(2)中度敏感   当细菌引起的感染仅在应用高剂量抗菌药物时才有效,或者细菌处于体内抗菌药物浓缩的部位或体液(如尿、胆汁、肠腔等)中时才被抑制,这种细菌对该药仅呈中度敏感。中度敏感常规用药时达到的平均血浓度一般相当于或略高于对细菌的 MIC。对于毒性较小的药物,适当加大剂量仍可望获得临床疗效。

(3)耐药   药物对某一细菌的药敏高于药物在血或体液内可能达到的浓度时,或有时细菌能产生灭活抗菌药物的酶,则不论其 MIC 值大小如何,都应判定对该菌为耐用药。如产青霉素酶的金黄色葡萄球菌即应认为该菌对青霉素耐药。

项目 9

兽医病理学检验

兽医病理学通过研究疾病的病因、发病机理和患病机体内所呈现的代谢、机能、形态、结构的变化，来阐明疾病发生、发展及其转归的规律，为疾病的诊断和防治提供理论基础。兽医病理诊断技术是运用兽医病理学理论和病理学研究方法、手段对临床病例进行诊断的技术，是畜禽疾病诊断的重要方法之一。其目的和任务主要是研究各种动物疾病的病变特点，寻找疾病发生的原因和发生机理，从而对不同疾病做出病理学诊断和鉴别诊断，直接为临床防治疾病服务。

兽医病理诊断技术包括尸体剖检技术、病理常规组织学诊断技术、活体组织检查和细胞学检查技术、电子显微镜检查技术、免疫组织化学技术、原位核酸分子杂交技术和原位 PCR 技术、流式细胞仪技术、激光扫描共聚焦显微镜检查技术等。其中尸体剖检技术、病理常规组织学诊断技术、活体组织检查和细胞学检查技术是病理学研究和病理诊断中最基本、最重要、最常用的方法。

任务 9.1　尸体剖检技术

尸体剖检技术是运用病理解剖学知识，通过检查尸体的病理变化来诊断疾病的一种方法。剖检时，必须对死亡动物尸体的病理变化做到全面观察，客观描述，详细记录，然后运用辩证唯物主义的观点，进行科学分析和推理判断，从中作出符合客观实际的病理解剖学诊断，为疾病的诊断和预防提供理论依据。

9.1.1　动物尸体剖检技术

动物尸体剖检简称尸检，是运用病理解剖学及有关学科知识，通过检查动物尸体的病理变化来诊断疾病的一种方法。它是病理学最基本的研究方法之一。尸检技术在兽医科学中具有重要作用，其特点是方便、迅速、客观、直接、准确。同时，通过尸体剖检可以尽快发现和确诊某些传染病、寄生虫病和新发生的群发性疾病，特别是在畜禽发生群发性疾病的早期，通过扑杀先发病的动物，根据所见的病理变化进行诊断，可做到早诊，早预防，把疾病造成的损失减低到最低程度。

有些疾病经过诊断和治疗，效果不好或死亡，可通过尸体剖检直接观察尸体各器官、组织及细胞的各种病变，对其分析，以便找出临床诊断和治疗上的问题以及导致疗效不好或死亡的原因。通过剖检,对动物的发病原因、病理变化等方面进一步深入研究,或发现新的疾病,为促进兽医学科和医学的发展积累更多的资料,可提高疾病诊断质量和治疗水平,为防疫部门及时采取防治措施提供依据。

有些疾病(如狂犬病、肿瘤性疾病等)必须通过尸检,进行病理学检查,才能最后确诊。通过尸体剖检广泛收集各种疾病的病理样本和病理资料,可以为深入研究和揭示某些疑难病症的发病机理并最终控制它们提供重要的基础资料。

尸体剖检的优点是可全面系统地检查,可随意取材,不受时间限制,因而诊断全面、确切,对死因的分析客观、可信。所以,尸检在总结经验、提高诊疗水平和解决医疗纠纷、法医纠纷等方面,在积累系统的病理资料、认识新病种及发展医学等方面,都做出了巨大贡献。

尸检的缺点是:由于组织细胞的死后变化,会不同程度地影响酶类、抗原、超微结构以及组织细胞形态的检查。另外,尸检所检查的多为静止于死前的晚期病变,无法观察早期病变及其动态变化过程。

9.1.2 尸体剖检的准备工作及注意事项

1. 剖检前准备

进行尸体剖检前,剖检者必须先仔细阅读送检单,了解病死畜禽生前的病史,包括临床各种化验、检查、诊断和死因;此外,还应注意治疗后病程演变经过情况,以及临床工作人员对本例病理解剖所需解答的问题,做到心中有数。根据临床症状、流行病学等检查所做出的初步诊断,确定动物尸体能否进行剖检。属于国家规定的禁止剖检的患病动物尸体,一定不能剖检,如炭疽。

2. 剖检器械及药品的准备

剖检常用的器械有:刀(剥皮刀、解剖刀、外科手术刀),剪(外科剪、肠剪、骨剪),镊子,骨锯,斧子,磨刀棒或磨石等。一般情况下,有一把刀、一把剪子和一把镊子即可工作。

剖检最常用的药品有:器械、动物尸体和环境消毒所需消毒药(如来苏儿、新洁尔灭、生石灰、苛性钠等);人员消毒所需消毒药(如75%酒精、碘酊等);组织取材所需的固定液(如福尔马林、酒精等)和贮存病理组织的容器等。

3. 剖检时间及地点的选择

(1)尸体剖检时间的选择 病理解剖时间应在动物死亡后尽快进行,以免因死后动物组织自溶而影响检查结果的正确性。特别是在夏天,因外界气温高,尸体极易腐败,使尸体剖检无法进行;同时,由于腐败分解,大量细菌繁殖,结果使病原检查也失去意义。

尸体剖检最好选择在白天进行,白天的自然光便于病变的观察,尤其是有些病变(如黄疸、变性)的颜色在自然光下才能分辨清楚。

(2)尸体剖检地点的选择 尸体剖检最好在专门的病理解剖室内进行。一些危害严重的传染病,一定要在具备相应解剖条件的病理解剖室内进行,以防止病原的扩散。如条件不具备,可选择距房舍、畜群、道路和水源较远、地势高且干燥的地方剖检。剖检前先挖 2 m 左右的深坑,坑内撒一些生石灰,坑旁铺上旧席子或旧报纸,将尸体放在上面进行剖检。小动物可在大小适宜的搪瓷盘内剖检。

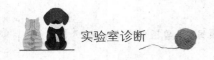

4. 尸体的运送及处理

搬运病死动物尸体时，要以浸透消毒液的棉花堵塞尸体的天然孔，并用消毒液喷湿体表各部，以防病原扩散。运送尸体的车辆和绳索等，用后要严格消毒。尸体剖检前，先用消毒液清洗尸体体表，防止体表病变被污泥等覆盖和剖检时体表尘土、羽毛扬起。特别对死于传染病的尸体时，要慎重，严防病原扩散、危害动物和人的健康。尸体剖检完毕，尸体不得随意处理，严禁食用肉尸和内脏，未经处理的皮毛等物也不得利用。根据条件和疾病的性质，对尸体进行掩埋或焚烧处理。可立即将尸体、垫料和被污染的土层一起投入坑内，撒上生石灰或喷洒消毒液后，用土掩埋。有条件的可进行焚烧。

5. 剖检人员的自身防护

为了保障人和动物健康，在剖检过程中应保持清洁并注意严格消毒。剖检时，剖检人员应穿好工作服、胶靴，围上围裙，戴好口罩、工作帽，戴好乳胶手套，外加薄纱手套。剖检操作时要稳妥，万一不慎割破皮肤，应立即停止剖检，以碘酒消毒伤口，更换剖检人员。如遇炭疽等人畜共患传染病，除局部用 5% 石炭酸腐蚀外，应立即就诊，并对现场彻底消毒。剖检完毕后，将用具、衣物清洗干净、消毒，一次性物品消毒后深埋或焚烧。

9.1.3　病理剖检报告的内容和编写

病理剖检报告的内容主要包括以下四部分：概述、剖检所见、病理解剖学诊断和结论。

1. 概述

病理剖检报告的概述部分主要记载动物的主人包括动物所属单位及畜主姓名，动物的种类、性别、年龄、毛色、用途、特征等，临床病症摘要及临床诊断，发病日期、死亡时间，剖检时间、剖检地点和剖检者的姓名等。

临床摘要及临床诊断的内容，包括简要病史、发病经过、主要症状、临床诊断、治疗经过、有关流行病学材料及有关实验室检验的各项结果等。了解患病动物发病的时间和发病后的主要表现、怎样发病及其进展情况、来诊前经过何种治疗及其疗效如何等内容，既可作为诊治疾病时的一个参考，也可作为查明发病原因的一个线索。

2. 剖检所见

以病理剖检记录为依据，按动物所呈现的病理变化主次顺序进行详细客观的记载。此项内容包括肉眼检查、组织学检查及实验室检验等。

病理剖检记录是对剖检所见和其他有关情况所做的客观记载，是病理剖检报告的重要依据，也是进行综合分析病症、研究疾病的原始资料之一。因此，剖检记录应力求完整、详细、客观。剖检记录最好在尸体剖检过程中进行，一般由术者口述，专人记录。条件不允许时，应在剖检完毕后立即补记。尸检记录可用预先印好的表格，临用时填写，也可用空白纸直接记录，但最好用印制的剖检报告书写，以避免遗漏。进行尸体剖检记录时应坚持以下三项原则。

（1）尸体剖检记录要客观　在剖检过程中或补记时，对观察到的病变要进行如实描述，实事求是，应反映发生的病理变化的原貌，不能随意夸大，也不能忽略不明显的变化，不能主观臆想，不能虚构。客观如实地进行病变的描述是尸检记录最重要的原则。

（2）尸体剖检记录既要详细全面，又要突出重点　剖检记录详细全面表现在剖检时，应仔细地、尽可能地找到尸体的全部病变，同时把这些病理变化逐一记录下来。只有详细全面，才能概括出某一疾病的全貌,有利于疾病的正确诊断。但是,大多数疾病表现出的病理变化总是有较明显的特征,可能表现在某个器官组织或某一系统,因此,在记录时还应突出重点,也就是要全力找出主要病变,从而抓住主要矛盾,有助于疾病的诊断。

(3)尸体剖检记录用词要明确、清楚 对于病理变化的描述,要客观地运用通俗易懂的语言文字加以表述,不可直接用病理学术语或名词代替病变的描述。如病变情况复杂,可绘图并配以文字说明,以求尽可能客观地反映病变的真实情况。剖检记录可从器官和病变的大小、重量、体积、位置、形状、表面、颜色、湿度、透明度、切面、质地、结构、气味、厚度等方面逐一描述。对眼观未见变化的器官不能下"正常""无变化"的结论,可用"无肉眼可见变化"或"未见异常"等词来概括。为了描述不失真,用词必须准确,不能含糊不清,应使描述的组织器官的变化能反映其本来的面貌。

尸体剖检记录描述的范围简要叙述如下。

(1)位置 位置指各脏器的位置有无异常表现,脏器彼此间或脏器与体腔壁间有无粘连等。如肠扭转时可用扭转180°、360°等来表示。

(2)大小、重量和体积 大小、重量和体积最好用数字表示,一般用厘米、克、毫升为单位。如因条件所限,也可用实物比喻,如针尖大、米粒大、黄豆大、蚕豆大、鸡蛋大等,不宜用"肿大""缩小""增多""减少"等主观判断的术语。

(3)形状 形状一般用实物比拟,如圆形、椭圆形、菜花形、结节状等。

(4)表面 表面指脏器表面及浆膜的异常表现,可采用絮状、绒毛样、凹陷或突起、虎斑状、斑点、干酪样、粉末样、光滑或粗糙、晦暗等描述。

(5)颜色 单一的颜色可用鲜红、淡红、苍白、棕色、灰色、淡黄、鲜黄、暗黄等描述。两种颜色应用紫红、灰白、棕黄等(前者表示次色,后者表示主色)来形容。为了表示病变颜色的分布,常用弥漫状、块状、点状、条索状等。对颜色状态的表示,常用指压看其有无改变而定,如指压褪色等。

(6)湿度 湿度一般用湿润、干燥等描述。

(7)透明度 透明度一般用混浊、透明、半透明等描述。

(8)切面 切面常用平整或突起、详细结构不清、血样物流出、呈海绵状等描述。

(9)质地和结构 质地和结构常用坚硬、柔软、有弹性、脆弱、胶样、水样、粥样、干酪样、髓样、肉样、颗粒状、结节状、橡皮样、面团样等描述。

(10)气味 气味常用恶臭、酸败味等描述。

(11)管状结构 管状结构常用扩张、狭窄、闭塞、弯曲等描述。

(12)正常与否 对于无肉眼变化的器官,一般不用"正常""无变化"等名词,因为无肉眼变化不一定说明无细胞组织变化,通常可用"无肉眼可见变化"来概括。

3. 病理解剖学诊断

病理解剖学诊断是根据剖检所见变化进行综合分析,判断病变主次,采用病理学术语加以概括,肯定病变的性质,如出血性肠炎、肝淤血、肺水肿、肝脂肪变性等。

病理学诊断常常是以诊断为目的,以从患畜体内获取的器官、组织、细胞或体液为对象,包括尸体剖检、外科病理学和细胞学。病理学长期以来被形象地喻为"桥梁学科"和"权威诊断",这充分表明了它在医学中,特别是在临床医学中占有不可替代的重要地位。其理由主要是由病理学的性质和任务所决定的。

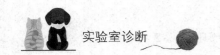

病理诊断是在观测器官的大体(肉眼)改变、镜下观察组织结构和细胞病变特征而做出的疾病诊断,因此它比临床上根据病史、症状和体征等做出的分析性诊断以及利用各种影像所做出的诊断更具有客观性和准确性。尽管现代分子生物学的诊断方法(如 PCR、原位杂交等)已逐步应用于医学诊断,但到目前为止,病理诊断仍被视为带有宣判性质的、权威性的诊断,因为病理诊断常通过活体组织检查或尸体剖检来回答临床医生不能做出的确切诊断和死亡原因等问题。

然而,病理诊断也不是绝对权威,更不是万能的,也和其他学科一样有其固有的主、客观的局限性。首先,病理学诊断都是根据临床表现、手术所见、肉眼变化和光镜下的特征综合作出的,有时还需结合免疫组织化学、流式细胞分析、自动图像分析、超微结构甚至随访结果才能确诊,所以它是一门依赖经验积累的诊断学科,随着不断地实践和总结经验才能逐步提高。其次,活检样本和切片检查均属抽样检查,最终在光镜下见到的仅是病变的极小部分,有时并不能代表整个病变。病理医师在诊断时和临床医师在阅读病理报告时均应加以注意,把握部分与整体的辩证统一。病理诊断必须密切结合临床所见和其他特殊检查。

4. 结论

根据病理解剖学诊断,结合病畜(禽)生前的临床症状及其他临床诊断资料进行综合分析,找出病变之间的内在关系,病变与临床症状之间的关系,最后做出结论性判断,阐明动物发病和致死的原因,进一步就疾病诊断提出处理意见和建议,如猪瘟、棉籽饼中毒等。若无法做出疾病诊断,则仅列出病理解剖学诊断。最后主检者签名并注明报告时间。

9.1.4 动物死后的变化及其鉴别

动物死亡后,受体内存在的酸和细菌的作用,以及外界环境的影响,逐渐发生一系列的变化,如尸冷、尸僵、尸斑、血液凝固、尸体自溶和腐败等,称为尸体变化。正确辨认尸体变化,可以避免把某些死后变化误认为生前的病理变化,避免造成误判。

1. 尸冷

动物死亡后,由于动物体内新陈代谢的停止,产热过程休止,尸体温度逐渐降至外界环境温度的水平。尸体温度下降的速度,在最初几小时较快,以后逐渐变慢。通常在室温条件,平均每小时下降 1 ℃。当外界温度低时,尸冷可能发生快些。尸温检查有助于确定死亡的时间。但要注意,患破伤风的动物,由于死前全身肌肉的痉挛,产热过多,可能在死后的短时间内,尸体温度不但不降低,反而增高。

2. 尸僵

家畜在死亡后肢体的肌肉收缩变硬,关节固定,整个尸体发生僵硬,称为尸僵。尸僵一般在死后 3~6 h 发生,10~20 h 最明显,24~48 h 开始缓解。根据尸僵的发生和缓解情况,大致可以判定家畜死亡的时间。尸僵通常是从头部开始,而后向颈部、前肢、躯干和后肢发展。检查尸僵是否发生,可按下颌骨的可动性和四肢能否屈伸来判定。解僵时,尸体按原来尸僵发生的顺序开始消失,肌肉变软。心肌的尸僵在死后 0.5 h 左右即可发生。肌肉发达的动物尸僵较明显。死于破伤风的动物,尸僵发生快而明显;死于败血症的动物,尸僵不显著或不出现;心肌变性或心力衰竭的心肌,则尸僵可不出现或不完全。

3. 尸斑

家畜死亡后,全身肌肉僵直收缩,心脏和血管也发生收缩,将心脏和动脉系统内的血液驱入静脉系统中,并由于重力的关系,血管内的血液逐渐向尸体下垂部位发生沉降,一般反映在皮肤和内脏器官(如肺、肾等)的下部,呈青紫色的淤血区,称为坠积性淤血。尸体倒卧侧皮肤的坠积性淤血现象,称为尸斑(死后 2～4 h 出现)。尸斑出现初期用指压该部位可使红色消退,并且这种暗红色的斑可随尸体位置的变动而改变;后期,由于发生溶血使该部位组织染成污红色(死后 24 h 左右出现),此时指压或改变尸体位置时尸斑也不会消失。家畜的皮肤厚,并有色素和覆盖被毛,尸斑不易察见。只有在剥皮后,可见卧侧的皮肤内面呈暗红色,皮下血管扩张。要注意不要把这种病变与生前的充血、淤血相混淆。在采取病料时,如无特异性病变或特殊需要,最好不取这些部位的组织。尸斑的强度可以反映尸体内血液量的多少,其颜色通常是暗紫红色,时间越长染色越深。冷藏在冰箱内的尸斑呈绛红色,系低温下消耗氧少,血液内还留存较多氧合血红蛋白的结果。在某些中毒病例中,尸斑的颜色可以作为推测死因的参考,如一氧化碳、氰化物中毒时尸体呈樱红色;而亚硝酸盐中毒时为灰褐色;硝基苯中毒时为蓝绿色。

4. 尸体自溶和腐败

尸体自溶是指体内组织受到酶(细胞溶酶体酶)的作用而引起自体消化的过程,表现最明显的是胃和胰腺。当外界气温高、死亡时间较久剖检时,常见的胃肠道黏膜脱落(尤其是兔),就是一种自溶现象。尸体腐败是指尸体组织蛋白由于细菌作用而发生腐败分解的现象。参与腐败过程的细菌主要是厌氧菌,它们主要来自消化道,但也有从体外进入的。尸体腐败可表现为腹围膨大、尸绿、尸臭、内脏器官腐败等。

5. 胆汁浸润

主要出现在胆囊附近的浆膜,呈淡黄色或淡绿色,为胆汁外渗的结果。

6. 死后凝血

动物死后不久,在心脏和大血管内的血液即凝固成血凝块。死亡快时,血凝块呈一致的暗紫红色;死亡较慢时,血凝块往往分为两层,上层呈黄色鸡油样,是血浆层,下层是暗红色,为红细胞层(鸡脂样凝血块)。死于败血症或窒息、缺氧的动物,血液凝固不良或不凝固。剖检时,要注意血凝块与生前形成的血栓相区别。

7. 血红蛋白浸润

沉积在静脉内的血液,红细胞很快发生崩解,血红蛋白溶解在血浆内,并透过血管壁向周围组织浸润,因此心内膜和血管内膜以及周围组织(如胸膜、心包膜、腹膜)均被血红蛋白染成弥漫性红色,这种现象称为血红蛋白浸润。血红蛋白浸润在某些中毒、败血病和其他一些血液凝固不全而溶血又出现较早的尸体较明显。

9.1.5　猪的剖检方法

为了保证剖检质量和提高工作效率,尸体剖检必须按一定的方法和顺序进行,但有时因剖检的目的和具体条件不同,也可有一定的灵活性。猪通常采用的剖检顺序为:外部检查→剥皮和皮下检查→内部检查→腹腔脏器的取出和检查→盆腔脏器的取出和检查→胸腔脏器的取出

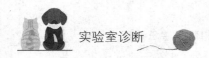
和检查→颅腔检查及脑的取出和检查→口腔和颈部器官的取出和检查→鼻腔的剖开和检查→脊椎管的剖开和检查→肌肉和关节的检查→骨和骨髓的检查。小猪的剖检,可自下颌沿颈部、腹部正中线至肛门切开,暴露胸腹腔,切开耻骨联合露出骨盆腔。然后将口腔、颈部、胸腔、腹腔和骨盆腔的器官一起取出。

1.体表检查

体表检查可以为疾病诊断提供重要线索,为剖检的方向给予启示,还可以作为判断疾病的重要依据(如口蹄疫、炭疽、鼻疽、痘等)。体表检查的主要内容如下。

(1)营养状态 可根据肌肉发育、皮肤和被毛状况来判断营养状态。

(2)皮肤 注意被毛的光泽度,皮肤的厚度、硬度和弹性,有无脱毛、褥疮、溃疡、脓肿、创伤、肿瘤、外寄生虫等。此外,还要注意检查有无皮下水肿和气肿。

(3)天然孔的检查 检查各天然孔(眼、鼻、口、肛门、外生殖器等)的开闭状态及有无异物。

(4)尸体变化的检查 尸体变化的检查可以确定病畜死亡的时间和姿势。

2.内部检查

剖检猪时,采用背卧位,为了稳定猪体,可切断四肢内侧肌肉体表的联系,使四肢平摊而固定,也可用物体垫在猪两侧肩部和腰荐部。

(1)皮下检查 皮下检查在剥皮过程中进行,要注意检查皮下有无出血、水肿、脱水、炎症和脓肿,并观察皮下脂肪组织的多少、颜色、性状及病理变化性质等。要特别注意下颌淋巴结、颈浅淋巴结、腹股沟淋巴结的变化,注意检查其大小、颜色、硬度,以及与其周围组织的关系及切面的变化。小猪还要检查肋骨与肋软骨交界处有无串珠状肿大。

(2)腹腔的剖开、检查和脏器取出

①腹腔的剖开。从剑状软骨后方沿白线由前向后,直至耻骨联合做第一切线;后再从剑状软骨沿左右两侧肋骨后缘至腰椎横突做第二、三切线,使腹壁切成两个大小相等的楔形,将其向两侧翻开,即可露出腹腔。

②腹腔的检查。应在腹腔剖开后立即进行。主要包括:A.腹水的数量和性状;B.腹腔内有无异常物质,如气体、血凝块、胃肠内容物、脓汁、寄生虫、肿瘤等;C.腹膜的性状,是否光滑,有无充血、出血、纤维素、脓肿、破裂、肿瘤等;D.腹腔脏器的位置和外形,注意有无变位、扭转、粘连、破裂、肿瘤、寄生虫结节以及淋巴结的性状;E.横膈膜的紧张程度、有无破裂。

③腹腔脏器的取出。腹腔脏器应分步取出,具体步骤如下。

A.脾脏和网膜的采出:在左季肋部可见脾脏,提起脾脏,并在接近脾脏部切断网膜及其他联系后取出脾脏,然后再将网膜取出。

B.空肠和回肠的取出:将结肠袢向右侧牵引,盲肠拉向左侧,露出回盲韧带与回肠;在距回盲口约15 cm处,将回肠做二重结扎切断;然后握住回肠断端,用刀切离回肠、空肠的肠系膜。边分离边检查肠系膜淋巴结有无变化,直至十二指肠空肠曲。在空肠起始部做二重结扎并切断;取出空肠和回肠。

C.大肠的取出:在骨盆腔口分离出直肠,将其中粪便挤向前方做一次结扎,并在结扎后方切断直肠;从直肠断端向前方切离肠系膜,至前肠系膜根部;分离结肠与十二指肠、胰腺之间的联系,切断前肠系膜根部血管、神经和结缔组织,以及结肠与背部之间的联系,即可取出大肠。

D.胃和十二指肠的取出:先检查胃的外观,胰管和胆管的状况;胰管、胆管有异常时,可将胃、十二指肠、胰腺与肝脏一并取出；或将胆管开口附近的十二指肠结扎切断，与肝脏同时取出；胰管、胆管无异常时，可先切断食管末端，将胃牵引，切断胃肝韧带，肝十二指肠韧带，胆管、胰管、十二指肠肠系膜以及十二指肠与右肾间韧带，使胃与十二指肠一同取出。胃的检查，先观察其大小、浆膜面的色泽，有无粘连，胃壁有无破裂和穿孔等，然后由贲门沿小弯剪至幽门。胃剪开后，检查胃内容物的数量、性状、含水量、气味、色泽、成分、寄生虫等。最后检查胃黏膜的色泽，注意有无水肿、充血、溃疡、肥厚等病变。十二指肠的检查，沿肠系膜附着部剪开十二指肠，先检查肠内容物，然后检查黏膜面，其要求同胃的检查。

E. 肾脏和肾上腺的取出：先检查肾的动静脉、输尿管和有关的淋巴结，注意该部血管有无血栓或动脉瘤；若输尿管有病变时，应将整个泌尿系统一并取出，否则可分别取出；先取左肾，切断和剥离其周围的浆膜和结缔组织，切断其血管和输尿管，即可取出。右肾用同法采取。先检查肾脏的形态、大小、色泽和质地，注意包膜的状态，是否光滑透明和容易剥离；包膜剥离后，检查肾表面的色泽，有无出血、瘢痕、梗死等病变；然后由肾的外侧面向肾门部将肾脏纵切为相等的两半，检查皮质和髓质的厚度、色泽、交界部血管状态和组织结构纹理；最后检查肾盂，注意其容积，有无积尿、积脓、结石等，以及黏膜的性状。肾上腺可与肾脏同时采取，或分别取出。

F. 肝脏和胰腺的取出：采取肝脏前，先检查与肝脏相联系的门脉和后腔静脉，注意有无血栓形成。然后切断肝脏与横膈膜相连的左三角韧带，注意肝和膈之间有无病理性的粘连；再切断圆韧带、镰状韧带、后腔静脉和冠状韧带，最后切断右三角韧带，取出肝脏。胰腺可附于肝脏一同取出，或先肝脏分离取出。肝脏的检查时可先检查肝门部的动脉、静脉、胆管和淋巴结；然后检查肝脏的形态、大小、色泽、包膜性状、出血、结节、坏死等；最后切开肝组织，观察切面的色泽、质地和含血量等情况，注意切面是否隆突，肝小叶结构是否清晰，有无脓肿、寄生虫性结节和坏死等。

(3)盆腔脏器的取出和检查　在未取出骨盆腔脏器前，应先检查各器官的位置和概貌。可在保持各器官的生理联系下，一同取出。用刀切离直肠与骨盆腔上壁的结缔组织。母畜还要切离子宫和卵巢，再由骨盆腔下壁切离膀胱和阴道，在肛门、阴门做圆形切离，即可取出骨盆腔脏器。

①公畜骨盆腔脏器的检查。先分离直肠并进行检查，再检查包皮、龟头；然后由尿道口沿阴茎腹侧中线至尿道骨盆部剪开，检查尿道黏膜的状态；再由膀胱顶端沿其腹侧中线向尿道剪开，使与以上剪线相连。检查膀胱黏膜、尿量、色泽；将阴茎横切数段，检查有无病变；睾丸和附睾检查，要注意其外形、大小、质地和色泽，观察切面有无充血、出血、瘢痕、结节、化脓和坏死等；最后检查输精管、精囊、前列腺、尿道球腺。

②母畜骨盆腔脏器的检查。直肠检查同于公畜；膀胱和尿道检查，由膀胱顶端起，沿腹侧中线直剪至尿道口，检查内容同前。检查阴道和子宫时，先观察子宫的大小、子宫体和子宫角的形状；然后用肠剪伸入阴道，沿其背中线剪开阴道、子宫颈、子宫体，直至左右两侧子宫角的顶端。检查阴道、子宫颈、子宫内腔和黏膜面的性状、内容物的性质，并注意阔韧带和周围结缔组织的状况。输卵管的检查一般采取触摸，必要时还应剪开，注意有无阻塞、管壁厚度、黏膜状态。卵巢的检查，注意其外形、大小、重量和色泽等，然后做纵切，检查黄体和滤泡的状态。

(4)胸腔的剖开和检查

①胸腔的打开。先检查胸腔是否为负压，然后从两侧最后肋骨的最高点至第一肋骨的中央部做第二锯线，锯开胸腔。用刀切断横膈附着部、心包、纵隔与胸骨间的联系，除去锯下的胸

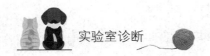

壁,即露出胸腔。另一种剖开胸腔的方法是用刀切断两侧肋骨与肋软骨的连接,去掉胸骨,逐一切断肋间肌肉,分别将肋骨向背侧扭转,掰开肋骨小头与周围关节的联系,露出胸腔。

②胸腔器官的取出和检查:具体操作步骤如下。

A. 胸腔的检查:观察胸膜腔有无液体、液体数量、透明度、色泽、性质、浓度和气味,注意浆膜是否光滑、有无粘连等病变。

B. 肺脏的检查:首先注意其大小、色泽、重量、质地、弹性、有无病灶及表面附着物等;然后用剪刀将支气管切开,注意检查支气管黏膜的色泽、表面附着物的数量、黏稠度;最后,将整个肺脏纵横切割数刀,观察切面有无病变、切面流出物的数量、色泽变化等。

C. 心脏的检查:心脏切开的方法是沿左纵沟左侧的切口,切至肺动脉起始部,沿左纵沟右侧的切口,切至主动脉起始部;然后将心脏翻转过来,沿右纵口左右两侧作平行切口,切至心尖部与左侧心切口相连;切口再通过房室口切至左心房及右心房。经过上述切线,心脏全部剖开。检查心脏时,注意检查心腔内血液的含量及性状。检查心内膜的色泽、光滑度、有无出血、各个瓣膜、腱索是否肥厚,有无血栓形成和组织增生或缺损等病变。对心肌的检查,注意各部心肌的厚度、色泽、质地、有无出血、瘢痕、变性和坏死等。

(5)颅腔的剖开和脑的检查

①颅腔的剖开。清除头部的皮肤和肌肉,先在两侧眶上突连线处做一横锯线,再从此锯线两端经两侧额骨、顶骨侧面至枕骨外缘做第二条纵锯线,再从枕骨大孔两侧做“V”字形锯线与第二纵锯线相连;沿锯线撬开头顶骨,露出颅腔。颅顶骨除去后,观察骨片的厚度和其内面的形态。检查硬脑膜,沿锯线剪开硬脑膜,检查硬脑膜、蛛网膜及脑脊液的数量和性状;然后用剪刀或外科刀将颅腔内的神经、血管切断,小心地将大脑、小脑和脑干一并取出,后取出垂体。

②脑的检查。先观察脑膜的性状,正常脑膜透明、平滑、湿润、有光泽。在病理情况下,可以出现充血、出血和混浊等病理变化。然后检查脑回和脑沟的状态,如有脑水肿、积水、肿瘤、脑充血等变化时,脑沟内有渗出物蓄积,脑沟变浅,脑回变平。并用手触检各部分脑实质的质地,脑实质变软是急性非化脓性炎症的表现,脑实质变硬是慢性脑炎时神经胶质增多或脑实质萎缩的结果。脑的内部检查时,先用脑刀伸入纵沟中,自前而后,由上而下,一刀经过胼胝体、穹隆、松果体、四叠体、小脑蚓突、延脑,将脑切成两半。检查脉络丛,第三脑室、导水管和第四脑室的状态。再横切脑组织,切线相距2~3 cm,检查脑白质和灰质的色泽和质地,有无出血、坏死、包囊、脓肿、肿瘤等病变。脑垂体的检查,先检查其重量、大小,然后沿中线纵切,观察切面的色泽、质地、光泽和湿润度等。由于脑组织极易损坏,一般先固定后,再切开检查。脑的病变主要依靠组织学检查。

(6)口腔和颈部器官的取出和检查 取出前先检查颈部动脉、静脉、甲状腺、唾液腺及其导管,检查颌下和颈部淋巴结有无病变。取出时先在第一臼齿前下方锯断下颌支,再将刀插入口腔,由口角向耳根,沿上下臼齿间切断颊部肌肉;将刀尖伸入颌间,切断下颌支内面的肌肉和后缘的腮腺等;最后切断冠状突周围的肌肉与下颌关节的囊状韧带;握住下颌骨断端用力向后上方提举,下颌骨即可分离取出,口腔露出。此时以左手牵引舌头,切断与其联系的软组织、舌骨支,检查喉囊;然后分离咽和喉头、气管、食管周围的肌肉和结缔组织,即可将口腔和颈部的器官一并取出。

对仰卧的尸体,口腔器官的取出也可由两下颌支内侧切断肌肉,将舌从下颌间隙拉出,再分离其周围的联系,切断舌骨支,即可将口腔器官整个分离。然后按上法分离颈部器官。舌黏膜的检查,按需要纵切或横切舌肌,检查其结构。如发现舌的侧缘有创伤或瘢痕时,应注意对同侧臼齿进行检查。

对咽喉部分的黏膜和扁桃体进行检查时,注意有无炎症、坏死或化脓。剪开食管,检查食管黏膜的状态,食管壁的厚度,有无局部扩张和狭窄,食管周围有无肿瘤、脓肿等病变。剪开喉头和气管,检查喉头软骨、肌肉和声门等有无异常,器官黏膜面有无病变或病理性附着物。

(7)鼻腔的剖开和检查 将头骨在距离正中线 0.5 cm 处纵行锯开,把头骨分成两半,其中的一半带有鼻中隔。用刀将鼻中隔沿其附着部切断取下。检查鼻中隔和鼻道黏膜的色泽、外形、有无出血、结节、糜烂、溃疡、穿孔、炎性渗出物等,必要时可在额骨部做横行锯线,以便检查颌窦和鼻甲窦。

(8)脊椎管的剖开和检查 先切除脊柱背侧棘突与椎弓上的软组织,然后用锯在棘突两边将椎弓锯开,用凿子掀起已分离的椎弓部,即露出脊髓硬膜。再切断与脊髓相联系的神经,取出脊髓。脊髓的检查要注意软脊膜的状态,脊髓液的性状,脊髓的外形、色泽、质地,并将脊髓做多段横切,检查切面上灰质、白质和中央管有无病变。

(9)肌肉和关节的检查 肌肉的检查通常仅限于肉眼上有明显变化的部分,注意其色泽、硬度、有无出血、水肿、变性、坏死、炎症等病变。对某些以肌肉变化为主要表现形式的疾病,如白肌病、气肿疽、恶性水肿等,检查肌肉就十分重要。关节的检查通常只对有关节炎的关节进行,可以切开关节囊,检查关节液的含量、性质和关节软骨表面的状态。

(10)骨和骨髓的检查 骨的检查主要用于骨组织发生疾病的病例,如局部骨组织的炎症、坏死、骨折、骨软症和佝偻病的病畜,放线菌病的受侵骨组织等。先进行肉眼观察,检验其硬度,再检查其断面的形象。

骨髓的检查对与造血系统有关的各种疾病极为重要。检查时可将长骨沿纵轴锯开,注意骨干和骨端的状态,红骨髓、黄骨髓的性质、分布等。或者在股骨中央部做相距 2 cm 的横行锯线,待深达骨直径的 2/3 时,用骨凿除去锯线内的骨质,露出骨髓,挖取骨髓做触片或固定后做切片检查。

9.1.6 马属动物的剖检方法

1. 外部检查

马属动物的外部检查包括畜别、品种、年龄、性别、毛色、营养状况、皮肤、可视黏膜和尸体变化等。

(1)营养状况 根据肌肉的发育和皮下脂肪的蓄积状态来判断营养状况。

(2)可视黏膜 注意检查眼结膜、鼻腔、口腔、肛门和生殖器等黏膜,着重注意有无贫血、淤血、出血、黄疸、溃疡和外伤等变化,各天然孔的开闭状态,有无分泌物、排泄物及其性状等。

(3)体表一般检查 检查有无新旧外伤、被毛光泽度、厚度,有无脱毛、褥疮、溃疡、脓肿、创伤、肿瘤、外寄生虫,皮下(尤其是腹部皮下)有无浮肿和脓肿等。

2. 内部检查

马属动物的内部检查包括剥皮、皮下检查、各体腔的剖开、内脏的取出及内脏器官的检查等。马的腹腔右侧被盲肠和大结肠占据,为便于腹腔器官的取出,在剖开腹腔时应取右侧卧位。剖开腹腔前,先将左前肢与左后肢自尸体分离。用水或消毒液将尸体洒湿,以免尘埃飞

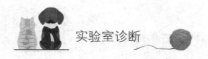

扬,扩散病原体。

(1)剥皮　先由下颌部至胸正中线切开皮肤,至脐部后把切线分为两条,绕开生殖器或乳房,最后汇合于尾根部。然后沿四肢内面的正中线切开皮肤,到球节做一环形切线,再从这些切线剥下全身皮肤。因传染而死亡的尸体一般不剥皮,以防病原体传播。在剥皮过程中,应注意检查浅表淋巴结的状态,要特别注意颌下、肩前、股前、乳房和浅腹股沟淋巴结的检查。检查肌肉状态,注意肌肉消瘦、色泽和有无炎症、坏死或寄生虫病变。乳房检查要注意外形、体积、硬度和各乳头有无病变,然后沿腹面正中线切开乳房,分左右两半将乳房割下。乳房内部检查可做若干平行切面,注意其内乳汁的性状,排乳管的状态,实质与间质的比例,内部有无结节、脓肿、坏死、钙化、纤维化、囊肿或肿瘤等。公马外生殖器官检查,可先将其由腹壁切离至骨盆边缘,视检阴囊后,留待与骨盆腔中的内生殖器官同时取出检查。

(2)切离前、后肢　①前肢切离。沿肩胛骨前缘切断臂头肌和颈斜方肌,再在肩胛骨的后缘切断背阔肌,在肩胛软骨部切断胸斜方肌,最后将前肢向上方牵引,由肩胛骨内侧切断胸肌、血管、神经、下锯肌、菱形肌等,取下前肢。②后肢切离。在股骨大转子部切断臀肌及股后肌群,将后肢向背侧牵引,由内侧切断股内侧肌群、髋关节的回韧带和副韧带,即可取下后肢。

(3)腹腔脏器的取出　腹腔脏器分步骤取出,具体操作如下。

①切开腹腔。先将睾丸或乳房从腹壁切离;从肷窝沿肋弓切开腹壁至剑状软骨,再从肷窝沿髂骨体切开腹壁至耻骨前缘。切开腹壁后,立即检查腹腔液的量和性状;腹膜是否光滑,有无充血、淤血、出血、破裂、脓肿、粘连、肿瘤和寄生虫;腹腔内脏的位置是否正常,肠管有无变位、破裂,膈的紧张程度及有无破裂,大网膜脂肪的含量等。

②取出肠管。肠的取出包括小肠、小结肠、大结肠和盲肠的取出。

A. 小肠的取出:用两手握住大结肠的骨盆曲部,往腹腔外前方引出大结肠;将小肠全部拿到腹腔外的背部,剥离十二指肠结肠韧带,在十二指肠与空肠之间结上两道结扎,从中间切断;用左手抓住空肠的断端,向自己身前牵引,使肠系膜保持紧张,右手将刀从空肠断端开始,靠近肠管切断系膜,直到回盲系膜处进行两道结扎,并从中间切断,取出小肠。在取出小肠的同时,要注意做到边切边检查肠系膜和淋巴结等有无变化。

B. 小结肠的取出:先将小结肠拿回腹腔内,再将直肠内的粪球向前方压挤,从直肠的起始部切断;抓住小结肠断端,切断后肠系膜,在十二指肠结肠韧带处,结扎小结肠,切断后取出。

C. 大结肠和盲肠的取出:先用手触摸前肠系膜动脉根,检查有无寄生虫性动脉瘤;然后将结肠上的两条动脉和盲肠上的两条动脉从肠壁上剥离,距前肠系膜动脉根约30 cm处切断,并将其断端交由助手牵引;这时剖检者用左手握住小结肠断端,向自身的方向牵引,用右手剥离附在大结肠胃状膨大部和盲肠底部的胰脏,然后将胃状膨大部、盲肠底部和背部连接的结缔组织充分剥离,即可将大结肠、盲肠全部取出。

③脾、胃和十二指肠的取出。A. 脾的取出:左手抓住脾头向外牵引,使其各部韧带呈紧张状态,并切断之;然后将脾连同大网膜一起拿出。B. 胃和十二指肠的取出:先从膈的食管孔切开膈肌,抓住食管用力牵引并切断;然后再切断胃和十二指肠周围的韧带,便可取出。

④胰腺、肝脏、肾脏和肾上腺的取出。胰脏可由左叶开始逐渐切下,或将胰脏附于肝门部和肝脏一同取出,也可随腔动脉、肠系膜一并取出。取出肝脏时,先切断左叶周围的韧带及后腔静脉,然后切断右叶周围的韧带、门静脉和肝动脉,便可取出。取出肾脏和肾上腺时,首先检查输尿管的状态,然后先取左肾,即沿腰肌剥离其周围的脂囊,并切断肾门处的血管和输尿管,

便可取出。右肾用同样方法取出。肾上腺与肾脏同时取出,也可单独取出。

(4)胸腔脏器的取出　胸腔脏器的取出步骤如下。

①锯开胸腔。锯开胸腔之前,先检查肋骨的高低及肋骨与肋软骨结合部的状态。剖开胸腔的方法有两种:一是将膈的左半部从季肋部切下,用锯把左侧肋骨上端从靠近脊柱处和下端与胸骨连接处锯断,只留第一肋骨,这样即可将左胸腔全部暴露;二是用骨剪剪断靠近胸骨的肋软骨,用刀逐一切断肋骨之间的肋间肌,分别将每根肋骨向背侧扭转,并将肋骨小头周围的关节韧带扭断,使肋骨一根根被去除,暴露左侧胸腔。打开胸腔后,要注意检查胸腔液的量和性状;胸腔内有无血液、脓汁;胸膜面是否光滑,有无出血、炎症、肥厚,肺胸膜和肋胸膜有无粘连,纵隔和纵隔淋巴结、食管、大动脉和静脉有无异常;幼畜胸腺有无变化等。

②心脏的取出。在心包左侧中央做十字形切口,将手洗净,把食指与中指插入心包腔,提起心尖,检查心包液的量和性状。沿心脏的左纵沟左右各 1 cm 处,切开左、右心室,检查血量及其性状。将左手拇指与食指伸入心室的切口内,轻轻牵引,然后切断心基部的血管,取出心脏。

③肺脏的取出。切断纵隔膜的背侧部,检查右侧胸腔液的量和性状。切断纵隔膜的后部。切断胸腔前部的纵隔膜、气管、食管和前腔动脉,并在气管环上做一小切口,将左手指和中指伸入切口牵引气管,即可将肺脏取出。

④腔动脉的取出。从前腔动脉至后腔动脉的最后分支部,沿胸椎、采腰椎的下面切断肋间动脉,即可将腔动脉和肠系膜一并取出。

(5)骨盆腔脏器的取出　首先锯断髂骨体,然后锯断耻骨和坐骨的髋臼支。除去锯断的骨体,用刀切离直肠与盆腔上壁的结缔组织,母马还要切离子宫与卵巢,再由骨盆腔下壁切离膀胱颈、阴道及生殖腺等。最后切断附着于直肠的肌肉,将肛门、阴门做圆形切离,即可取出骨盆腔脏器。

(6)口腔及颈部器官的取出　口腔及颈部器官的取出步骤如下。

①切断咬肌。

②在下颌的第一臼齿前,锯断左侧下颌骨支。

③切断下颌骨支内面的肌肉和后缘的腮腺、下颌关节的韧带及冠状突周围的肌肉,将左侧下颌骨支取下。

④用左手握住舌头,切断舌骨及其周围组织,再将喉、气管和食管的周围组织切离,直至胸腔入口处一并取出。

(7)颅腔的打开与脑的取出　颅腔的打开与脑的取出步骤如下。

①切断头部。沿环枕关节横断颈部,使头与颈分离,然后再除去下颌骨体及右侧下颌骨支。切除颅顶部附着的肌肉。

②取脑。将头骨平放,沿两颞窝前缘横锯额骨。距前锯线往后2~3 cm 再锯一平行线。从颞窝前缘连线的中点至两颞弓上缘各锯一线。由颞弓至枕骨大孔,左右各锯一线。锯完上述锯线后,用锤和凿子撬去额部两条锯线间的骨片,将凿子伸入锯口内,用力揭开颅顶,即可使脑露出。然后,用外科刀切离硬脑膜,并切断脑底部的神经,细心地取出大脑、小脑、延脑和脑垂体。

(8)鼻腔的锯开　先沿两眼的前缘用锯横行锯断,然后在第一臼齿前缘锯断上颌骨,最后用锯纵行锯断鼻骨和硬腭,打开鼻腔,取出鼻中隔。

(9)脊髓的取出　先锯下一段胸骨(5~15 cm),而后取一段肋软骨,插入椎管内,顶出脊

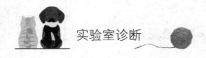

髓;或沿椎弓的两侧与椎管平行锯开椎管,取出脊髓。

上述各体腔的打开和内脏的取出,是进行系统检查的程序。但程序的规定和选择,首先应服从于检查的目的,而不应被看作是一成不变的。实践中,应按照实际情况的需要,适当地改变或取舍某些剖检程序。例如,马患疑似脑炎时,也可先打开颅腔取出脑检查,然后再根据需要,检查其他部分。

(10)脏器的检查 脏器的检查是尸体剖检的重要一环,也是病理学诊断的重要依据。在尸体剖检中,应对各脏器做认真细致的检查,客观地描述各种病理变化,并及时记录下来。

①腹腔器官的检查。腹腔器官主要包括胃、大肠和小肠、脾脏、肝脏、胰脏、肾脏及肾上腺,其检查具体操作如下。

A. 胃的检查:首先检查胃的大小,胃浆膜面的色泽,有无粘连,胃壁有无破裂;然后用肠剪由贲门沿大弯剪至幽门,检查胃内容物的量、性状、气味、寄生虫(如马蝇蛆)等;最后检查胃黏膜的色泽,有无水肿、出血、炎症等。

B. 大肠和小肠检查:打开肠管之前,应先检查肠管浆膜的色泽,有无粘连、肿瘤、寄生虫结节;同时检查淋巴结的性状等。打开肠管:小肠由十二指肠开始,沿肠系膜附着部向后剪开;盲肠沿纵带由盲肠底剪至盲肠尖,大结肠由盲肠结肠口开始,沿大结肠纵带剪开;小结肠沿肠系膜附着部剪开。各部肠管剪开时,要做到边剪开边检查肠内容物的量、性状、气味、有无血液、异物、寄生虫等。去掉肠内容物后,检查肠黏膜的性状。看不清时,可用水轻轻冲洗后检查。注意黏膜的色泽、厚度、淋巴组织(淋巴小结)的性状以及有无炎症等。

C. 脾脏检查:先检查脾脏大小、硬度、边缘的厚薄以及脾淋巴结的性状;然后检查脾脏被膜的性状和色泽;最后做切面检查,从脾头切至脾尾,检查脾髓的色泽,脾小体和脾小梁的性状,并用刀背或刀刃轻轻刮脾髓,检查血量的多少。

D. 肝脏的检查:先检查肝脏的大小、被膜的性状,边缘的厚薄,实质的硬度和色泽以及肝淋巴结、血管、肝管等的性状;然后做切面,检查切面的血量、色泽,切面是否隆突;肝小叶的结构是否清晰,有无脓肿、肝砂粒症及坏死灶等变化。

E. 胰脏检查:检查胰脏的色泽和硬度。沿胰脏的长径做切面,检查有无出血和寄生虫。

F. 肾脏检查:检查肾脏大小、硬度,切开后检查被膜是否容易剥离,肾表面的色泽、平滑度,有无疤痕、出血等变化。然后检查切面皮质和髓质的色泽,有无淤血、出血、化脓和坏死,切面是否隆突,以及肾盂、输尿管、肾淋巴结的性状。

G. 肾上腺检查:检查肾上腺的外形、大小、色泽和硬度,然后做纵切或横切,检查皮质、髓质的色泽及有无出血。

②胸腔器官的检查。胸腔器官主要包括心脏和肺脏,其检查具体操作如下。

A. 心脏检查:首先检查心脏纵沟、冠状沟的脂肪量和性状以及有无出血;然后检查心脏的大小、色泽及心外膜有无出血和炎性渗出物。检查心外膜后,沿左纵沟左侧的切口切至肺动脉的起始部,再沿左纵沟右侧的切口切至主动脉起始部。然后将心脏翻转过来,沿右纵沟的左右侧各1 cm处做平行切口;切至心尖与左侧切口相连接,通过房室口切至左心房及右心房。打开心腔后,检查心内膜色泽和有无出血,瓣膜是否肥厚,心肌的色泽、硬度、有无出血和变性等。

B. 肺脏检查:首先检查肺脏的大小,肺胸膜的色泽,以及有无出血和炎性渗出物等。然后用手触摸各肺叶,检查有无硬块、结节和气肿,并检查肺淋巴结的性状。而后用剪刀剪开气管和支气管,检查黏膜的性状、有无出血和渗出物等。最后将左、右肺叶横切,检查切面的色泽和血液量的多少,有无炎性病变、鼻疽结节和寄生虫结节等。此外,还应注意支气管和间质的变化。

③口腔、鼻腔及颈部器官的检查。

A. 口腔检查:检查牙齿的变化,口腔黏膜的色泽,有无外伤、溃疡和烂斑,舌黏膜有无出血与外伤。

B. 咽喉检查:检查黏膜色泽、淋巴结的性状。

C. 鼻腔检查:脑组织取出后,头骨于距正中线0.5 cm处纵行锯开,把头骨分成两半,其中一半带有鼻中隔,用刀将鼻中隔沿其附着部切下,检查鼻中隔和鼻道黏膜的色泽、外形,有无出血、结节和溃疡,必要时可在额骨部做横行锯线,检查额窦和鼻甲窦。

D. 下颌及颈部淋巴结检查:检查下颌及颈部淋巴结的大小、硬度、有无出血和化脓等。

④脑的检查。打开颅腔后,检查硬脑膜和软脑膜,有无充血、淤血、出血。切开大脑,检查脉络丛的性状及脑室有无积水。最后横切脑组织,检查有无出血及液化性坏死等。

⑤骨盆腔器官的检查。A. 膀胱检查:检查膀胱的大小、尿量、色泽,以及黏膜有无出血和炎症等。B. 子宫检查:沿子宫体背侧剪开左、右子宫角,检查子宫内膜的色泽,有无充血、出血及炎症等。

⑥肌肉的检查。通常只对眼观有明显变化的部分进行检查,注意其色泽、硬度和病变的性质等。对某些有明显肌肉病变的疾病,如白肌病、气肿疽和恶性水肿等,检查肌肉十分重要。

⑦脊椎管的剖开和脊髓的取出与检查。切除脊柱背侧棘突与椎弓上的软组织,用锯在棘突两边将椎弓锯开,用骨凿掀起已分离的椎弓部,即露出脊髓。先检查脊髓硬膜,注意脊髓液的数量和性状,再切断与脊髓相联系的神经,切断脊髓的上、下两端,即可将所分离的脊髓取出。脊髓检查要注意软脊膜状况和脊髓的色泽、外形与质地,再将脊髓做多个横切,检查切面上灰质、白质和中央管的状况。

9.1.7 反刍动物(牛、羊等)的剖检方法

牛的尸体剖检,通常采取左侧卧位,这样便于取出约占腹腔容积3/4的瘤胃。羊由于体躯小,故以背卧位(仰卧)更便于采取脏器。切开羊的胸腔方法是先用刀或骨剪切断肋软骨和胸骨连接部,再用刀伸入胸腔,划断脊柱左右侧胸壁肋骨与胸椎连接的关节,敞开胸腔,这样便于将胸腔内的心脏、肺脏和气管一并取出。现以牛为例来说明反刍动物的剖检方法。

1. 外部检查

外部检查包括检查畜别、品种、年龄、性别、毛色、营养状态、皮肤和可视黏膜以及部分尸征等。

2. 内部检查

内部检查包括剥皮、皮下检查、体腔的剖开及内脏器官的取出等。

(1)剥皮 将尸体仰卧,自下颌部起,沿腹部正中线切开皮肤,至脐部后把切线分为两条,绕开生殖器或乳房,最后于尾根部汇合;再沿四肢内侧的正中线切开皮肤,到球节做一环形切线,然后剥下全身皮肤。传染病尸体一般不剥皮。在剥皮过程中,应注意检查皮下的变化。

(2)切离前、后肢 为了便于内脏的检查与摘除,先将牛的右侧前、后肢切离。切离的方法是将前肢或后肢向背侧牵引,切断肢内侧肌肉、关节囊、血管、神经和结缔组织,再切离其外、前、后三方肌肉即可取下。

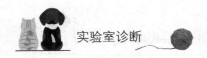

（3）腹腔脏器的取出　腹腔脏器的取出步骤如下。

①切开腹腔。先将母畜乳房或公畜外生殖器从腹壁切除,然后从胶窝沿肋弓切开腹壁至剑状软骨,再从胶窝沿髂骨体切开腹壁至耻骨前缘。注意不要刺破肠管,造成粪水污染。切开腹腔后,检查有无肠变位、腹膜炎、腹水或腹腔积血等异常。

②腹腔器官取出。剖开腹腔后,在剑状软骨部可见到网胃,右侧肋骨后缘部为肝脏、胆囊和皱胃,右胶部可见盲肠,其余脏器均被网膜覆盖。因此,为了取出牛的腹腔器官,应先将网膜切除,并依次取出小肠、大肠、胃和其他器官。

A. 切取网膜:检查网膜的一般情况,然后将两层网膜撕下。

B. 空肠和回肠的取出:提起盲肠,沿盲肠体向前,在三角形的回盲韧带处切断,分离一段回肠,在距盲肠约 15cm 处做双重结扎,从结扎间切断;再抓住回肠断端向前牵引,使肠系膜呈紧张状态,在接近小肠部切断肠系膜;分离至十二指肠空肠曲,再做双重结扎,于两结扎间切断,即可取出全部空肠和回肠。与此同时,要检查肠系膜和淋巴结等有无变化。

C. 大肠的取出:在骨盆口处将直肠内粪便向前挤压并在直肠末端做一次结扎,在结扎后方切断直肠。抓住直肠断端,由后向前分离直肠、结肠系膜至前肠系膜根部;再把横结肠、肠袢与十二指肠回行部之间的联系切断;最后切断前肠系膜根部的血管、神经和结缔组织,可取出整个大肠。

D. 胃、十二指肠和脾脏的取出:先将胆管、胰管与十二指肠之间的联系切断;然后分离十二指肠系膜;将瘤胃向后牵引,露出食管,并在末端结扎切断;再用力向后下方牵引瘤胃,用刀切离瘤胃与背部联系的组织,切断脾膈韧带,将胃、十二指肠及脾脏同时取出。

E. 胰、肝、肾和肾上腺的取出:胰脏可从左叶开始逐渐切下或将胰脏附于肝门部和肝脏一同取出,也可随腔动脉、肠系膜一并取出。肝脏取出,先切断左叶周围的韧带及后腔静脉,然后切断右叶周围的韧带、门静脉和肝动脉(勿伤右肾),便可取出肝脏。取出肾脏和肾上腺时,首先应检查输尿管的状态,然后先取左肾,即沿腰肌剥离其周围的脂肪囊,并切断肾门处的血管和输尿管,取出左肾。右肾用同样方法取出。肾上腺可与肾脏同时取出,也可单独取出。

（4）胸腔脏器的取出　牛打开胸腔和取出胸腔脏器的方法与猪相同。

（5）骨盆腔和颅腔的剖检　可参照猪的方法进行。

（6）口腔及颈部器官的取出　先切开咬肌,再在下颌骨的第一臼齿前锯断左侧下颌支;切开下颌支内面的肌肉和后缘的腮腺、下颌关节的韧带及冠状突周围的肌肉,将左侧下颌支取下;然后用左手握住舌头,切断舌骨支及其周围组织,再将喉、气管和食管的周围组织切离,直至胸腔入口处,即可取出口腔及颈部器官。

（7）鼻腔的锯开　沿鼻中线两侧各 1 cm 纵行锯开鼻骨、额骨,暴露鼻腔、鼻中隔、鼻甲骨及鼻窦。

（8）脊髓的取出　剔去椎弓两侧的肌肉,凿(锯)断椎体,暴露椎管,切断脊神经,即可取出脊髓。

上述各体腔的打开和内脏的取出,是系统剖检的程序。在实际工作中,可根据生前的病性,进行重点剖检,适当地改变或取舍某些剖检程序。

9.1.8　家禽的剖检方法

家禽的解剖结构与大动物不同。在家禽的消化系统中有发达的肌胃,肠管较短,而十二指肠较大,盲肠有 2 条;肺小,并固定在肋间隙中,有和肺相通的气囊;两侧肾脏固定在腰荐部,各 3 叶,无膀胱;输尿管直接通入泄殖腔。家禽左侧卵巢发达,成年禽类右侧的卵巢退化,输卵管通入泄殖腔,睾丸位于腰区。鸡无淋巴结,淋巴组织散在于其他组织和器官中,但在泄殖腔上边却有一个独特的淋巴器官,即腔上囊(或法氏囊),在性成熟时(鸡 4～5 月龄,鸭 3～4 月龄)最大,以后逐渐萎缩、变小。现以鸡为代表,说明家禽尸检的顺序和方法。

1. 外部检查

鸡的外部检查主要包括羽毛、营养状况、天然孔、皮肤、骨和关节。

羽毛粗乱、脱落,常为慢性病或外寄生虫病的表现之一。在鸡白痢或其他有腹泻症状的疾病时,泄殖腔周围羽毛被大量粪便污染。鸡结核时,胸肌萎缩,龙骨明显突出。外部检查时特别注意冠和肉髯的颜色和大小,同时观察头部、体躯、颈部与腿部皮肤有无痘疹、出血、结节等病变,并注意各关节的粗细和变形等。

2. 体腔的剖开

用消毒药浸渍消毒羽毛后,拔除颈、胸和腹部的羽毛。切割两翅和两肢内侧基部与躯体的联系并将后肢脱臼下压,使尸体仰卧固定,由下颌间隙沿体中线至泄殖孔切开皮肤并向两侧分离。从泄殖腔(孔)至胸骨后端纵向切开体腔。在胸骨两侧的体壁上向前延长纵行切口,将两侧体壁剪开;再用骨剪剪断乌喙骨和锁骨,手锯龙骨,向上前方用力搬拉,揭开胸骨,割离肝、心与胸骨的联系及其周围的软组织,即暴露体腔。注意气囊有无病菌生长或其他变化,特别要检查体腔内的炎性渗出物、体腔积血及卵黄性浆膜炎。

3. 器官的取出

依次取出心与心包、肝、脾、腺胃、肌胃、肠、胰、输卵管(或睾丸)、肺、肾。嗉囊与食管一起取出。鸭无明显的嗉囊,食管下部仅呈纺锤形膨大。

4. 各器官的检查

(1)口腔、食管、嗉囊、喉、气管　从喙角开始剪开口腔、食管和嗉囊,注意黏膜的变化和嗉囊内食物的量、性状和组成,然后剪开喉、气管,注意黏膜变化和管腔内分泌物的量和性状。

(2)鼻　横剪鼻孔前的上颌,挤压鼻部,检查其内容物。

(3)心肺、肝、胆　检查心包腔、心外膜、心肌、心房、心室、心内膜的变化。肺注意颜色和质地,有无结节或其他炎性变化。肝,注意颜色、大小、质地、表面的变化,有无坏死灶结节、肿瘤等病变。结核病时肝内可见结核结节,急性巴氏杆菌病时有许多小点状坏死灶。同时应检查胆囊、胆管和胆汁等变化。

(4)脾　注意脾的大小、形状、表面、质地、颜色、切面的变化。结核病时,脾常有结核结节;淋巴白血病和马立克氏病时,脾可能肿大或有肿瘤性病变。

(5)肾　注意肾的大小、表面、质地、颜色、切面的变化。淋巴细胞性白血病和马立克氏病时,肾有肿瘤结节;痛风病时有尿酸盐沉积。

(6)腺胃　检查腺胃黏膜、胃壁和内容物的性状。新城疫时,黏膜上的腺乳头发生出血、坏死;传染性法氏囊炎时,腺胃与肌胃交界处有出血。

(7)肌胃　检查肌胃类角质层(又称鸡内金)、胃壁肌肉的变化及内容物的性状。新城疫时,肌胃黏膜层有出血或坏死、肌胃溃疡等。

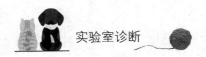

（8）肠与胰　检查肠浆膜、肠系膜、肠壁和黏膜的变化。新城疫时，肠壁和黏膜多有出血和坏死、溃疡。球虫病时，盲肠发生明显的出血性坏死性炎、肿大、变硬，并有灰白色坏死灶。

（9）卵巢与输卵管　左侧卵巢发达，右侧成年已退化。检查时注意卵巢的形状和颜色的变化。沙门氏菌病时，卵泡常发生变形，颜色也会改变，有时卵泡破裂，卵黄物质污染整个体腔，形成干涸而坚硬的团块或包囊。马立克氏病时，卵巢中可见灰白色小灶，严重病例的卵巢呈大小不等或不规则的团块，或形成灰白色结节。在某些输卵管炎或某些疾病时，管腔中卵会停滞、干涸或变成假结石。

（10）睾丸　检查时注意其形状、大小、颜色、表面、切面和质地。

（11）法氏囊　检查时注意其各种性状变化。淋巴细胞性白血病时，腔上囊肿大，镜检可见淋巴滤泡扩大，其中有多种淋巴细胞。马立克氏病时，腔上囊也肿大，镜检淋巴滤泡之间有多形态瘤细胞大量增生，而滤泡则受压萎缩。

（12）神经　检查时注意腰荐神经丛、坐骨神经丛和臂神经丛。马立克氏病时，上述神经丛经常变粗或呈结节状，失去正常的光泽和纵向纹理。

（13）脑　可先剥离头部皮肤和其他软组织，在两眼中点的连线做一横切口，然后在两侧做弓形切口至枕孔。也可沿中线做纵切口，将头骨分为相等的两部分。除去顶部颅骨，分离脑与周围的联系，将其取出。注意脑膜和脑质有无病理变化。

9.1.9　食肉动物（猫、犬等）的剖检方法

食肉动物（犬、猫、狼等）尸检的一般检查顺序为：外部检查→剥皮与皮下组织→腹腔的剖开与检查→胸腔的剖开与检查→内脏器官的取出与检查→其他组织器官的检查。

1. 外部检查

犬瘟热时，鼻孔周围有淡黄色痂皮或分泌物（卡他性炎）。猫外耳道如有痂皮，常是外耳炎或耳疥癣的标志。乳腺炎、癌瘤或其他病变，也会在外部检查时发现。

2. 剥皮

背卧固定，剥皮，切离两前肢。检查皮下结缔组织和肌肉有无异常变化。

3. 腹腔的剖开与检查

食肉动物的整个消化道比其他动物的要短得多。十二指肠位于腹腔右侧并朝内盆腔方向延伸。左侧肠壁同胰毗连，称为十二指肠降部；当到达膀胱右侧时返向前左，称肠道弯曲，又称后曲；而斜向前方的一般称十二指肠升部。后者以十二指结肠韧带和结肠部相连。在左肾水平位，十二指肠从左向右延续为空肠。空肠系膜较长，肠袢有 6～8 个旋曲，然后与回肠连接。回肠通入盲肠，回肠韧带不明显。结肠呈 U 形，肠管口径并不比小肠大，依次称结肠升部（右侧）、横部（与胃、胰接近）和降部（左侧），最后为直肠。

剖开时，从剑状软骨沿白线至耻骨前缘做切口，并在最后一肋骨后缘切开两侧腹壁。打开腹腔后可见肝和胃，其他器官被大网膜覆盖，将其除去则见十二指肠、空肠以及部分结肠和盲肠。

腹腔检查常可见到病理变化，如肝、胃的膈疝，肠套叠，胃扭转等。注意区别病理性肠套叠和濒死时引起的肠套叠。胃扭转时，可见幽门位于左侧，局部呈绳索状，贲门及其上部食管扭

转、闭塞、紧张，同时胃扩张，胃大小弯和脾移至右侧。

4. 胸腔的剖开与检查

食肉动物胸腔的剖开方法与马基本相同，幼犬也可采用小猪的剖开法。注意观察胸膜、胸腔液、心包液、肺等有无异常变化。如心包腔中有巧克力色液时，可怀疑结核病。

5. 内脏器官的取出和检查

（1）切断脾、胃的联系，取出脾。

（2）在膈后，结扎剪断食管，分离十二指肠系膜和十二指肠韧带的联系，在十二指肠空肠曲双结扎剪断肠管；切开肝周围有关韧带和联系，将胃、胰、十二指肠和肝一起取出。

（3）直肠后移结扎剪断，取出小肠和大肠，或按牛的剖检法分别取出大肠和小肠。

（4）取出肾。

腹腔器官的检查技术基本同牛、马，但食肉动物，特别是犬的胃肠道内常有多种异物和寄生虫，因此应特别注意。

异物可引起许多疾病或病变（如肠炎、肠梗阻、肠穿孔、胃炎、胃溃疡等），甚至导致死亡。肠道寄生虫多见蛔虫和绦虫，可引起贫血和肾的损害。猫传染性胃肠炎或传染性白细胞减少症时，出现卡他性、出血性或纤维性胃肠炎变化，其中空肠和回肠更为明显。犬传染性肝炎时，肝充血，膀胱壁水肿，镜下肝细胞变性、坏死，肝细胞核内有包涵体形成。老猫可见到萎缩性肝硬化。必须指出，食肉动物的一些神经性病毒病（如狂犬病）没有特征性眼观病变，此时应将整个脑或海马角材料送检。

9.1.10 兔的剖检方法

兔的尸检，除非必要，一般可不剥皮。解剖时常取背卧位，一般用2%来苏儿或其他消毒药液先把毛浸湿，固定四肢或切断肩胛骨内侧和关节周围的肌肉，使四肢摊开；然后沿腹正中线切开剑状软骨至肛门之间的腹壁，再沿左、右最后肋骨纵切腹壁至脊柱部。这样腹腔脏器全部暴露。

按其他动物的尸检技术剖开胸腔，剪开心包膜视检。摘出并检查舌、食管、喉、气管、肺和心等颈与胸部器官。然后摘出大网膜，胃和小肠一起取出，而大肠（盲肠或结肠）单独取出。分离肝和其他组织联系，将其取出。对内脏进行检查。在检查肠道时，应注意其浆膜、黏膜、肠壁、蚓突、圆小囊和肠系膜淋巴结的各种变化。泌尿、生殖器官的检查同其他动物。脑的开颅方法同其他动物。在实际工作中，常采取边解剖、边摘出、边检查、边取材的方法，有的器官也可摘出，直接检查取材。

9.1.11 小鼠和大鼠的剖检方法

将尸体放在瓷盘中或木板上，背卧，四肢以大头针固定，剖检通常只用小的剪刀、镊子和外科刀即可。

剖检时，从耻骨前缘至剑状软骨，并从剑状软骨至两侧腰区剪开皮肤和整个腹壁，将腹壁翻向侧后，腹腔即剖开。再从剑状软骨至下颌部，剖开胸腔。

胸腔和腹腔视检，各器官的检查可在连体的情况下逐个进行，在检查过程中根据需要取材。

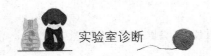

腹腔剖检后各器官的位置为:前部为肝,前左为胃,胃右肝后为十二指肠;盲肠位于腹腔左后部,呈圆锥状,盲端细,在腹内呈弯曲状;盲肠小弯有回肠和结肠起始段;腹腔右侧和中部几乎全为空肠和部分回肠;脾位于胃的左右方,腹壁内侧。

消化道较短,主要部分为空肠和盲肠,结肠前段较粗,附着于盲肠大弯、胃分贲门和幽门区。前者浆膜面色白,后者色肉红。大鼠无胆囊。

9.1.12 豚鼠的剖检方法

豚鼠(即天竺鼠、海猪或荷兰猪)是一种重要的实验动物,在微生物学和传染病学教学和科研工作中,其尸检技术特别重要。

1. 尸体剖开的方法

(1)将尸体放在瓷盘中或木板上,背卧,用剪刀(或手术刀)割离两前肢和两后肢内侧皮肤与肌肉等组织,轻压两前肢和两后肢躺下,使其比较稳定。沿腹部白线经胸骨下至下颌剪开皮肤,并向两侧剥皮,观察皮下组织的变化。

(2)沿腹中线切开腹壁,同时从剑状软骨向腰部横切到两侧,腹腔即剖开。

(3)割离膈,在胸腔两侧背缘自后向前剪断肋骨和肋间肌,以暴露胸腔器官。分离并割断胸骨舌肌,气管和食管即可显示。

2. 豚鼠的解剖特点

豚鼠的消化道分为食管、胃、小肠和大肠。在小肠中,十二指肠较短,略呈 U 形,其间为胰。空肠长而弯曲,主要位于腹腔中部和右侧。回肠自右向左进入盲肠,其入口即为结肠的起始部(盲肠口和回盲口部)。盲肠粗大,略弯曲,其小弯有盲结口,而大弯则附着升结肠前段。盲肠黏膜有灰白色的小区(直径为 1 cm),即淋巴集结。结肠依次分为升结肠、横结肠和降结肠。升结肠在右侧形成盘旋。降结肠延续到直肠,其末端称肛管。肛管的外口就是肛门。

豚鼠睾丸的一端(附睾头旁)有一个片状脂肪积聚物,大脂肪体;一对精囊,色白半透明,似充满内容物的肠管,阴茎稍弯曲,有阴茎骨。

3. 器官的取出和检查

胸腔剖开后,视检腔体、浆膜和各种器官的变化、位置。剪破心包,使心暴露,取出,检查。肺与气管一起取出,按常规检查。之后,取出脾、肝。消化道可一起取出,也可将胃与肠分别取出。详细检查各组织器官,注意对肾上腺的检查,并取出肾和膀胱。然后取出并检查生殖器官。如有必要,可剖检取脑,进一步做切片镜检。

9.1.13 毛皮动物(水貂、狐狸、貂等)的剖检方法

毛皮动物的剖检方法在许多方面和其他动物相同,但因毛皮动物等具有较高的经济价值,除少数病例外,可进行剥皮。但凡是病死的毛皮动物,其毛皮等物质经规定的兽医卫生处理后方可利用。

剖检前,必须了解动物生前有关情况,特别是动物的饲养管理和来源。

剥皮应尽量仔细,既不能造成人为的损伤皮张,又要注意皮下组织的病变。通常采取钝性或牵拉剥皮法。剥皮后按照猪的规定剖检法进行。

任务9.2 兽医常规病理组织学诊断技术

通过观察动物器官的组织病理学变化,对疾病做出诊断,称为病理组织学诊断,如巴氏杆菌病、沙门氏菌病、结核病、肿瘤等。常规的组织学诊断是采取病变组织制成病理组织切片或将脱落细胞制成涂片,经不同方法染色后,在光学显微镜下进行观察,分析、归纳组织细胞形态结构变化,诊断疾病及判定其类型及阶段等。由于组织学诊断的分辨率比肉眼增加了数百倍,加深了对病变的认识,因而显著地提高了诊断的准确性。到目前为止,传统的组织学观察方法仍然是病理学研究和诊断的无可替代的最基本的方法。

9.2.1 组织的取材和固定方法

为了详细查明原因,做出正确的诊断,需要在剖检的同时选取病理组织学材料,及时固定,送至病理切片实验室制作切片,进行病理组织学检查。而病理组织切片能否完整地、如实地显示原来的病理变化,在很大程度上取决于材料的选取、固定和寄送。

1. 病理组织学检查材料的选取

剖检者在剖检过程中,应根据需要亲自动手,有目的地进行选择,不可任意地切取或委托他人完成,同时要注意以下方面。

①有病变的器官或组织,要选择病变显著部分或可疑病灶。取样要全面而具有代表性,能显示病变的发展过程。在同一块组织中应包括病灶和正常组织两个部分,且应包括器官的重要结构部分。如胃、肠应包括从浆膜到黏膜各层组织,且能看到肠淋巴滤泡;肾脏应包括皮质、髓质和肾盂;心脏应包括心房、心室及其瓣膜各部分。在较大而重要病变处,可分别在不同部位采取组织多块,以代表病变各阶段的形态变化。

②各种疾病病变部位不同,选取病理材料时也不完全一样。遇病因不明的病例时,应多选取组织,以免遗漏病变。

③选取病理材料时,切勿挤压或损伤组织。切取组织块所用的刀剪要锋利,切取组织块时必须迅速而准确。为保持组织完整、避免人为的变化,即使是在肠黏膜上沾有粪便,也不得用手或其他用具刮抹。对柔软较薄或易变形的组织,如胃、肠、胆囊、肺以及水肿的组织等的切取更应注意。为了使胃肠黏膜保持原来的形态,小动物可将整段肠管剪下,不加冲洗或挤压,直接投入固定液内。

④组织块在固定前最好不要用水冲,非冲洗不可时只可以用生理盐水轻轻冲洗。

⑤为了防止组织块在固定时发生弯曲、扭转,对易变形的组织如胃、肠、胆囊等,切取后将其浆膜面向下平放在稍硬厚的纸片上,然后徐徐浸入固定液中。对于较大的组织块,可用两片细铜丝网放在其内外两面系好,再行固定。

⑥选取的组织材料厚度不应超过 $2\sim4$ mm,这样才容易迅速固定;其面积应不小于 $1.5\sim3$ cm^2,以便尽可能全面地观察病变。组织块的大小通常长、宽各 $1\sim1.5$ cm,厚度为 0.4 cm 左右,必要时组织块的长、宽可增大到 $1.5\sim3$ cm,但厚度最厚不宜超过 0.5 cm,以便容易固定。尸检采取样本时,可先切取稍大的组织块,待固定几小时后,切取镜检组织块时再切小、切薄。修整组织的刀要锋利、清洁,切块垫板最好用硬度适当的石蜡做成的垫板(可用组织包埋用过的旧石

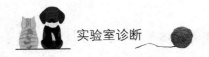

蜡做),或用平整的木板。

⑦相类似的组织应分别置于不同的瓶中或切成不同的形状,如十二指肠可在组织块一端剪 1 个缺迹、空肠剪 2 个缺迹、回肠剪 3 个缺迹等,并加以描绘,注明该组织在器官上的部位,或用大头针插上编号,备以后辨认。

2. 病理组织学检查材料的固定

(1)石蜡组织切片 石蜡组织切片是最常用的组织切片制作方法,用于常规病理诊断。将手术或活检的组织样本用甲醛进行固定、石蜡包埋、切片、染色等复杂程序后,在显微镜下观察组织细胞的生物结构。其流程需 3～5 d 才能结束。

此法优点是组织切片质量好、观察全面、诊断准确率高。用于制作石蜡组织切片的病理组织材料应注意以下几点。

①病理组织材料应及时固定,以免发生死后变化影响诊断。为了使组织切片的结构清楚,切取的组织块要立即投入固定液中,固定的组织越新鲜越好。

②固定液的种类较多,不同的固定液又各有其特点,可按要求进行选择。最常用的固定液是 4%甲醛水溶液。常见固定液的配制参见表 9-1。

表 9-1　常见固定液的配制

常见固定液	成分、用量及配制注意事项	
4%甲醛水溶液	甲醛	1 份
	自来水	9 份
4%中性甲醛水溶液(pH 7.0)	甲醛	120 mL
	$NaH_2PO_4 \cdot H_2O$	4 g
	Na_2HPO_4	13 g
	蒸馏水	880 mL
4%多聚甲醛固定液(用于免疫组织化学石蜡切片)	多聚甲醛	4 g
	0.1 mol/L pH 7.4 PB	100 mL
	注:多聚甲醛与聚丁烯(PB)在磁力搅拌器上加热到 60 ℃左右,完全溶解,溶液变清(有时需加几滴 1 mol/L NaOH),最后 PB 补足至 100 mL	
Bouin 氏固定液(可用于组织学和免疫组织化学固定)	苦味酸饱和水溶液	75 mL
	甲醛	25 mL
	冰醋酸	5 mL
Carnoy 氏固定液(使用于染色体、DNA、RNA、糖原的固定)	纯酒精	6 份
	冰醋酸	1 份
	三氯甲烷	3 份

③为避免材料的挤压和扭转,装盛容器最好用广口瓶。薄壁组织,如胃肠道、胆囊等,可将其浆膜面贴附在厚纸片上再投入固定液中。

④固定液要充足,最好要 10 倍于该组织体积。固定液容器不宜过小,容器底部可垫以脱脂棉花,以防止组织与容器粘边,影响组织固定不良或变形。肺脏组织含气多易漂浮于固定液

面，要盖上薄片脱脂棉花，借棉花的虹吸现象，可不断地浸湿样本。

⑤固定时间的长短，依固定液种类而异，过长或过短均不适宜。例如用 4% 甲醛水溶液固定，应于 24～48 h 后用水冲洗 10 min，再放入新液中保存。又如用 Zenker 氏液固定 12～24 h 后，经水冲洗 24 h，然后进行脱水处理。

⑥在厚纸上用铅笔写好剖检编号（用石蜡浸渍），与组织块一同保存。瓶外必须注明号码。为了保持固定液的中性反应，可加入少量碳酸钙或碎大理石，用其上层澄清液。

（2）冰冻组织切片　冰冻切片法由 Paspail 发明于 1829 年，到目前已广泛地被病理学诊断、科研所利用。冰冻切片是在低温恒冷条件下，使组织迅速冷冻达到一定硬度制成的切片。冰冻切片的制作同石蜡切片的原理相似，但是冰冻切片不需脱水、浸蜡、脱蜡等繁琐步骤，因此，可以做到快速诊断，是快速病理诊断的手段之一。

冰冻组织切片技术需要对组织获取的部位比较精确，加上这种方法的制片质量不如石蜡切片好，所以快速病理诊断技术的误诊率也相对于常规病理诊断技术要高。因此，在使用该技术进行病理报告时应本着非常慎重的态度。

冰冻组织切片的优点是制片时间短，可做出快速诊断。其组织不需要经任何处理，组织中的脂类、酶、糖、抗原等化学成分不会受到影响而得以保存，故适用于脂类、酶、糖原、抗原抗体等检测。其不足之处是组织细胞形态不如石蜡组织切片清晰，给诊断带来一定困难。而且制作冰冻切片比普通石蜡切片要求高，难度大，组织冷冻程度难以掌握，一般切片时容易碎裂，不易切成薄片，染色时易脱片。

制作冰冻切片时应选取病变的组织块，切成长、宽、高各 1 cm 的立方体，迅速放入液氮罐中，进行低温快速冷冻，这样组织内不形成大的冰晶，避免组织细胞的人为损伤，有利于准确地病理诊断。

3. 病理组织检查材料的包装与运送

①如将样本运送他处检查时，应把瓶口用石蜡等封住，并用棉花和油布包好，盛在金属盒或筒内，再放入木箱中。木箱的空隙要用填充物塞紧，以免震动。若送大块样本时，先将样本固定几天，以后取出浸渍固定液的纱布几层，先装入金属容器中，再放入木箱。传染病病例的样本，一定要先固定杀菌，后置金属容器中包装，切不可麻痹大意，以免途中散布传染。

②执行剖检的单位，最好留有各种脏器的代表组织，以备必要时复检之用。

9.2.2 组织切片技术

1. 石蜡切片制作

（1）固定　采取的病理材料必须立即放入固定液中，及时进行固定，组织固定好后，方可进行脱水。

（2）脱水　组织经固定后，尚含有多量水分，而水与透明剂苯、石蜡根本不相融合，故必须先把组织中的水分除去。脱水剂必须是与水在任何比率下均能混合的液体，且常兼有硬化组织的作用。最常用的脱水剂为酒精、丙酮等。

①酒精。酒精沸点 78.4 ℃，为最常用的脱水剂。酒精的脱水能力强，并能使组织硬化，能较好地与二甲苯透明剂相混合。最终结果表明，只要脱水环节处理好，都会得到好的切片。脱水的程序为酒精浓度 70%→80%→90%→95%→100%。各级酒精 2～4 h，视材料的大小、厚

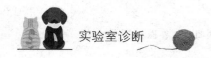

薄而定。100%酒精有硬化组织的作用,时间不宜太长,一般不超过 3 h。脑组织、脂肪组织或疏松结缔组织脱水时间要适当延长。

②丙酮。丙酮沸点为 56 ℃。脱水作用比乙醇强,但对组织块的收缩较大,主要用于快速脱水或固定兼脱水。丙酮的脱水时间为 1～3 h。

(3)透明　透明剂对组织有洗脱酒精及透明两种作用。当组织中全部为透明剂占据时,光线可以透过,组织可呈现不同程度的透明状态,此现象称为透明。具有这种作用的试剂称为透明剂。常用的透明剂有二甲苯和冬青油。

①二甲苯。二甲苯是最常用的良好透明剂,不影响各种染色。二甲苯易溶于酒精,能溶解石蜡,同时也是封固剂,不吸收水,透明能力强。二甲苯易使组织收缩、变脆,故组织块在二甲苯中不宜久留,特别是对小动物组织材料必须严格控制好透明时间(各种器官的透明差异很大),通常为 0.5～1 h。

当用二甲苯透明时,必须将组织放在专用二甲苯器皿中,这样可减少透明时间,有利于组织透明彻底。在换组织块透明时,所用的镊子等器械必须干燥,不得将水滴混入二甲苯中,因水滴易被组织吸收而影响透明度,潮湿天气更应引起注意。

②冬青油(水杨酸甲酯)。冬青油为无色油样液体,易溶于醇、醚及冰醋酸,难溶于水。冬青油的透明速度较慢,需数小时或数天。组织一般经无水乙醇脱水后再入冬青油。

(4)浸蜡(透蜡)　组织经脱水透明后要用石蜡等支持剂透入内部,并除去组织中的透明剂,把软组织变为适当硬度的蜡块,以便切成切片。

浸蜡有两个要点:①石蜡要完全渗入细胞的每个部分;②石蜡要紧密而均匀地贴在细胞内、外两面,使组织与石蜡成为不可分离的状态。为了减少组织的收缩和提高浸蜡的效果,浸蜡用的石蜡依据熔点不同,先经低熔点石蜡再经高熔点石蜡。一般设置熔点 50～52 ℃为第一缸蜡,52～54 ℃为第二缸蜡;54～56 ℃为第三缸蜡,第三缸石蜡的熔点根据季节可进行调节,夏天使用熔点 56～58 ℃或 58～60 ℃石蜡,盛夏使用熔点 60～62 ℃石蜡。

浸蜡的时间:应根据不同组织类型及其大小而定。组织 1～2 cm 大小,浸蜡 2～3 h;组织 2～3 cm,浸蜡 3～5 h。对细胞密集、纤维成分少的组织,如肝、肾,应减少浸蜡时间;含脂肪和纤维成分较多的组织则需增加浸蜡时间。浸蜡时,石蜡在温箱内的温度应与石蜡的熔点相配合,温度不宜过高或过低,过高会使组织高度收缩变脆,无法切片;过低则石蜡将凝固,达不到浸蜡的作用。常规的做法是调节至略高于石蜡熔点 2～3 ℃。控制温度是浸蜡极其重要的关键。

(5)包埋　将液态的石蜡倒入金属包埋框或包埋的纸盒中,再将浸好蜡的组织块平放底部,注意切面方向朝下放置。待石蜡凝固后去掉包埋框,完全冷却变硬后再修整蜡块,要求组织外围的石蜡保留适中以便切片。

(6)切片前的准备工作　切片前的准备工作包括修整蜡块和玻片处理。

①修整蜡块。石蜡切片是以石蜡作为组织的支持媒介。应先将包埋的每块组织周围过多的石蜡切去,四周留约 2 mm 的石蜡边。石蜡边留得过少,使连续切片分片困难且易破坏组织;留得过多,徒占地方,同时使样本之间的距离过远而镜检不便。蜡块两边必须切成平行的直线,否则切下的蜡条弯曲,也不可修成圆角,致蜡带容易分开不能成条。

②玻片处理。一般玻片用 76 mm×26 mm 载玻片,厚度 1～1.5 mm,厚度超过 1.5 mm 的玻片不宜用于高倍镜及油镜的观察。选购玻片应注意:从侧面看白色的为优品,带蓝或绿色

的为劣品；平面光滑不带波纹者为上品，稍有波纹者为次品；边缘光滑已加工磨边者为上品；边缘粗糙未经磨边者为次品。载玻片上面如有云雾斑点，则为受霉菌侵蚀不能使用。新的玻片也必须擦洗干净，否则染色时易引起切片脱落。玻片擦洗方法有煮沸洗涤法和洗液浸泡法，最后经95%酒精浸泡脱脂、烘干。将洗净的载玻片上均匀涂抹薄薄的一层蛋白甘油（防止组织脱片），放置冰箱备用。

（7）切片制作过程　切片制作过程具体操作如下。

①将预冷的蜡块固定在石蜡切片机上，使蜡块的切面与刀口成平行方向，刀的倾斜度通常为15°；转动轮转推进器，调节切片厚度为6 μm，切成厚度均匀的切片。

②左手持毛笔，右手旋动切片机转把，切片带出来之后，用毛笔轻轻托起，再用眼科镊轻捏蜡片，以正面放入展片箱中，其水温40～43 ℃。待摊平整后捞片。

③贴附切片。左手持载玻片之一端，垂直入水去贴附切片，右手用毛笔辅助推动，贴附至玻片上的2/3处。

④烤片。切片贴附后，放在空气中稍晾干，即可进行烤片。血块组织、皮肤组织必须及时烤片，但脑组织、脂肪组织应待完全晾干后才能进行，以防止产生气泡而影响染色。烤片的温度以蜡熔解为准。也可以将切片放置60 ℃烘箱内烘烤过夜。

（8）石蜡切片注意事项。石蜡切片应注意以下几点。

①固定组织所用的固定液要充足，至少相当于样本总体积的5倍以上，样本容器及其口径适当大小，使样本能原形进行固定，避免使样本遭受挤压。

②组织块透明在制片中是很重要的环节，如果组织不能透明，其原因可能有脱水未尽、组织太厚、透明时间不够以及与某些组织本身的性质有关等。因此，应从多方面考虑，尽可能使组织达到透明目的。通常根据透明时间与眼观相结合判断透明程度。

③凡是陈旧、腐败或干枯的组织不易制成好切片。

④固定不当的组织，染色时常出现核染色质着色浅、轮廓不清现象，出现程度不等的片状发白区。

⑤组织脱水、透明和浸蜡过度，会造成组织过硬、过脆，特别是小动物组织应严格控制这些步骤的时长。

⑥切片刀刃不锋利，切片时会自行卷起或皱起，不能顺利连成长蜡带。切片刀有缺口，易造成切片断裂、破碎、不完整及刀痕等现象，不利于切片和观察。

⑦组织切片机各个零件和螺丝应旋紧，切片刀应固定牢固，否则将会产生震动，以致出现切片厚薄不匀和横皱纹等现象。

2. 冰冻切片制作

（1）组织制冷的不同方法　组织制冷常用半导体制冷法和恒冷箱式冰冻法。

①半导体制冷法。这是一种利用Peltier效应原理制成的温差电偶，并利用水循环将电偶发热一端的热量带走，从而达到制冷目的的制冷方法。半导体制冷的效果与机器所设计的电流大小有关，其制冷的温度可以由电流强度进行控制。

②恒冷箱式冰冻法。这是目前使用最多的制冷方法，国内外品牌甚多，其最大的优点是冷冻速度快，箱内温度可以达到－45～－4 ℃，其优质的性能可满足各种室温下的切片工作任务。

（2）组织处理方法　由于采用胶冻样包埋剂进行制作，故冰冻切片可以适合大多数组织样

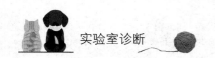

本,如破碎的组织、管腔组织、菲薄的囊壁、脂肪及细小组织等。冰冻切片质量的保证,除了切片刀刃锋利外,组织的冷冻程度很关键。冰冻过硬或冷冻不够,均切不出优质的切片,只有冷冻到适宜组织块切片程度时,迅速切片,才能切出完好的切片。所以针对不同器官的组织、组织的大小、质地,应采取不同的冰冻切片温度和不同的处理方法。

①实质和容易碎裂的组织。心肌、淋巴结组织大小为 1 cm×0.5 cm×0.5 cm(长×宽×高)。此类组织块先用明胶包埋剂,再覆盖 OCT 包埋剂,冰冻时间不宜长,大约 1 min,温度调整为 −19～−18 ℃,切片效果好。

②脂肪类、软组织。这类组织块切片前,先喷洒 OCT 包埋剂,迅速冷冻 3～4 min,切片温度为 −23 ℃左右,切片效果好。OCT 包埋剂有支撑和黏合组织块作用,切片温度偏低可使组织块略硬一点,起中和作用。

③易碎和质地较硬组织。此类组织采用明胶和 OCT 混合包埋剂后速冻能减少脆裂。

④细小组织块。细小组织块因体积小,为了增大其体积便于切片,可用 OCT 包埋剂支撑底部,使组织块包埋在其中偏上,这样开始用刀修组织块时,不会浪费组织,而且可保证切片时组织完整,同时贴片可增加冷冻切片与载玻片的黏合力。此外细小组织体积小,切片温度不宜过低,因为其中部冷冻容易达到,如切片温度<−23 ℃时组织容易变硬,不利于切片。

⑤较大组织块。较大组织块含水分较多,如冷冻时间过长易出现冰晶,所以一定要速冻。此外切片温度不宜偏高,如切片温度>−19 ℃时切不成片,易发生卷片、粘片现象。

切片的质量除与上述的处理方法有关外,还有其他一些注意事项。例如,防卷板和切片刀的角度关系到切片能否展开的问题,如未调整好,切片刀再好,也切不出一张好切片;切片力角度和转速影响切片的厚度,用力不够、转速较慢,切片增厚,达不到所需切片厚度,较厚的切片贴片后染色时容易脱片;成片切出后,如不立即贴片,待从切片机取出后,切片温度增高,水分溢出,切片组织变软,贴不成片;贴好切片后如未立即烤干,切片组织水分溢出,染色时容易脱片。

9.2.3 石蜡切片苏木精-伊红(H. E.)染色程序

1. 脱蜡至水

二甲苯Ⅰ 5～15 min→二甲苯Ⅱ 5～15 min→无水乙醇 3 min→95%酒精 3 min→80%酒精 3 min→70%酒精 3 min→自来水洗。

2. 染色

Harris 苏木素液 5～7 min→自来水洗 5 min→1%盐酸溶液分化 30 s→自来水洗 5 min→1%氨水返蓝 10 s→自来水洗 15～20 min→95%酒精 3 min→1%伊红酒精溶液 1～2 min。

3. 脱水、透明和封固

95%酒精 2 min→无水酒精Ⅰ 2 min→无水酒精Ⅱ 2 min→二甲苯Ⅰ 5 min→二甲苯Ⅱ 5 min→中性树胶封固。

H. E. 染色结果:细胞核呈鲜明的蓝色,软骨基质、钙盐颗粒呈深蓝色,黏液呈灰蓝色。细胞质为深浅不同程度的粉红色至桃红色,细胞质内嗜酸性颗粒呈鲜红色,胶原纤维呈淡粉红色,弹性纤维呈亮粉红色,红细胞呈橘红色。

质量上佳的染色切片,细胞核与细胞质蓝红相映,鲜艳,细胞核鲜明,核膜及核染色质颗粒均清晰可见。组织或细胞的一般形态结构特点及很多物质成分均能显示出来。

4. 染色注意事项

(1)任何石蜡切片必须经过二甲苯进行脱蜡后才能染色。石蜡切片要求平板烘干,以便组织与玻片粘贴牢固。组织切片脱蜡的好坏,与二甲苯的温度及时间有关,二甲苯使用时间过长,应及时更换。

(2)在 H. E. 染色过程中,其成败的关键在于分化。如果分化不当致使应该分化脱色的部分未脱去,或分化不足导致染色不均匀,则复染即便正确也不能得到对比鲜明的色彩。另外,流水冲洗时间的长短对组织返蓝色彩鲜艳与否也有一定的关系。需要提及的是,染色的成败除染色技术以外,组织材料的过分陈旧或长期固定在甲醛中的组织,由于过度酸化也会影响染色;或组织固定不当,固定不足导致组织发生自溶等均会使染色模糊。

(3)伊红染色后必须经梯度酒精脱水,特别需要经过无水乙醇,脱水一定要彻底,否则影响透明。

(4)脱水后,经二甲苯进行透明后才能封固。透明应注意时间充足,才能达到良好效果。封片时,中性树胶不能滴加太多或太少。封固好的切片应平放在摊片盘上,及时放置于恒温箱中 40～50 ℃烘烤 15 h 左右,有利于切片的保存。

任务9.3 活体组织检查和细胞学检查技术

1. 活体组织检查

活体组织检查简称活检,即用局部切取、穿刺、细针吸取、钳取、搔刮和手术摘取等方法,从患病动物活体获取病变组织进行病理检查等。运用以上方法取下活检样本经肉眼观察及显微镜观察,做出病理诊断,这种检查方法有助于及时准确地诊断疾病及进行疗效判断。根据手术的需要,还可使用快速冰冻切片法,在 30 min 时间内进行快速病理诊断(如良、恶性肿瘤的诊断),以便决定手术切除范围。所以活检对于临床诊断、治疗和预后都具有十分重要的意义。

活体组织检查在人医临床上是非常常用的病理诊断方法,尤其是肿瘤病的诊断。在兽医临床上,国外也已应用很普遍,国内也已开始应用。如在动物医院宠物的肿瘤病、皮肤病、某些消化道疾病的诊断中。此外在畜禽的某些群发病诊断中,也可用活体组织检查法,如口蹄疫或水疱病的生前诊断取水疱液做检查。对珍稀动物的疾病诊断(如大熊猫等),活体组织检查可能更具优势。

活体组织检查的优点是材料新鲜,保持活组织状态,可以在疾病的各个阶段取材;缺点是不能在活动物身上任意取材,不能做全面系统的检查,取材有局限性。

2. 细胞学检查

细胞学检查即对从患病动物体内收集来的细胞进行细胞学检查,又称脱落细胞学或涂抹细胞学检查,是通过采取病变处脱落的细胞,涂片染色后进行的细胞学检查。细胞的来源可以是应用各种采集器在生殖道、食管、鼻咽部等病变部位直接采集的脱落细胞,也可以是自然分泌物、渗出物及排泄物(如尿)中的细胞或用细针直接穿刺病变部位所吸取的细胞。例如,取血液制作成血细胞涂片,取口腔分泌物、消化道排泄物等制作涂/抹片,直接或经染色后在显微镜下观察。

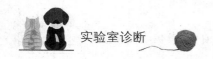

实验室诊断

细胞学检查的优点是方法简易,病体痛苦小;缺点是取材受限,脱落细胞常有变性、细胞分散、没有组织结构等特点,使诊断受到一定限制(包括血液细胞),故其在兽医临床上应用较少。

任务9.4 电子显微镜检查技术

自德国著名病理学家 Rudolf Virchow 于 1858 年创建了细胞病理学说以来,人们得以在光学显微镜下直接观察研究患病机体组织细胞形态的改变,分析其发生发展的规律,并从组织细胞水平对疾病做出诊断。由于受光学显微镜分辨率的限制,要想看到更小的物体是不可能的。自从 1932 年第一台电子显微镜在德国问世以来,人们对细胞内各种细胞器的结构和功能有了深刻的认识,电子显微镜在医学、生物学等许多领域中得到广泛应用。

电子显微镜技术的应用,阐明了一系列疾病病因的同时,也对研究和阐明疾病的发病机制提供了前所未有的手段。为了对病变的组织细胞进行超微结构观察和诊断,首先应有相关的病理诊断医师和相关技术人员,两者缺一不可。病理诊断医师除具有比较丰富的组织病理学诊断经验外,还应具有超微病理学的理论和诊断知识,以及相关技术有一定基础。其他有关技术人员应具有电镜观察样本的制备技术,具有电镜维护技能及相关仪器设备的维护技能。此外,必须装备有高性能的电子显微镜,包括透射式电子显微镜以及扫描式电子显微镜和其他相应的仪器设备。

电子显微镜及样品制备技术特别是在对一些疾病的鉴别诊断上有其独特的优越性,但同时也有其"先天的"局限性。这主要是由于其所观察的样本范围极小,通常只能观察细胞的超微结构,即细胞的表面情况、细胞间的关系及细胞器的改变等,却难以观察病变组织的全貌及其与周围组织的关系状态。另外,电子显微镜实验室的装备和使用价格昂贵,操作和维护过程也比较复杂。

电镜的种类很多,透射电子显微镜是发展最早、应用最广、分辨本领最高的电子显微镜。随着科学技术的发展进步,在原有的透射电子显微镜基础上,发展出扫描电子显微镜、超高压电子显微镜、分析电子显微镜以及用作微区分析的电子探针等。但使用最广泛和最有代表性的还是透射电子显微镜。

9.4.1 透射电子显微镜及超薄切片技术

1932 年,德国物理学家克诺尔与卢斯卡发现可以用电子束来取代可见光,并创建了世界上第一台电子显微镜。这是一台雏形的透射电子显微镜。电镜利用电子束穿透组织样本,观察细胞内部微细结构的变化。

透射电子显微镜与光学显微镜的主要差别是:用炽热灯丝发射的电子束来代替可见光,用电磁"透镜"代替光学透镜。电磁透镜由线圈组成,当有电流通过时就产生磁场,这种磁场可使电子束折射,如同光学透镜使光线折射一样。发射电子的部分叫电子枪,由灯丝、栅极和阳极三部分组成,栅极位于灯丝和阳极之间。当电流通过灯丝时,灯丝发热,释放电子。阳极加有正电压,吸引电子飞向阳极。栅极加负电压,使电子流汇聚成一细束。电子束穿过阳极中间的小孔,再经聚光镜作用,把电子束集中到样本上。电子束穿过样本后经物镜放大,再经投影镜放大(物镜与投影镜间有时还加入中间镜),最后将样本的影像显示在荧光屏上。如果把荧光

198

屏移开,使电子束射到照相底片上,样本的影像便被拍摄下来。

由于电子束穿透能力的限制,必须把样本切成厚度小于 0.1 μm 以下的薄片,常用的超薄切片厚度是 50 nm。因此,在进行透射电子显微镜观察前,超薄切片技术是最基本、最常用的制备技术,也是超微结构观察的基础。超薄切片的制作过程需要经过取材、固定、漂洗与脱水、浸透和包埋、修块与切片、染色等步骤。

1. 取材

(1)选择正确的取材部位　由于超薄切片的面积一般仅 2 mm×4 mm 或更小,故收集到的材料要求切得很小,因此必须选择正确的病变部位。例如肿瘤要选取非坏死区,肾脏则要取含有肾小球的皮质部,结缔组织包膜应除去,消化道、呼吸道黏膜上的附着物应小心去掉,并保护黏膜少受损伤,收集周围神经和肌肉等组织时要除去周围附着的脂肪和结缔组织。

(2)尽量维持材料的原始状态　对于新鲜的组织样本,不可用自来水冲洗。曾被钳子、镊子等夹取的部位不能采用,把组织切成小块时不能挤压、牵拉,因此在取材时要求十分小心。为了适应病理诊断的要求和以后定位的方便,样本可取较大面积如 3 mm×4 mm,但此时应注意厚度不能超过 1 mm(尽可能薄),否则会影响固定效果。

(3)材料的固定处理要尽可能迅速　材料收集到后,要快速切小固定,材料离开机体到进入固定液的间隔时间越短越好,应尽可能在数分钟内完成。因为组织一旦失去血液供应,很快便会产生一系列的细微形态改变,这会给疾病的正确诊断带来一定困难,在温度较高时影响尤其严重。因此,将组织块切小固定时要保持低温操作以减少影响。在极其困难的情况下,材料实在无法立即固定时,只能暂时保存在 4 ℃冰箱中,但不能让其干燥,更不能低于 0 ℃而造成冰冻损伤。当然,这种保存材料的情况是在非常特殊的情况下采用的,而且其超微结构形态也会发生一系列变化。

(4)避免污染　取材时所用的器械及玻璃器皿,如刀、剪、镊子、牙签、蜡盘、瓶子、吸管和试管等,事先均应按要求清洗后烘干,不能沾有油污。每份样本所用的器材要各自分开,不得混用,以避免交叉污染。有的器材用过后要注意消毒,特别是用于收集传染性疾病样本的器材,要按规定彻底消毒或销毁。必要时也可使用一次性器材。此外,要做好操作者的防护工作。

(5)做好文案工作　所有样本都应统一编号,详细登记各项有关资料。在制备过程中每一个步骤都应小心,绝不能弄混搞错,尤其当样本数量比较多时,操作者更要细心、谨慎。操作者要养成认真负责的良好习惯。

(6)特殊要求的样本必须特殊处理　例如,需要进行细胞化学实验和免疫标记的样本,以及需要做微量元素分析的样本等,都必须按各自相应的要求进行处理。

2. 固定

固定是整个样本制备过程中非常关键的一步,及时、正确的固定技术不但是使细胞超微形态结构尽量接近其生活时的状态所必需的,也为后续的样本制备处理做准备。如果固定不当,不但会使细胞形态发生改变,而且会对后续的包埋、切片及染色等工作造成困难。

组织取材后,必须立即固定,其间的间隔时间越短越好。

固定液的种类、固定液的 pH、缓冲液的离子组成、渗透压、固定时的温度、固定时间等因素都会影响固定的质量。

(1)组织块固定　组织块常规采用戊二醛-锇酸双重固定法。

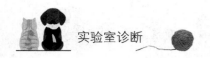

①前固定。用 2.5% 戊二醛磷酸缓冲液固定,或多聚甲醛-戊二醛混合固定液固定,温度为 4 ℃,固定液的用量为样本的 40 倍左右。

②后固定。用 1% 锇酸固定液固定(4 ℃),固定后漂洗,进入脱水程序。

(2)游离细胞的固定　游离细胞的固定方法适用于培养细胞、外周血、骨髓、胸腹水或其他渗出液。如果是贴壁生长的培养细胞,应先用橡皮刮子将细胞从培养管壁上轻轻刮下,或使用酶消化,使细胞脱离管壁,然后按以下方法固定。

①取收集细胞,置试管中离心,1 500～2 000 r/min,离心 10～15 min,弃上清液;1.25% 二甲砷酸钠悬浮。

②2% 戊二醛固定,4 ℃,30～60 min。

③1 500～2 000 r/min,离心 10～15 min,离心后尽量吸去上清液。加几滴熔化的 2% 琼脂并用细针搅拌均匀,也可以用牛血清白蛋白或 7% 明胶代替琼脂。

④缓慢加入 2% 戊二醛,静置 2 h 使细胞凝成团块;然后取出切成 1 mm³ 小块放入缓冲液中,漂洗后用 1% 锇酸固定液固定。

(3)灌注固定法　灌注固定法这是最好的固定方式。它是利用血液循环的途径将固定液灌注到所要固定的组织中,其特点是固定迅速、均匀。血管灌注固定可以采用全身灌注和局部灌注的方式。对于小动物,可以采用全身灌注的方式;对于大动物,可以采用局部灌注方式。通常采用的固定剂为 2%～4% 戊二醛固定液,一般灌流固定 10～15 min 后,再取下组织切成小块置 4 ℃继续浸泡固定 1 h。

3. 漂洗与脱水

(1)漂洗　组织固定后,应用漂洗液洗去残留的固定液,尤其是用醛类固定液固定后。组织一定要充分漂洗干净,一般需漂洗 5 次以上,漂洗时间为 2 h 或过夜。这是因为醛会和锇酸起反应,产生细而致密的颗粒沉淀在样品中,既影响锇酸的固定作用,又会造成样品污染。此外,由于锇酸也能和乙醇作用,产生沉淀,因而用锇酸固定后,也应把多余的锇酸固定液漂洗净,但洗的时间可短些,10～15 min 即可。

(2)脱水　常用的脱水剂是乙醇和丙酮。常采用先酒精、后丙酮的脱水方法,浓度梯度依次为 30%、50%、70%、90% 酒精,90%、100%(3 次)丙酮,每次 10～15 min。若当天不能完成整套操作步骤,样品可放在 70% 脱水剂中保存,千万不能放在无水乙醇或无水丙酮中过夜,否则脱水过度会引起更多物质被抽取,并且会使样品变脆,影响切片。脱水过程中应注意两点:一是脱水要充分,脱水不完全会导致渗透不完全,造成切片困难,并引起组织和细胞受损;二是更换脱水剂时动作要快,尤其是换无水乙醇和无水丙酮时,不要使样品干燥,否则样品内易产生小气泡而影响包埋剂的浸透。

4. 浸透和包埋

常用的包埋剂为环氧树脂。环氧树脂 618 是二酚醛丙烷型环氧树脂,相对分子质量低,热稳定性高,吸湿性小,可在一般环境下调配,操作简便,对超微结构影响较小,适于做电镜样本的包埋材料。

(1)浸透　组织块在用乙醇和无水丙酮(或环氧丙烷)脱水后,用包埋剂与无水丙酮(或环氧丙烷)按一定比例混合,逐渐渗透组织块,取代乙醇。若包埋剂渗透不完全就会影响切片的质量和性能。一般组织块浸透过程如下:无水丙酮或环氧丙烷:包埋剂 = 1:1,1～2 h;无水丙酮或环氧丙烷：包埋剂＝1：2,3 h或过夜;纯包埋剂1～3 h。

对皮肤等含很多致密结缔组织的样本要适当延长浸透时间,而单层培养细胞等则可缩短浸透时间。

(2)包埋及聚合硬化 取药用空心胶囊(一般为4号透明胶囊)或特制的锥形塑料囊或多孔橡胶模板做包埋块的模子。先将胶囊或模板及标签置于60 ℃温箱中1～3 h烘干。包埋时,先在胶囊中滴一滴包埋剂,再将组织块用牙签挑至胶囊,然后注入包埋剂,放上小标签。或是先将胶囊注满包埋剂,再用牙签挑起组织块放在胶囊的液面中心,让组织块自然沉降到胶囊底部,然后加温聚合。有些组织要注意定位、切向问题,如肌肉是横切还是纵切,皮肤、黏膜、血管、神经等组织是切横断面还是纵切面等,取材时就应按需要将组织切成长条或特定形状。包埋时选用扁平的橡胶模板,注入包埋剂,将组织块按所需切的一端对准尖端进行包埋。组织块包埋好后,放在干燥器里置于温箱中聚合。Epon812、环氧树脂618可置于37 ℃,12 h或过夜;亦可直接放入60 ℃温箱聚合,时间为1～2 d。Spurr树脂放在70 ℃温箱8 h即可。总之,要使包埋剂完全聚合,才能有均匀的硬度,否则会导致切片困难。

5. 修块与超薄切片

(1)修块 一般用手工对包埋块进行修整。将包埋块夹在特制的修块器上或拿在手中,在明亮处或放在解剖镜下,用什锦锉或锋利的刀片先锉或削去表面的包埋剂,露出组织,然后在组织的四周以和水平面成45°的角度削去包埋剂,修成锥体形。

(2)超薄切片 超薄切片的操作步骤如下。

①安装包埋块。

②安装玻璃刀,调节刀与组织块的距离。

③预切片,换切片刀后重新调节刀与组织块的距离。

④调节水槽液面高度与灯光位置。

⑤调节切片厚度及切片速度,切片。

⑥将切片捞在有支持膜的载网上。漂浮在槽液上的切片必须收集到载网上才能观察,而收集切片的两个重要要求就是切片必须在载网中心及切片不互相重叠。收集切片的方法有多种,常用的有贴片法和捞片法。

A. 贴片法:贴片法就是将所要切片用眉毛针轻轻拨到一起,再将载网上有支持膜的一面朝下,从上向下对准切片带轻轻压下去,一接触到切片就提起,不能压得太深,然后用滤纸吸干槽液。贴片法较简单,但切片的边角容易翻转重叠,大的切片易被弄皱。

B. 捞片法:捞片法是将载网伸向液面下方,对准聚集在一起的切片或切片带由下至上轻轻提起,使切片漂在载网中央,小心地用滤纸吸干水。捞片法难度较大,但捞起的切片比较平整。要求载网必须洗干净,具有亲水性。将收集了切片的载网保存在洁净的培养皿中准备染色。

⑦超薄切片厚度＜40 nm,呈暗灰色;切片厚度40～50 nm,呈灰色;切片厚度50～70 nm,呈银色;切片厚度70～90 nm,呈金色;切片厚度90～150 nm,呈紫色。

(3)半薄切片定位 利用超薄切片机切厚度为1～10 μm的切片,称厚切片或半薄切片。将切下的片子用镊子或吸管转移到干净的事先滴有蒸馏水的载玻片上,加温,使切片展平,干燥后经甲苯胺蓝染色,光学显微镜观察定位。

6. 染色

常用的染色剂有醋酸铀和柠檬酸铅,染色方法有两种。

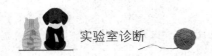

（1）组织块染色　在脱水至70％乙醇时，将组织块放在用70％乙醇配制的饱和醋酸铀溶液中，染色时间2 h以上，或在冰箱中过夜。

（2）切片染色　预先取一个清洁的培养皿，将石蜡溶解制作成蜡板，然后滴数滴染液于蜡板上，用镊子夹住载网的边缘，把贴有切片的一面朝下，使载网浮在液滴上，盖上培养皿，染色10～20 min。载网从染液中取出后，必须尽快用蒸馏水清洗干净。

在染色过程中，铅染液容易与空气中的二氧化碳结合形成碳酸铅颗粒，从而污染切片。因此，在保存和使用染液时，要尽量减少与空气的接触。为防止铅沉淀污染，可在培养皿内放置氢氧化钠颗粒，以吸收空气中的二氧化碳。

7. 透射电镜检测

不同型号的透射电镜操作略有差异，具体操作时需根据各自的说明书进行。

9.4.2　扫描电子显微镜及样品制备技术

扫描电子显微镜的基本原理是Knoll于1935年提出的，经过半个多世纪的研制和改进，扫描电子显微镜的二次电子像分辨率均已达到4.5 nm或更高。

扫描电子显微镜的成像原理与透射电镜不同，利用高压电子束射至物体表面，引起次级电子发射现象，再通过显像管而成像。

扫描电镜一般可分为4个重要组成部分：①形成电子探针的电子光学系统；②探针的电子束打击样品表面形成信息信号；③检测系统；④电子偏转系统。当阴极钨丝加热后产生电子束经过栅极和阳极得到加速和汇聚，再经过几组电磁透镜，将电子束缩小为直径约为100 nm的电子探针。缩小的电子束冲击样品表面，激发出次级电子，或称二次电子。次级电子的发射带有样品表面结构特征的信息。次级电子进入检波器，首先被集电器吸引，并冲击至闪烁体上而发光；光信号经光导管传至光电倍增管，再经视频放大器放大后送至明极射线管，在某一点上成像。在电子束行进的途中加入一组电子偏转系统，使电子探针在样品表面按一定顺序扫描，并且使这一扫描过程与阴极射线的电子束在荧光屏上的移动同步。这样当探针沿着样本表面一点挨着一点移动时，样本表面各点发射的二次电子所带的信息就叠加在阴极射线管的电子束上，从而在荧光屏上扫描出一幅反映样品表面形态的图像，并通过照相把图像拍摄下来。

扫描电镜的特点是它具有较大的景深，产生三维图像的立体感强，所以能用来观察样品的表面形态，在生物学研究中包括各种细胞的表面结构以及细胞断面上一些结构的立体像。其次，扫描电镜还可在较大范围内连续地调节放大倍数，从相当于放大镜的10～20倍开始，到光学显微镜的数十倍至数百倍，直至透射电镜的10万倍。此外，扫描电镜还可装备X线显微分析用的附件，从而可在观察样品形态结构的同时，进行对样品组成元素的定性和定量分析。

将病变组织样品经固定、脱水、干燥和金属镀膜后，用扫描电子显微镜观察样本细胞表面或断面的超微结构的变化。由于扫描电子显微镜呈现的是三维结构图像，因而可看到各种表面结构的相互关系。

1. 扫描电子显微镜样品制备的原则

①保持完好的组织和细胞形态。处理步骤及操作过程中应注意防止对样品的污染和损伤，使被观察的样品尽可能地保持原有的外貌及微细结构，注意确认和保护样品的观察面。

②充分暴露要观察的部位。扫描电子显微镜以观察样品的表面形态为主，因此扫描电子

显微镜样品时,要充分暴露需观察的部位。

③良好的导电性能和提高二次电子发射率。样品表面的电阻率,增加样品的导电性能,以提高二次电子发射率,建立适当的反差和减少样品的充分放电效应。

④保持充分干燥的状态。水和干燥处理时,要尽量减少和避免样品体积变小、表面收缩变形等人工损伤。

2. 样品的初步处理

(1)取材 扫描电子显微镜生物样品取材的基本原则与透射电镜的超薄切片法基本相同。取材部位要准确,大小要适当,观察组织细胞表面结构为主的样品可大一些;应特别注意保护好观察面,尽量避免取材器械与待观察面的接触。样品直径不宜超过 5 mm,高度为 3 mm 左右。观察组织细胞内部结构为主的样品,其直径应小于 2 mm,高度可在 3 mm 左右。另外,移动样品可用无齿镊子或用牙签转移,特别是观察表面结构的样品必须用牙签转移。取材时要做好样品观察面的标记。

(2)样品的清洗 样品的清洗应选用适当的清洗液和清洗方法。

①选用适当的清洗液。贴附于一般组织表面的血液、黏液和其他分泌物,可选用等渗的生理盐水或固定液相应的缓冲液进行冲洗;游离的组织细胞(如精子、血细胞等)及处于悬浮液中的微生物等,可选用缓冲液清洗;表面覆盖大量黏液的样品(如胃、肠黏膜等),可在样品预固定后,选用低浓度蛋白水解酶(胰蛋白酶、糜蛋白酶等)对样品进行处理;培养细胞的清洗一般选用相应的组织液为宜。

②清洗的方法。较干净的生物组织可在固定以后置入盛有清洗液的干净小瓶内摇动清洗,并通过反复更换清洗液达到清洗目的;表面覆盖大量黏液和杂质的样品,则在固定前利用振荡器进行清洗或用注射器加压冲洗;游离细胞及其他微小生物样品一般采用缓冲液离心清洗法(4 000 r/min,3～5 min,重复 3～4 次);表面形态结构复杂、不易清洗的样品宜用超声清洗法,但要严格控制其频率和功率的强弱,谨防因强度过大或时间过长而引起样品破碎、变形。此外,观察组织细胞内部结构为主的样本常采用先灌流清洗再固定取材的方法。

3. 固定

固定可使生物样品的微细结构和外部形貌真实地保留下来,同时还可使组织硬化,增强在干燥过程中耐受表面张力变化的能力,提高样品对镜筒内高真空和电子束轰击的耐受力。扫描电子显微镜样品所用固定剂及其配制和固定方法,基本与透射电子显微镜样品制备相同,主要包括醛类(戊二醛、多聚甲醛)和四氧化锇。扫描电子显微镜生物样品固定仍以在 4 ℃条件下完成固定过程较为适宜。对生物软组织采用戊二醛-锇酸双重固定法,即首先用戊二醛固定 1～3 h,经缓冲液充分清洗后,再用四氧化锇固定 30～60 min。

扫描电子显微镜样品常用的固定剂是戊二醛和四氧化锇:

(1)戊二醛 戊二醛常用浓度为 2%～3%,常与锇酸配合应用。其缺点是不能增加样品的二次电子发射率。

(2)四氧化锇 四氧化锇一般保存浓度为 2%,常用工作浓度 0.5%～1%。四氧化锇属重金属盐类,具有增加反差作用,因而可提高样品的二次电子发射率,其缺点是易氧化。

4. 脱水

由于扫描电子显微镜生物样品比透射电子显微镜样品要大得多,因此样品的脱水好坏,对

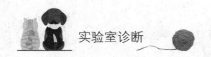

于保证金属镀膜装置和扫描电子显微镜镜筒的真空度,防止样品在高真空状态下的损坏变形等有着重要意义。扫描电镜样品制备所用的脱水剂和脱水操作程序与透射电镜样品制备基本相同,即用不同浓度的乙醇或丙酮,采用梯度脱水法逐步脱除样品中的水分。一般脱水剂的浓度依次为30%、50%、70%、80%、90%各15~20 min;100%脱水操作2次,每次10 min。如果样品块较小,脱水时间可相应缩短。脱水过程中应防止样品较长时间暴露于空气中而发生空气干燥。

5. 样品的干燥

扫描电镜的生物样品经过脱水以后,所含大部分水分已被脱水剂取代,但样品内含有脱水溶剂及剩余少量水分,仍不符合高真空条件的要求。特别是样品表面溶剂及水分所形成的表面张力,在高真空状态下会导致表面结构的破坏。因此,经过脱水的样品仍需做进一步干燥处理,这是扫描电镜样品制备的成败关键。

常用的样品干燥法有空气干燥法、真空干燥及冷冻干燥法、临界点干燥法和叔丁醇干燥法等。叔丁醇干燥法是在冷冻干燥法的基础上建立起来的一种新方法。经3次100%丙酮脱水处理的样本,分别置于30%、50%、70%和100%叔丁醇15 min;然后将样本容器置于液氮或其他骤冷剂中,使样品冷冻;而后将样品移入真空镀膜仪内,让样品中已结为冰的叔丁醇及其溶剂在低真空状态下升华为气体,样品亦随之得到干燥。由于在升华过程中,固态直接转为气态,不经过中间的液体状态,因此不存在气相与液相之间的表面张力问题,对样品损伤较小。叔丁醇可减少单纯冷冻干燥形成的冰晶对样品的损坏,故现在应用较广。

一般常用的样品干燥法主要还有以下几种。

(1)自然干燥法 这是一种最简便且比较原始的干燥法。即将经过常规固定的样品,放入低表面张力的液体(如乙醇、丙酮等)内,采用脱水剂浓度递升的办法置换样品中的水分,然后使样品所含溶剂在空气中自然挥发。由于这些溶剂具有低表面张力特点,因此在挥发过程中可减少样品的收缩及龟裂,并达到干燥的目的。自然干燥法有时仍然会造成样品变形或龟裂,故只适用于表面比较坚硬或含水分较少的生物样品。

(2)真空干燥法 真空干燥是将经过固定及脱水的样品,直接放入真空镀膜仪内,在低真空状态下使样品内的溶液逐渐挥发,当达到高真空时样品即可干燥,随后进行金属镀膜。这一方法比较简单易行,但仍存在一定的表面张力问题,故在缺少其他干燥手段时才选用。

(3)临界点干燥法 临界点干燥法目前被认为是较理想的简便的干燥法,现已被国内外广泛采用。

①简要工作原理。临界点干燥仪是根据物质存在着临界状态的物理特性而研制的设备。在温度和压力的变化之下,物质存在的固态、液态和气态3种形式都可以相互转化。当温度、压力达到一定的数值时,气体的密度可增大到与液态一样,此时气相与液相的界面消失,液体的表面张力亦会随之消失,称为临界状态。此时的温度和压力,分别称为临界温度和临界压力。临界点干燥仪利用物质在临界状态下液体表面张力被消除的特性,减少样品干燥过程中的变形和收缩,从而达到样品的完全干燥。

②过渡液的选择。液态 CO_2 的临界温度为31.5 ℃,临界压力为7.28 MPa。液态 CO_2 作为临界点干燥的过渡液已被国内外普遍采用。此外,经过脱水处理以后的样品内含乙醇或丙酮等,由于这两种溶剂与 CO_2 的互溶性很差,故在干燥处理前,先用一种与 CO_2 互溶性好的

中间液置换样品中的乙醇或丙酮。当选用液体 CO_2 作为干燥过渡液时,一般都以乙酸异戊酯作为置换剂,样品与其作用 15 min 即可,随后进行临界点干燥。

③临界点干燥的操作程序。

A. 样品处理:包括取材、固定、脱水、置换(乙酸异戊酯 15 min)。

B. 放置样品:把经过预处理的样品放入不锈钢样品篮内,而后将样品篮放进临界点干燥仪。

C. 液体 CO_2 注入:打开干燥器进气阀门,注入液体 CO_2 占样品室空间的 60%～70%,也可放入金属标尺测量,随即关闭贮液钢瓶阀和干燥仪进气阀门。

D. CO_2 置换:将样品室的温度控制在 10 ℃ 以下,室内压力 73 kg/cm²,保持 15 min。

E. 临界处理:使样品室的温度升高至 35～40 ℃,室内压力逐渐升至 80 kg/cm² 以上,液体 CO_2 在临界条件下由液态逐渐转变为临界状态,此过程维持 5 min 左右。

F. 放气:在样品室温度仍在 35～40 ℃ 的条件下,打开放气阀门,缓缓放出气体 CO_2,稍后切断加热器,待压力降为零时即可取出样品。此过程 1～2 h。

6. 样品的粘贴

扫描电镜样品在干燥处理后、金属镀膜之前,需用特制导电胶或双面胶将样品贴在金属样品台上。扫描电镜专用导电胶有 2 种:一种是以银粉为主要原料,并混以低电阻树脂液制成;另一种是将石墨粉拌以低电阻树脂液制成(均有商品出售),两者均为黏稠的糊状物。导电胶一般具有黏着力较强、容易挥发固化、干燥后表面电阻率低、导电性能好等特点,是生物样品扫描电镜制备所必备的。此外,某些微球、玻璃涂片的培养细胞、血细胞可用双面胶粘贴,经金属镀膜后做扫描电镜观察,此方法比较简便,适用于体积较小的样品。

7. 样品的导电处理

样品的导电处理主要包括金属镀膜和组织导电法两类。

(1)金属镀膜　金属镀膜是采用特殊装置将电阻率小的金属,如金、铂、钯、银及碳等蒸发后覆盖在样品表面的方法。样品镀以金属膜(或碳膜)后,不仅能为入射电子提供通路,消除电荷积累的荷电现象,而且能提高二次电子发射率,增加倍噪比,提高图像反差,从而能获得细节丰富和分辨率高的图像。其次,样品经镀膜后,还能提高其表面的机械强度,增强耐受电子束轰击能力,避免起泡、龟裂、穿孔、分解和漂移等不良现象的产生。此外,通过镀膜还能把扫描电镜的信息来源限定于样品表面,即防止来自组织内部的信息参与成像。为了取得上述效果,所镀的金属膜应符合以下要求:①金属膜尽可能保持均匀的厚度;②膜本身没有结构,或者是微细到难以看出的程度;③膜要薄,不会掩盖样品表面原来的细微结构;④镀膜后二次电子发射率好;⑤膜本身不因电子轰击而发生变化,在大气中保存样品不易变性(即化学稳定性好)。

金属镀膜包括真空喷镀法和离子镀膜法,后者又称为离子溅射,是增强生物样品导电性能比较理想的技术方法。离子镀膜法的原理是在真空罩的顶部和底部分别装有阴极和阳极,其中阴极的表面覆盖一层镀膜所用的金属(金、铂、金-钯或铂-钯合金),又称金属靶;样品放在阳极上,真空罩内事先通入氩、氖、氮等惰性气体,加以 1 000～3 000 V 的直流电压。由于电场的作用,使真空罩内残留的气体分子被电离为阳离子和电子,它们分别飞向阴极和阳极,并不断地与其他气体分子相碰撞,表现为紫色的辉光放电现象。此外,阳离子又可轰击阴极上的金属靶,使部分金属原子被溅射出来,这些金属原子在电场的加速作用和气体分子的碰击下可从

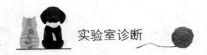

不同的方向和角度飞向阳极,并呈漫散射的方式覆盖在样品的表面,形成一层连续而均匀的金属膜。

与真空镀膜法比较,离子镀膜法具有以下特点。①离子镀膜的颗粒细而均匀,有利于显示样品的微细结构。②离子溅射镀膜时,其金属粒子对凹凸不平、形貌复杂的样品,可以绕射进入,从而取得满意的镀膜效果。同时,其二次电子的发射量,也比真空镀膜法大。③离子镀膜时真空度低,不需要复杂的真空系统,并能减少镀膜时贵重金属的消耗。

(2)组织导电法　组织导电法是利用某些金属盐溶液对生物体中的蛋白质、脂肪类及淀粉等成分的结合作用,使样品表面离子化或产生导电性能好的金属化合物,从而提高样品耐受电子束轰击的能力和导电率。

组织导电法的基本处理过程,是将经过固定洗净的样品,用特殊的试剂处理后即可观察。此法由于不经过金属镀膜,所以不仅能节省时间,而且可以提高分辨率,同时还可对样品进行边观察边解剖。此外,组织导电处理还具有坚韧组织、加强固定效果的作用。经透射电镜观察表明,用组织导电法处理样品,不会产生细胞的收缩或损伤,细胞器保存完整。

用于组织导电的处理液应具备下列条件:①能对组织起染色作用;②组织结构保存完好;③不会污染样品;④不掩盖微细结构;⑤导电性良好;⑥二次电子发射量多,亮度大,反差强。

8. 电镜观察

经如上步骤,即可进行电镜观察并记录结果。

9. 注意事项

(1)由于扫描电镜对样品表面的要求非常严格,故样品必须清洗干净,否则,可导致观察困难或错误判断。

(2)取材时要做到"动作快、环境冷、部位准"。固定前清洗的组织离体后应在2～3 min清洗完毕并投入固定液内,固定后清洗的组织离体后应在1 min以内投入固定液。固定液要预冷,取材部位必须准确。

(3)实验动物取材部位不宜多,否则会延误取材时间,导致组织自溶等人为假象的发生。

任务 9.5　免疫组织化学技术

随着免疫学技术的发展,将抗原抗体反应与组织化学或细胞化学的呈色反应相结合,形成了免疫组织化学和免疫细胞化学技术。免疫组织化学,也称免疫细胞化学,是将免疫学技术与组织病理学技术结合在一起,能对组织细胞内的化学成分(组织结构成分)、微生物结构等进行定性、定位和定量检测,从而分析、研究生物体的细胞组织代谢、功能及形态变化规律的科学。凡是能作抗原的物质,如蛋白质、多肽、核酸、酶、激素、磷脂、多糖、细胞膜表面的膜抗原和受体以及病原体(包括细菌和病毒抗原)等,都可用相应的特异性抗体在组织、细胞内将其用免疫组织(细胞)化学手段检出和研究。免疫组织化学技术在研究组织或细胞内抗体、抗原的定位、定量,以及深入研究一些感染性疾病的发病机理等方面均具有重要作用。

由于抗原、抗体之间的结合是高度特异的,因此免疫组织化学技术具有高度的特异性、灵敏性和精确性,可检出及定位某些未知抗原或抗体成分,包括各种病原微生物、各种蛋白质、多肽、部分类脂及多糖,以及细胞表面的膜抗原和受体等。

按标记物或呈色物的不同,免疫组织化学分类有免疫荧光法、免疫酶组织化学法、亲和免疫组织化学技术、放射自显影标记法、胶体金法等。

9.5.1 免疫荧光组织化学技术

免疫荧光法是现代生物学和医学中广泛应用的方法之一,包括荧光抗体技术和荧光抗原技术,具有抗原抗体反应的特异性,染色技术的快速性,在细胞或组织上定位的准确性,以及荧光效应的灵敏性等优势。免疫荧光组织化学技术借助流式细胞仪,可对单个活细胞进行分析;借助激光共聚焦分析系统,可进行三维动态分析。但是,由于免疫荧光法必须具有荧光显微镜,且荧光强度随时间的延长而逐渐消退,结果不易长期保存,故其在普及应用上受到一定限制,逐渐被免疫酶法所取代。

免疫荧光组织化学技术就是以荧光素作为标记物,制成标记抗体,然后使荧光抗体与被检抗原发生特异性结合,形成的复合物在一定光的激发下产生荧光,借助荧光显微镜检测和定位抗原。此方法在免疫组织化学中发展最早,步骤简便,快速,应用广泛。

1. 荧光素

(1)荧光素的种类 荧光可分为原发荧光和继发荧光两类。其中,约2万种物质用紫外线激发时,可发出荧光,称原发荧光;而某些荧光染料,可以使化合物产生大量荧光,称继发荧光,如吖啶橙与核酸。

用于免疫荧光法的常用荧光素有以下几种。

①异硫氰酸荧光素(FITC)。FITC黄绿色,最常用,人眼对此色最敏感,一般样本中此色的自发荧光少于红色。FITC最大吸收光谱为490～494 nm,最大发射光谱为520～530 nm。在碱性条件下,FITC的异硫氰酸基与免疫球蛋白的自由氨基经碳酰氧化而形成硫碳氨基键,成为标记荧光抗体。一个IgG分子上最多能标记15～20个FITC分子。

②四甲基异硫氰酸罗达明(TRITC)。TRITC为红色。

③四乙基罗达明B200(RB200)。RB200橘红色,最大吸收光谱为570 nm,最大发射光谱为595～600 nm。

④荧光素propidium iodide(PI)。PI红色。

其中RB200、TRITC常作为FITC的补充,用作双标记。

(2)荧光素的标记 通过化学作用,荧光素与抗体结合,形成标记荧光抗体。

2. 免疫荧光染色技术间接法的操作步骤

(1)细胞涂片、新鲜组织冰冻切片、石蜡切片脱蜡至水。

(2)甲醇或冷丙酮固定5～10 min,干燥(石蜡切片直接进入下一步)。

(3)PBS洗涤。

(4)滴加最佳工作浓度的一抗,37 ℃孵育30 min或4 ℃过夜,PBS洗涤。

(5)滴加标记二抗,37 ℃孵育30 min,PBS洗涤。

(6)荧光显微镜观察或50%缓冲甘油封片,4 ℃保存。

3. 荧光染色注意事项

(1)组织细胞要新鲜,最好使用冰冻切片。

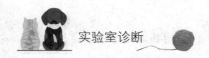

(2)切片经染色后,应及时观察并照相,不宜长期保存,以免褪色。切片在 4 ℃冰箱内过夜,其荧光强度减弱约 30%。

(3)使用的载玻片厚度应为 0.8～1.2 mm,必须干净,无明显自发荧光;盖玻片厚度应为 0.17 mm 左右,光洁,无明显自发荧光。

(4)使用荧光显微镜注意事项如下。

①应在暗室中进行。

②防止紫外线对眼睛的损害,不要长时间观察。

③观察时间以每次 1～2 h 为宜,时间延长,汞灯发光强度下降,荧光减弱,样本的荧光也会减弱。

④荧光显微镜光源寿命有限,样本应集中检查,以节约时间,灯熄灭后再用时,必须待灯泡充分冷却后才能点燃,1 d 内应避免数次点燃光源。

(5)荧光图像的记录不仅具有形态学特征,而且具有荧光的颜色和强度,二者应结合起来判断。

9.5.2 免疫酶组织化学技术

免疫酶法是抗原与抗体的特异性与酶的高效催化作用相结合的一种免疫标记法,是最常用的一项免疫组织化学技术。

1. 常用的标记酶及其底物

(1)辣根过氧化物酶(horseradish peroxidase,HRP) HRP 广泛分布于植物界,因辣根中含量最高而得名。其相对分子质量较小,标记物易透入细胞内部。HRP 的应用最广泛,作用底物为过氧化氢。当酶与底物反应时,HRP 使同时加入的无色还原型染料(供氢体)转化为有色的氧化型染料沉积于局部,被检物得以标识。

常用的供氢体有:①二氨基联苯胺(3,3′-diamino-benzidine,DAB),反应产物呈棕色,不溶于水,不易褪色,电子密度高,可长期保存,显色后用中性树胶封固;②氨基乙基卡巴唑(3-amino-9-ethylcarbazo,AEC),反应产物为橘红色,呈色后用水溶性封固剂,如甘油。③4-氯-1-萘酚(4-chloro-1-naphthol,CN),反应产物为灰蓝色,呈色后用水溶性封固剂,如甘油。

AEC 和 CN 不易长期保存样品结果,应及时观察成像。

(2)碱性磷酸酶(alkaline phosphatase,AP 或 AKP) AKP 较难获得高纯度的制品,且价格比辣根过氧化物酶贵。AKP 的标记物常为高度聚合的大分子,穿透细胞性能差,较少用于定位。

AKP 标记反应包括以下 3 种。

①偶氮偶联反应。底物 α-萘酚磷酸盐水解为 α-萘酚,加入重氮化合物坚牢蓝(fast blue)或坚牢红(fast red),分别形成不溶性沉淀,为蓝色和红色。

②靛蓝四唑反应。溴氯羟吲哚磷酸盐水解氧化为靛蓝,而氮蓝四唑被还原成不溶性紫蓝色沉淀。

③葡萄糖氧化酶(glucose oxidase,GO)。葡萄糖氧化酶来源于黑曲霉,底物为葡萄糖,供氢体为对硝基蓝四氮唑,终产物为不溶性的蓝色沉淀。由于葡萄糖氧化酶的相对分子质量为15 000,比 HRP 大 3 倍以上,并具有较多的氨基,在标记时易形成广泛的聚合,故多用于双标记染色。

2.免疫酶组织化学技术的特点

(1)普通显微镜即能观察,无须特殊显微镜。

(2)显色反应后可作衬染,组织结构显示良好,使免疫定位准确。

(3)染色后切片能保持较长时间。

(4)有些酶反应沉积物具有电子密度,可用于免疫电镜,是当今应用最广的免疫组织化学技术。

(5)敏感性和特异性大大提高,节约了抗体。

3.免疫酶组织化学法技术操作步骤

以酶标间接法为例。

(1)细胞涂片和新鲜组织冰冻切片经丙酮固定,石蜡切片经脱蜡至水,入 PBS。

(2)以 0.3%～3%的 H_2O_2 溶液处理 20～30 min,PBS 洗涤(消除内源性过氧化物酶)。

(3)复合酶消化,37 ℃孵育 20～30 min 或微波修复,PBS 洗涤。

(4)正常山羊血清 1∶(5～10)或小牛血清白蛋白,室温作用 30 min,弃去液体。

(5)滴加最佳工作浓度的一抗,37 ℃孵育 30 min 至 1 h 或 4 ℃过夜,PBS 洗涤。

(6)滴加标记二抗,37 ℃孵育 30 min 至 1 h,PBS 洗涤。

(7)底物显色,时间据情况调整。

(8)PBS 洗涤,苏木素复染,常规脱水、透明、封片,显微镜观察。

阳性细胞内可见显色反应,根据标记酶和底物的不同,有特定的颜色。

4.免疫酶组织化学技术的注意事项

(1)固定液或其他保护液中取出的组织切片,首先用实验中使用的缓冲液充分清洗。

(2)非免疫的正常血清,最好是与第二抗体同种属动物的血清,孵育切片后,不能洗涤,弃去多余液体后直接进行下面反应。

(3)在酶显色反应中应注意避光,并要注意控制时间。

9.5.3 亲和免疫组织化学技术

1976 年,Bayer 等将利用两种物质之间的高度亲和力而建立的一种方法称为亲和组织化学,其与免疫反应结合起来就成为亲和免疫组织化学技术,亲和免疫组织化学技术可使方法的敏感性进一步提高,更利于微量抗原(抗体)在细胞或亚细胞水平的定位。亲和免疫组织化学技术中的亲和物质包括亲和素和生物素,葡萄球菌 A 蛋白和植物凝集素等。其中,以亲和素和生物素系统建立的各种方法,尤其是 SABC 法,在免疫组织化学技术中已成为应用最广泛的方法之一。

1.亲和素-生物素技术的原理

亲和素(avidin)又称卵白素、抗生物素蛋白,相对分子质量 67 000,是一种碱性蛋白,含 4个结构相同的亚基,可与生物素、荧光素、酶等偶联结合。

生物素(biotin)又称维生素 H,相对分子质量小(244)。

亲和素有 4 个生物素亲和力极高的结合点,较抗原和抗体间的亲和力高出 100 万倍。生物素、亲和素都有与荧光素、铁蛋白和 HRP 等结合的能力,能够彼此牢固结合而不影响彼此的生物学活性,依此建立了抗生物素－生物素免疫组织化学技术。

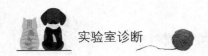

（1）标记法（LAB 法）　先将生物素与抗体偶联，抗生物素与酶、荧光素等结合，形成复合物，然后通过生物素与抗生物素的亲和性连接在一起，方法简便。

（2）桥连抗生物素－生物素法（BAB 法）　先将生物素分别与抗体、酶、荧光素等结合，形成生物素化复合物，再以游离亲和素为"桥"，将生物素化抗体和生物素化酶连接，达到多层放大效果。

（3）亲和素－生物素－过氧化物酶复合物法（ABC 法）　1981 年，美籍华人 Hsu 首先报道。先将抗生物素与过氧化物酶标记的生物素结合，制备 ABC 复合物，此复合物中亲和素上的 4 个结合位点有 3 个位点与生物素化酶结合，留下 1 个位点与生物素化二抗结合。染色过程中依次加入特异性一抗、生物素化二抗、ABC 复合物，最后进行显色反应定位。ABC 法具有敏感性高、特异性强、背景染色淡等优点。

（4）酶标链霉亲和素－生物素－过氧化物酶复合物法（SABC 法、SP 法、LSAB 法）　链霉亲和素，又称链霉卵白素（streptavidin，SA），自链霉菌中提取，相对分子质量较小（60 000），穿透性更高，背景更淡，SA 几乎不与组织内的内源性凝集样物质发生非特异性结合，从而产生低背景、高放大的效果。复合物：链霉亲和素与生物素化酶结合，构成 SABC 复合物。SABC 复合物含有 100 个左右的过氧化物酶和 50 个左右的链霉亲和素，大量的酶保证具有很高的敏感性。

2. 亲和免疫组织化学技术基本步骤

以石蜡切片的 SABC 法为例。

（1）石蜡切片脱蜡至水，PBS 洗涤。

（2）以 0.3%～3% 的 H_2O_2 溶液处理 20～30 min，PBS 洗涤，以消除内源性过氧化物酶活性。

（3）复合酶消化，37 ℃孵育 20～30 min 或微波修复，PBS 洗涤。

（4）正常山羊血清 1：（5～10）或小牛血清白蛋白，室温作用 30 min，弃去液体。

（5）滴加最佳工作浓度的一抗，37 ℃孵育 30 min 至 1 h 或 4 ℃过夜，PBS 洗涤。

（6）滴加生物素化二抗，37 ℃孵育 30 min 至 1 h，PBS 洗涤。

（7）滴加 SABC 复合物，37 ℃或室温作用 30 min 至 1 h，PBS 洗涤。

（8）底物显色，时间据情况调整。

（9）PBS 洗涤，苏木素复染，常规脱水，透明，封片，显微镜观察。

阳性细胞内可见显色反应，根据标记酶和底物的不同，有特定的颜色。

9.5.4　免疫金银及铁标记技术

1. 免疫金技术（immunogold staining，IGS）

Geoghegan 等人于 1978 年首次应用免疫金探针检测 B 淋巴细胞表面抗原建立了光镜水平的免疫金法。将胶体金颗粒标记在第二抗体或葡萄球菌 A 蛋白上，反应过程同酶标间接法。此方法染色程序简便，不用显色就能检测细胞表面抗原和细胞内抗原。一般要求金颗粒大小为 20 nm，利于在光镜下显示抗原抗体反应部位所呈现的红色。

基本操作步骤如下。

（1）切片脱蜡至水。

（2）双蒸馏水冲洗后，0.05 mol/L TBS 洗涤，用 0.1% 胰蛋白酶消化 10 min，或 3 mol/L

的尿素酶消化 20 min。

(3)0.05 mol/L pH 7.4 TBS 洗涤,以 1%卵白蛋白封闭 15 min。

(4)滴加第一抗体,37 ℃孵育 30 min 至 1 h 或 4 ℃过夜,TBS 洗涤。

(5)以 1%卵白蛋白封闭 10 min。

(6)滴加金标记第二抗体,37 ℃孵育 45 min,TBS 洗涤。

(7)双蒸馏水洗涤,1%戊二醛洗 10 min,双蒸馏水洗涤。

(8)双蒸馏水洗涤,用 0.01%伊文斯蓝衬染 3 min,50%缓冲甘油封片,观察。

结果:阳性结果为红色,背景清晰。

2. 免疫金银技术(immunogold-silver staining,IGSS)

1983 年,Holgate 等人将 IGS 与银显影方法相结合,创立了免疫金银法。

用对苯二酚将银离子还原成银原子,被还原的银原子围绕纯金颗粒形成一个"银壳",该"银壳"具有催化作用,促成"银壳"越变越大,最终抗原位置得到清楚放大。

IGSS 法使金颗粒周围吸附大量银颗粒,呈黑褐色,反差增强,大大提高了灵敏度,可节省金标抗体的用量,使小于 20 nm 的金颗粒也能显现。

基本操作步骤如下。

(1)切片脱蜡至水。

(2)双蒸馏水冲洗后,TBS 洗涤,用 0.1%胰蛋白酶消化 10 min,或 3 mol/L 的尿素酶消化 20 min。

(3)0.05 mol/L pH 7.4 TBS 洗涤,以 1%卵白蛋白封闭 15 min。

(4)加第一抗体,37 ℃孵育 30 min 至 1 h 或 4 ℃过夜,0.05 mol/L pH 7.4 TBS 洗涤。

(5)以 1%卵白蛋白封闭 10 min。

(6)以 PAG(10 nm),37 ℃孵育 45 min,0.05 mol/L pH 7.4 TBS 洗涤,双蒸馏水洗涤。PAG 为 A 蛋白-抗 A 蛋白-金颗粒的复合物。

(7)1%戊二醛洗 10 min,双蒸馏水洗涤 5 min;1%明胶洗 5 min。

(8)放入银显影液,暗室内显影至合理强度;双蒸馏水洗涤。

(9)用显影定影液(1∶4 或 1∶10)固定 5 min。

(10)衬染,核固红衬染 3 min 或甲基绿衬染 3 min。

(11)脱水,透明,封固,观察。

结果:阳性结果为黑色颗粒,背景清晰。

任务 9.6　原位核酸分子杂交技术和原位 PCR 技术

将分子生物学技术引入病理学研究领域,无疑为病理学的发展起到了巨大的推动作用。目前,分子生物学技术在形态学研究中应用最为广泛和最为成功的是核酸的原位杂交技术和原位 PCR 技术。

9.6.1　原位核酸分子杂交技术

原位核酸分子杂交技术是应用已知碱基序列并带有标记物的核酸作为探针,与细胞或组

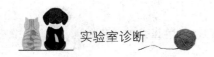

织切片中待检测的核酸按碱基配对的原则进行杂交,对待检测的核酸施行检测的方法,是将组织化学与分子生物学技术相结合来检测和定位核酸的技术。原位核酸分子杂交技术适用于石蜡包埋组织切片、冰冻组织切片、细胞涂片等。

目前病理学中多应用原位核酸分子杂交技术,具有特异性强、灵敏度高、定位准确的优点。此技术可用于病毒核酸的检测、基因表达和基因突变、易位等的研究,使探测基因与观察形态学密切结合起来。随着形态计量学的发展,流式细胞仪和图像分析仪等先进技术的应用,病理学的定量研究得到了长足发展,从而为诊断疾病、判断预后和研究发病病因提供了更客观、可靠的依据。

原位核酸分子杂交技术最早应用于 20 世纪 60 年代末期,但当时仅限于对体外条件下核酸分子片段的初步工作,直到 1975 年才见到较为系统的介绍在细胞内进行原位杂交的技术。而在常规福尔马林固定、石蜡包埋的组织切片中进行简便易行的原位杂交则是在 20 世纪 80 年代中后期。近年来,随着原位核酸分子杂交技术方法更为完善,其应用也更加广泛,使原来用电镜和免疫组织方法达到的亚细胞和抗原决定簇水平的分辨能力提高到了核酸分子的水平,将病理组织学观察到的细胞面貌更真实、更微细、更精确地展示出来。

由于 DNA 分子双股螺旋在一定条件下可以解开(退火),而解开的双螺旋经重新配对后又能形成新的螺旋(复性),针对这一生物学特性,就可以用已知的核酸片段去检测未知的核酸分子,并能确定其所在的部位,达到定位和定量的目的。例如,用特异性的细菌、病毒的核酸作为探针对组织、细胞进行杂交,以便检测有无该病原体的感染。

原位杂交能在成分复杂的组织中进行单一细胞的研究而不受统一组织中其他成分的影响,因此,对那些细胞数量少而散在分布于其他组织中的细胞内 DNA 或 RNA 的研究更为方便。

原位杂交不需要从组织中提取核酸,对于组织中含量极低的靶序列有极高的敏感性,并可完整地保护组织和细胞的形态,因而更能准确地反映组织细胞的相互关系及功能状态。

原位核酸分子杂交按检测物的不同,分为细胞内原位杂交和组织切片内原位杂交;根据所用探针及所要检测核酸的不同,又可分为 DNA-DNA,RNA-DNA,RNA-RNA 杂交。但不论哪一种形式的杂交,都必须经过 5 个过程,即组织细胞的固定、预杂交(包括预处理)、杂交、冲洗和显示。

1. 组织细胞的固定

进行原位核酸分子杂交的组织或细胞必须经过固定处理。固定的目的是为了保持细胞的形态结构,最大限度地保存细胞内的 DNA 或 RNA 的水平,使探针易于进入细胞或组织。适宜原位核酸分子杂交的理想固定液应具备下列特点:①能很好地保护组织细胞的形态;②对核酸无抽提、修饰与降解作用;③不改变核酸在细胞内的定位;④对核酸与探针的杂交过程无阻碍作用;⑤对杂交信号无遮蔽作用;⑥理化性质稳定、价格低廉。

组织的固定可采用以下方法。

(1)4% 多聚甲醛是应用最为广泛的固定液之一,它能很好地保持组织或细胞内的 RNA,一般固定 10~15 min RNA 的含量比较恒定。

(2)组织也可在取材后直接置入液氮冷冻,切片后才将其浸入 4% 多聚甲醛约 10 min,空气干燥后保存在 -70℃。

(3)在病理学检查取材时多用 10% 福尔马林固定和石蜡包埋,虽然本方法对检测 DNA 和

mRNA 检测效果常低于冰冻切片,但也可获得杂交信号。

2. 玻片和组织切片的预处理

(1)玻片的处理　玻片包括载玻片和盖玻片,应用热肥皂水刷洗、自来水清洗干净后,置于清洁液中浸泡 24 h,清水洗净烘干,95%酒精中浸泡 24 h 后蒸馏水冲洗,烘干,烘箱温度最好在 150 ℃ 或以上过夜,以除去任何 RNA 酶。盖玻片在有条件时最好用硅化处理,锡箔纸包裹无尘存放。

为了保证在整个实验过程中切片不脱落,载玻片应预先涂抹粘片剂。常用的粘片剂有铬矾-明胶液、多聚赖氨酸液和 APES(3-氨丙基三乙氧基硅烷),其中 APES 黏附效果好,比多聚赖氨酸便宜,制片后可长期保存应用。

(2)增强组织的通透性和核酸探针的穿透性　原位核酸分子杂交时,由于组织细胞中的核酸都与细胞内蛋白质结合,以核酸蛋白质复合体的形式存在于细胞质或细胞核中,而在固定过程中,固定液的交联作用使细胞质或细胞核内的各种生物大分子形成网络,影响探针的穿透力,阻碍杂交体的形成,因此,常用去垢剂和(或)蛋白酶对组织细胞进行部分的消化酶解除核酸表面的蛋白质,从而有利于核酸探针对靶核酸进行杂交。常用的去垢剂有 Triton X-100 和十二烷基磺酸钠(SDS),常用的蛋白酶有蛋白酶 K、胃蛋白酶等。蛋白酶 K 的纯度、浓度、消化的时间在不同的组织细胞中相差极大,因此,必须进行一系列的预试验,找到适当的浓度及消化时间。

(3)减低背景染色　背景染色的形成是诸多因素构成的。预杂交是减低背景染色的一种有效手段。预杂交液和杂交液的区别在于前者不含探针和硫酸葡聚糖。将组织切片浸入预杂交液中可达到封闭非特异性杂交点的目的,从而减低背景染色。杂交后的酶处理和杂交后的洗涤均有助于减低背景染色。

(4)防止 RNA 酶的污染　由于 RNA 酶到处都存在,为防止其污染影响实验结果,在整个杂交前处理过程都需要戴消毒手套,所有实验用玻璃器皿及镊子都应进行 RNA 酶的消除处理。

3. 杂交

杂交过程是原位核酸分子杂交技术的主要环节,包括以下重要内容。

(1)探针的选择　原位核酸分子杂交中所用的探针可以是双链 DNA(dsDNA),也可以是单链 DNA(ssDNA),或为 RNA。近年来人工合成的寡核苷酸也得到了广泛应用。一般而言,标记的 DNA 或 RNA 探针都可用于 DNA 或 RNA 的定位,其长度为 50～300 bp(碱基)最好。这个长度范围的探针在组织细胞中的穿透力好,杂交效率高。

(2)探针的标记　探针标记主要可分为放射性标记与非放射性标记两种方法。

①放射性标记。放射性标记常用标记探针的放射性核素有 ^{33}P、^{35}S、^{14}C、^{3}H。放射性核素的敏感性高,方法简便,操作稳定,可应用核乳胶或 X 线片通过放射自显影的方法检测。由于放射性核素污染环境和危害健康等原因,其在原位杂交中应用已日趋减少。

②非放射性标记。非放射性标记与放射性核素标记探针相比,非放射性标记具有安全、无放射性污染、稳定性好、显色快且易于观察等特点。其中生物素(biotin)标记应用最多、最广,此外还有应用地高辛标记、荧光素标记、碱性磷酸酶标记、溴脱氧嘧啶标记等。

(3)杂交的条件　原位杂交的一个主要优点是其杂交反应的特异性可通过调节反应条件

而进行精确控制。杂交的特异性依赖于探针的结构、杂交温度、pH 及杂交液中甲酰胺和盐离子的浓度。碱基的错配可经过控制严格的杂交条件而排除。DNA 分子杂交实质上是双链 DNA 的变性和具有同源序列的两条单链的复性过程。维持 DNA 螺旋的力主要是氢键的疏水性相互作用。加热、有机溶剂及高盐浓度等均可导致 DNA 二级解构发生破坏,DNA 二级双螺旋解旋,两条链完全解离,但未破坏其一级结构,此过程称为 DNA 的变性。变性的 DNA 两条互补单链,在适当条件下重新缔合形成双链的过程称为复性或退火。复性并不是变性反应的一个简单逆反应过程。复性的过程是相当复杂的,变性过程可以在一个极短的时间内迅速完成,而复性则需要相对较长的时间才能完成。如果使热变性的 DNA 溶液迅速冷却,则只能形成一些不规则的碱基对,而不会完全恢复 DNA 双链结构。因此,建立合适的杂交条件是保证核酸原位杂交成败的关键。

4. 冲洗

杂交后冲洗是减少非特异性杂交的关键步骤,其可溶性固体含量(SSC)的浓度可低至 0.1×SSC。应用放射性核素探针时,冲洗可达几小时;而采用生物素及地高辛等标记的探针时,冲洗时间则可缩短为 15 min。冲洗时温度不能高于 50 ℃,否则将导致组织细胞结构的破坏及组织或细胞从切片上脱落,使实验失败。

5. 显示

原位核酸分子杂交结果的显示应体现特异性和敏感性。当 DNA 探针长度超过 0.5 kb 时,非特异性杂交增多,本底增高。此外,探针与无关基因中部分同源顺序的非特异性结合亦是非特异性杂交的原因之一。除探针的非特异性结合外,检测系统亦是导致非特异性结果的原因之一。生物素标记的探针常用免疫组织化学技术检测,在许多组织中因含有内源性生物素(维生素 H)而出现假阳性结果。地高辛标记就不存在这种问题。高度敏感是原位杂交的优点之一,用放射性标记的 DNA 探针可检测到细胞内 20 个拷贝的 mRNA。组织的固定与杂交条件对敏感性也会产生影响。组织切除后若不及时固定,可能会由于 mRNA 的降解而影响结果,导致假阴性的出现。探针的长短、浓度、在组织中的穿透力、杂交及杂交后的冲洗严格性、检测系统的灵敏性等都可产生假阳性或假阴性结果。

原位核酸分子杂交的高度敏感性和特异性,如果没有确切的阳性或阴性对照就很难加以评定,因此,除探针的选择应通过鉴定外,必须在每一次试验中都选择阳性或阴性对照。

阳性对照可选择:①Northern 或 Southern 印记杂交;②将原位杂交与免疫组织化学联合应用;③用不同互补探针与靶核酸杂交。

阴性对照可选择:①用非标记 cDNA 预杂交;②用无关的非特异顺序(如载体)等作探针;③杂交前用 RNA 酶或 DNA 酶消化处理切片。

6. 地高辛(Dig)标记 DNA 探针在石蜡切片上检测 DNA 的方法

(1)组织切片的预处理　具体操作如下。

①组织以 10%中性福尔马林溶液固定,常规石蜡包埋,切片厚度 3～4 μm,贴附于涂有粘片剂的玻片上。

②切片常规脱蜡至水,蒸馏水洗涤。

③加入 PBS(含 5 mmol/L $MgCl_2$,pH 7.2～7.4),洗涤 2 次,每次 5 min。

④加入 0.2 mmol/L HCl 20 min,以除去蛋白质。

⑤50 ℃,2×SSC(含 5 mmol/L EDTA)溶液中 30 min。

⑥加入蛋白酶 K(1 μg/mL,溶于 0.1 mol/L PBS 中),37 ℃,20~25 min。

⑦0.2 mol/L 甘氨酸液室温处理 10 min,终止蛋白酶反应。

⑧4%多聚甲醛(PBS 新鲜配制)室温处理 20 min。

⑨PBS-MgCl₂(5 mmol/L)漂洗 10 min,2 次。

⑩脱水,自低浓度到高浓度乙醇和无水乙醇中各 3 min,空气干燥。

(2)预杂交 加预杂交液,每张切片 20 μL,42 ℃,水浴 30 min。预杂交用以封闭非特异性杂交位点。

(3)杂交 加杂交液,每张切片 10~20 μL,加盖硅化盖片,将切片置于 95 ℃,10 min,使探针及 DNA 变性,然后迅速置于冰上 1 min,再将切片置于盛有 2×SSC 的湿盒内,42 ℃过夜(16~18 h)。

(4)杂交后漂洗

①2×SSC 液内振动,移除盖玻片。

②2×SSC 中 55 ℃处理 10 min,2 次。

③0.5×SSC 中 50 ℃处理 5 min,2 次。

④缓冲液Ⅰ(100 mmol/L Tris-HCl,15.0 mmol/L NaCl,pH 7.5)中处理 15 min,室温。

⑤缓冲液Ⅱ(含 0.5%封阻试剂,缓冲液Ⅰ溶解)中,37 ℃,30 min。

⑥加酶标地高辛抗体(1:5 000,应用缓冲液Ⅰ稀释),37 ℃,30~120 min。

⑦缓冲液Ⅰ室温处理 10 min,2 次。

⑧缓冲液Ⅲ(100 mmol/L Tris-HCl,100 mmol/L NaCl,50 mmol/L MgCl₂,pH 9.5)中室温处理 5 min。

(5)显色 具体操作如下。

①在 1 mL 缓冲液Ⅲ中加入 4.5 μL 四氮唑蓝(NBT)和 3.5 μL 5-溴-4-氯-3-吲哚磷酸盐(BCIP)配成显色液,或用 1:50 稀释的 NBT/BCIP 贮存液,每张切片加显色液 30 μL,置暗处显色 30 min 至 2 h,镜检其显色情况。

②缓冲液Ⅳ(10 mmol/L Tris-HCl,1 mmol/L EDAT,pH 8.0)中处理 10 min 终止反应,用核固红或甲基绿复染 5 min,乙醇脱水,封片。

(6)结果 杂交阳性信号呈紫蓝色,细胞核呈红色或绿色。

7. cRNA 探针检测组织切片中 RNA 的原位核酸分子杂交方法

(1)组织切片的预处理 预处理分为石蜡组织切片的预处理和冰冻切片的预处理。

①石蜡组织切片的预处理。组织以 4%多聚甲醛溶液(PBS 新配制)在室温固定 3~4 h,常规石蜡包埋,切片厚度 3~4 μm,贴附于涂有粘片剂的玻片上。切片常规脱蜡至水,双蒸馏水洗涤 5 min,2 次。

②冰冻切片的预处理。组织投入 4%多聚甲醛溶液(PBS 新配制),4 ℃固定 2~4 h。倒去固定液后,加入 30%蔗糖溶液(PBS 新配制),4 ℃过夜,转 -80 ℃或 -140 ℃超低温冰箱保存。冰冻切片机切片,厚度 10 μm,贴附于涂有粘片剂的玻片上,切片在 -80 ℃超低温冰箱保存。

③注意事项。A. 采取的新鲜样本应立即作组织固定或低温储存,以免 mRNA 降解。B. 样本尽可能采用多聚甲醛固定及蔗糖浸泡制作冰冻切片,这样既能避免 mRNA 降解,又能

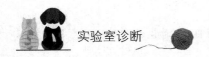

保持良好的组织形态。C. 对于采用 10% 中性福尔马林溶液固定样本的切片,固定时间不要超过 36 h,以免引起 RNA 与蛋白质发生交联。D. 在切片制作过程中,所使用的容器、器械都要经高压消毒,或清洁后用 0.1% DEPC 水清洗,再经双蒸馏水冲洗,避免外源性 RNA 酶污染。

(2)预杂交 预杂交的具体操作步骤如下。

①切片用 DEPC 处理的 PBS(140 mmol/L NaCl,2.7 mmol/L KCl,10 mmol/L Na_2HPO_4,1.8 mmol/L KH_2PO_4,pH 7.4)孵育 2×5 min,再用 DEPC 处理的含 100 mmol/L 甘氨酸 PBS 孵育切片 2×5 min。

②用 DEPC 处理的含 0.3% Triton X-100 PBS 孵育切片 15 min。

③用 DEPC 处理的含 PBS 漂洗 2×5 min。

④冰冻切片用 TE 缓冲液(100 mmol/L Tris-HCl,50 mmol/L EDTA,pH 8.0)配制的不含 RNA 酶的 5 μg/mL 蛋白酶 K,在 37 ℃下通透切片 10～30 min;石蜡切片用 TE 缓冲液配制的不含 RNA 酶的 5～20 μg/mL 蛋白酶 K,在 37 ℃下通透切片 30 min。

⑤在 4 ℃下用 DEPC 水处理的 4% 多聚甲醛 PBS 溶液做后固定 5 min。

⑥用 DEPC 处理的 PBS 冲洗切片 2×5 min。

⑦切片用乙酸酐处理,处理液含 0.25 mmol/L 乙酸酐,0.1 mmol/L 三乙醇胺,pH 8.0,振荡漂洗 2×5 min。

⑧在 37 ℃孵育切片后,杂交缓冲液冲洗(含 50% 去离子甲酰胺的 4×SSC)至少 10 min。
预杂交操作中的注意事项有以下几点。

①切片的通透化:切片的通透化是 RNA 原位杂交的关键步骤,特别对回顾性资料尤为重要。因固定液种类和固定时间不同,故需做最佳通透化条件的探索,包括蛋白酶 K 的浓度、作用时间等。

②乙酸酐:由于乙酸酐极不稳定,宜将乙酸酐在使用前加到三乙醇胺缓冲液中。

③1×SSC:150 mmol/L NaCl,15 mmol/L 柠檬酸钠,pH 7.2。

(3)杂交 杂交的具体操作步骤如下。

①制备杂交液:40% 去离子甲酰胺,10% 硫酸葡聚糖,1×Denhardt 液,0.02% Fieoll,0.02% 聚乙烯吡咯烷酮,10 mg/mL 去 RNA 酶的牛血清,2×SSC,10 mmol/L DTT,1 mg/mL 变性的剪切鲑鱼精子 DNA。

②切片沥干后用杂交缓冲液漂洗,并沿组织周边擦干,每张切片加探针杂交液 30 μL,加盖硅化盖片,将切片置于 95 ℃,10 min,使探针及 DNA 变性,然后迅速置于冰上 1 min,再将切片置于盛有 2×SSC 的湿盒内,42 ℃过夜(16～18 h)。

(4)杂交后漂洗 具体操作如下。

①2×SSC 液内振动,移除盖玻片。

②2×SSC 中 37 ℃处理 15 min,2 次。

③0.1×SSC 中 37 ℃振荡漂洗 30 min,2 次。

④为消除未杂交单股 cRNA 探针,在 37 ℃含 RNA 酶 A 的 NTE 缓冲液(500 mmol/L NaCl,10 mmol/L Tris,1 mmol/L EDTA,pH 8.0)中漂洗 30 min。

⑤1×SSC 中 37 ℃处理 15 min,2 次。

(5)显色 具体操作如下。

①用缓冲液 A(100 mmol/L Tris-HCl,150 mmol/L NaCl,pH 7.5)振荡漂洗 10 min,

2 次。

②滴加封闭液 40 μL(含 0.1 L% Triton X-100 和 2%正常羊血清的缓冲液 A,pH 7.5)。

③抖去封闭液,每张切片加酶标地高辛抗体 30 μL,湿盒内作用 2 h。

④用缓冲液 A 振荡漂洗 10 min,2 次。

⑤用缓冲液 B(100 mmol/L Tris-HCl,100 mmol/L NaCl,50 mmol/L MgCl₂,pH 9.5)孵育切片 10 min。

⑥在 10 mL 缓冲液 B 中加入 45 μL 硝基四氮唑蓝(NBT)和 35 μL 5-溴-4-氯-3-吲哚磷酸盐(BCIP)配成显色液,或用 1∶50 稀释的 NBT/BCIP 贮存液,每张切片加显色液 100 μL,置暗处显色 30 min 至 2 h,镜检其显色情况。

⑦显色后用缓冲液 C(10 mmol/L Tris-HCl,1 mmol/L EDAT,pH 8.0)漂洗切片,蒸馏水终止反应。

⑧用核固红或甲基绿复染 5 min,水洗,封片。

(6)结果 杂交阳性信号呈紫蓝色,细胞核呈红色或绿色。

9.6.2 原位 PCR 技术

原位 PCR 是将组织切片或细胞涂片中的核酸(DNA 或 RNA 均可以)片段在原位进行扩增,在扩增中掺入示踪剂,或扩增后再行原位杂交等,以观察基因表达等。但原位 PCR 应用最广的还是用来检测组织或细胞中的病原微生物,其敏感性比原位杂交有明显提高。

1. 直接法原位 PCR

直接法原位 PCR 的特点是使扩增产物直接携带标记分子,当样本进行 PCR 扩增时,标记分子就掺入扩增产物中,可用放射自显影、亲和组织化学等方法,检测扩增产物。直接法原位 PCR 的优点是操作简便,缺点是特异性较差,容易出现假阳性结果且扩增效率低。

2. 间接法原位 PCR

间接法原位 PCR 是目前应用最广泛的原位 PCR 方法,其反应体系与常规 PCR 相同,当 PCR 原位扩增结束后,再用原位杂交技术检测特异扩增产物。因此,间接法原位 PCR 步骤多,但它扩增效率高,特异性强。其主要步骤:样本固定、渗入、原位扩增、原位杂交及检测等。

石蜡切片间接法原位 PCR 操作步骤如下。

(1)组织样本经 10%福尔马林溶液固定,石蜡包埋,切 5 μm 厚切片贴于原位 PCR 载玻片上,载玻片先涂抹粘片剂。60 ℃烤片过夜。

(2)石蜡切片常规脱蜡至水。

(3)切片在 0.2 mol/L HCl 中处理 10 min。

(4)用 1~10 μg/mL 蛋白酶 K 消化组织,37 ℃ 10 min。

(5)切片用含甘氨酸 2 mg/mL 的 PBS 洗,终止蛋白酶 K 消化。PBS 洗 2 min。

(6)水洗,各级乙醇充分脱水,保留在无水乙醇中待检测。

(7)从无水乙醇取出切片,并使之充分干燥。

(8)切片滴加特异性序列引物 30 μL PCR 扩增反应液,覆盖硅化盖玻片,石蜡油封边。

(9)原位 PCR 仪金属块预热至 70 ℃,将切片放入,PCR 热循环,初次 94 ℃,变性 5 min,退火,延伸 90 s;然后 94 ℃,45 ℃,72 ℃各 1 min,30 次循环。

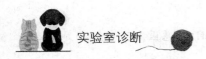

(10)氯仿洗去盖玻片,4%多聚甲醛后固定 10 min,各级乙醇充分脱水,充分干燥。

(11)切片上加地高辛标记的探针 30 μL 杂交液,98 ℃变性 10 min,－20 ℃退火 5 min,湿盒内置 42 ℃将切片温育过夜。

(12)载玻片浸入 2×SSC 洗涤 5～10 min,3 次;1×SSC 洗涤 5～10 min,3 次。

(13)缓冲液洗涤 10 min,3 次。

(14)加碱性磷酸酶标记的羊抗地高辛抗体复合物,37 ℃,在湿盒内温育 2 h。

(15)缓冲液洗涤 5 min,3 次。

(16)在 10 mL 缓冲液 B 中加入 45 μL 硝基四氮唑蓝(NBT)和 35 μL 5-溴-4-氯-3-吲哚磷酸盐(BCIP)配成显色液,或用 1∶50 稀释的 NBT/BCIP 贮存液,每张切片加显色液 100 μL,置暗处显色 30 min 至 2 h,镜检其显色情况。

(17)显色后用缓冲液 C(10 mmol/L Tris-HCl,1 mmol/L EDAT,pH 8.0)漂洗切片,蒸馏水终止反应。

(18)用核固红或甲基绿复染 5 min,水洗,水溶性封固剂(如甘油等)封片。

任务 9.7　流式细胞仪技术

流式细胞仪技术是 20 世纪 70 年代发展起来的一种利用流式细胞仪对细胞等生物粒子的理化及生物学特性(细胞大小、DNA/RNA 含量、细胞表面抗原表达等)进行定量、快速、客观多参数相关检测分析的新技术。它借鉴了荧光显微镜技术与血细胞计数原理,同时利用荧光染料、激光技术、单克隆抗体技术以及电子计算机技术的发展,大大提高了检测速度与统计精确性,而且从同一个细胞中可以同时测得多种参数。

流式细胞仪技术在生命科学中的应用,标志着细胞生物学、肿瘤学、免疫学、病理学、分子生物学等研究进入了细胞和分子水平,为从微观认识细胞及横向比较特征提供了精密、准确的方法和仪器。

9.7.1　流式细胞仪技术的基本原理

1. 流式细胞仪系统流程

流式细胞仪系统流程为:样本→激光系统→流动系统→信号处理系统→放大系统→计算机系统→结果打印。

2. 基本原理

流式细胞仪技术的原理是将特殊处理的细胞悬液经过一细管,同时用特殊光线照射,当细胞通过时,光线发生不同角度的散射,经检测器变为电讯号,再经电子计算机贮存分析后画出直方图等。这一方法每秒钟能分析 1 000～10 000 个细胞。选择不同的单克隆抗体及荧光染料,人们可以利用流式细胞仪同时测定一个细胞上的多种不同特征;如果对具有某种特征的细胞有兴趣,人们还可以利用流式细胞仪的分选功能将其分选出来,以便进一步培养、研究。流式细胞仪技术能进行多种细胞特征分析,包括细胞大小、胞浆的颗粒状态、细胞生长状态及所分布的细胞周期、核型倍体数与 DNA 含量、胞膜表面标记物变化及细胞内酶的含量等。

9.7.2　流式细胞仪技术在病理学中的应用

1. 免疫表型分析

(1)检测淋巴细胞亚群,监测细胞免疫状态　淋巴细胞是机体免疫系统功能最重要的大细胞群,在免疫应答过程中,末梢血淋巴细胞发育分化成为功能不同的亚群。当亚群的数量和功能发生异常时,就能导致机体免疫紊乱并产生病理变化。流式细胞仪可以同时检测一种或几种淋巴细胞表面抗原,将不同的淋巴细胞亚群区分开来,并计算出它们之间的比例,通过对病畜淋巴细胞各亚群数量的测定来监控其免疫状态,并指导治疗。

(2)疾病诊断　流式细胞仪可为疾病诊断提供直接的或支持诊断的依据。

(3)免疫调节　免疫调节包括细胞因子/受体的相互作用、供刺激分子受体/配体的相互作用等。

(4)发病机理分析　如肿瘤的发病与机体的免疫力低下及信号传递障碍有关。

(5)其他　白血病/淋巴瘤免疫分型黏附分子,TCR 多态性检测,肿瘤癌基因及抑癌基因蛋白产物的检测,耐药蛋白的分析,白血病/淋巴瘤免疫分型等。

2. DNA 含量及细胞周期分析

在细胞周期(G0、G1、S、G2、M)的各个时期,DNA 的含量随各时相呈现周期性的变化。通过核酸染料标记 DNA,并由流式细胞仪进行分析,可以得到细胞各个时期的分布状态,计算出 G0/G1%、S%及 G2/M%。了解细胞的周期分布及细胞的增殖活性。也可利用细胞周期蛋白(CYCLIN)、Ki67、核增殖抗原(PCNA)等,对细胞周期进行精确的分期即 G0、G1、S、G2、M,应用于肿瘤的早期诊断、肿瘤的良恶性判断、观察细胞的增殖状态及周期分布和疗效监测。

3. 定量分析

(1)检测细胞特异性标记物。流式细胞仪不但可以定性分析标记物,而且可以进行定量。用标记已知数量的荧光素分子的标准微球作参照,可以计算出每个细胞抗原决定簇的个数。

(2)CD4 绝对计数。

(3)CD34 绝对计数。

(4)可溶性物质(如细胞因子)的高通量定量检测。

4. 细胞功能分析

(1)吞噬功能试验。

(2)氧爆发试验。

(3)根据 T 淋巴细胞分泌细胞因子的不同将 CD4+ 或 CD8+ 分为介导细胞免疫的 I 型细胞和介导体液免疫的 II 型细胞。

(4)NK 细胞的肿瘤杀伤活性检测。

(5)血小板的黏附、聚集功能检测。

5. 细胞凋亡研究

(1)鉴别凋亡与坏死。

(2)测定凋亡率。

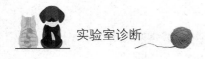

（3）研究凋亡触发机制。

6. 其他

（1）微生物快速鉴定及药敏试验。

（2）运用抗体进行血小板抗原基因型分型。

（3）死、活细胞鉴定。

9.7.3 样品的制备

1. 单细胞悬液的制备

（1）天然单细胞悬液样本　天然单细胞悬液样本包括血液细胞、胸腹水脱落细胞、各种检查获得的单细胞（如食管或宫颈脱落细胞、内镜刷检样品细胞、膀胱冲洗细胞等）。这些样本经简单处理后就可送检，例如血细胞检测需采用抗凝血，分选高纯度的淋巴细胞可先对淋巴细胞分离液进行预分离处理等。

（2）非单细胞悬液的样本　非单细胞悬液的样本，如体外单层培养细胞、实体组织、石蜡包埋组织等，需先分散成单细胞悬液才可送检。分散细胞的方法主要有 3 种：酶分散法、化学分散法和机械分离法。

①酶分散法。酶分散法最常用的是胰蛋白酶，需用无钙、镁的平衡盐溶液配制，一般使用 0.1%～0.5% 的溶液，常用 0.25% 的溶液。胰蛋白酶的主要作用是使细胞间蛋白质水解，使细胞相互离散，需要掌握好时间、温度、pH 等消化条件，使细胞损伤保持在最低限度。胰蛋白酶适用于消化细胞间质较少的软组织，如胚胎、上皮、肝、肾等组织，对传代培养细胞效果也很好。对于不同的组织，除胰蛋白酶外，还可以用胶原酶、胰肽酶 E、透明质酸酶或联合使用。胶原酶对胶原的消化作用很强，它仅对细胞间质有消化作用，适用于消化分离纤维性组织、上皮组织及癌组织。钙离子、镁离子和血清对胶原酶的消化作用无影响。胶原酶常用浓度为 200 U/mL 或 0.1～0.3 μg/mL。

②化学分散法。化学分散法最常用的化学分散剂是 EDTA，作用较胰蛋白酶缓和，其主要原理是将组织细胞间起粘连作用的钙、镁离子置换出来，从而达到细胞分散的目的。EDTA 与胰蛋白酶混合使用效果好，用无钙、镁的平衡盐溶液配制，常使用 0.02% 的溶液。

③机械分离法。机械分离法是使用镊子、剪刀或研磨器将组织破碎后，再用孔径约 70 μm 的尼龙网过滤收集细胞悬液。脑组织、部分胚胎组织以及一些肿瘤组织使用此法。

2. 样本的固定

流式细胞分析技术要选用新鲜样本，除低温保存和需要用活体细胞测量的情况外，一般需要对待测样本进行适当的固定，以保持待测成分的完整性及防止细胞自溶。根据测量参数的要求，应选用不同的固定方法（或固定剂）。对固定剂的一般要求包括：穿透性强，对荧光干扰小，对膜蛋白影响小。通常使用的固定剂有 3 种：甲醛、乙醇和丙酮。

进行 DNA 测量要求用新鲜样本，如不能立即测量，可用 70% 乙醇溶液固定后置 4 ℃ 冰箱内保存。DNA 测量一般不使用醛类固定剂，以避免对荧光的干扰。

进行细胞膜蛋白检测，是流式细胞仪技术检测的主要内容，包含检测 T 细胞亚群、白血病免疫分型、癌基因及抗癌基因的蛋白表达、多药耐药基因蛋白表达等。如待测蛋白位于膜表面，宜使用醛类固定剂（如多聚甲醛），而不宜采用醇类固定剂，因后者可导致膜上糖蛋白或脂蛋白的丢失,从而失去标记位点。如待测蛋白位于细胞内,则可使用醇类固定剂。

3. 样本染色

利用流式细胞仪技术检测细胞成分时,多需要对待测成分进行荧光染色。常用的荧光染料有 20 余种,其中包括抗生素类的光辉霉素(mithramycin,MI)和色霉素(chromo-mycin,CH),Feulgen 型试剂吖啶黄素(acriflavine),核酸插入剂溴化乙啶(ethidium bromide,EB)与碘化丙啶(propidium iodide,PI)等。

如果待测细胞成分与某种荧光染料有特异性亲和力,则可用该染料直接染色,例如用 PI 或 EB 进行 DNA 染色。

在检测膜抗原时,则需要有识别待测膜抗原的特异性抗体。识别膜抗原的第一抗体多选用单克隆抗体。根据使用的第一抗体是否标记荧光染料,可分为直接免疫荧光标记法和间接免疫荧光标记法。

(1)直接免疫荧光标记法　取一定量细胞(约每毫升 1×10^6 个细胞),在每一管中分别加入 50 μL 的 HAB,并充分混匀,于室温中静置 1 min 以上;再直接加入连接有荧光素的抗体进行免疫标记反应(如做双标或多标染色,可把几种标记有不同荧光素的抗体同时加入)。孵育20～60 min 后,用 PBS(pH 7.2～7.4)洗 1～2 次,加入缓冲液重悬,上机检测。本方法操作简便,结果准确,易于分析,适用于同一细胞群多参数同时测定。虽然直接标记抗体试剂成本较高,但减少了间接标记法中较强的非特异荧光的干扰,因此更适用于临床样本的检测。

(2)间接免疫荧光标记法　取一定量的细胞悬液(约每毫升 1×10^6 个细胞),先加入特异的第一抗体,待反应完全后洗去未结合抗体;再加入荧光标记的第二抗体,生成抗原－抗体－抗抗体复合物,以流式细胞仪检测其上标记的荧光素被激发后发出的荧光。本方法费用较低,二抗应用广泛,多用于科研样本的检测。但由于二抗一般为多克隆抗体,特异性较差,非特异性荧光背景较强,易影响实验结果,所以样本制备时应加入阴性或阳性对照。另外,由于间接免疫荧光标记法步骤较多,增加了细胞的丢失,故不适用测定细胞数较少的样本。

任务9.8　激光扫描共聚焦显微镜检查技术

激光扫描共聚焦显微镜又称黏附式细胞仪,是新型激光扫描显微成像系统,可对细胞内部非侵入式光学断层扫描成像。目前,激光扫描共聚焦显微镜可测定细胞内 DNA、RNA、骨架蛋白、细胞内 pH、Ca^{2+} 的浓度、过氧化物、细胞间通信等,是现代细胞生物物理学研究不可缺少的工具。

9.8.1　样品荧光标记前的预处理

激光扫描共聚焦显微镜可以检测的样品种类很多,在生物医学研究领域主要包括组织和细胞。

1. 组织切片样本的制备

(1)活的组织切片不需要固定,用于观察或测定组织具有活性状态下的一些生理指标,如脑组织中 Ca^{2+} 分布、pH 变化、细胞死亡比例等。

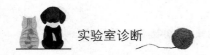

（2）冷冻切片常用于免疫荧光标记和检测，具有荧光背景低、杂质干扰少等优点。

（3）固定组织切片样品易于保存，可进行多种操作，在保持观察样品结构完整和达到实验目的的前提下，切片的厚度越薄越好。

2. 细胞样本的制备

（1）贴壁生长细胞　贴壁生长细胞上机检测时细胞必须是单层贴壁状态。

①单纯对单个细胞进行形态学观察、三维重建、荧光定位、膜流动性等检测时，细胞宜接种得稀疏一些，这样可使细胞充分伸展，显示应有的形态和结构。

②需要统计细胞内某物质含量的高低或动态变化过程时，细胞宜接种得密集一些，一般为 10^5 个/cm^2，让细胞布满视野但相互间又有空隙。但要注意最好不要连接成片，否则会造成实验结果分析困难，甚至影响定量检测结果。

（2）悬浮细胞　悬浮细胞样本的制备步骤如下。

①在试管中完成样品前处理。

②调节合适的细胞浓度。

③将细胞悬液滴于载玻片上。

④加盖玻片，使样品封于载玻片和盖玻片之间。

⑤上机测定。

3. 激光扫描共聚焦显微镜需准备的器皿和要求

激光扫描共聚焦显微镜常用的器皿有盖玻片、载玻片、Petri 皿等。所有器皿要干净，无干扰荧光。

（1）盖玻片、载玻片　盖玻片和载玻片的价格便宜，易得，使用方便，适用于多种样品观测。

（2）Petri 皿　Petri 皿尤其适合细胞样品观测，常用的洗涤方法如下。

①自来水冲洗，如果内有贴壁细胞，应用酶先充分消化。

②用中性清洁剂清洗。

③置次强酸洗液中浸泡 6～10 h。

④自来水冲洗，蒸馏水浸泡过夜。

⑤置干燥箱中 40 ℃，烘干备用。

⑥使用前紫外线照射 30～120 min。

9.8.2　用荧光探针标记样品

样品预处理完后，用荧光探针对待研究物质进行标记，标记物在相应波长激光的激发下发出荧光，用仪器检测，荧光强度的高低反映出这种物质含量的多少。

1. 荧光标记的方式

通常荧光标记有直接标记法和免疫荧光法两种方式。

（1）直接标记法　样本与荧光探针（或其衍生物）直接作用，使样品具有可以检测的特异荧光，此为直接标记法。大部分直接标记活细胞的荧光探针都是这一类。

（2）免疫荧光法　荧光探针首先将某些特定分子标记，这些特定分子再与细胞作用，荧光探针随这些特定分子进入细胞，并结合在靶分子或靶位点上，通过检测细胞内荧光强度和位点，达到检测细胞内靶分子的目的，此为免疫荧光法。

2. 荧光探针的贮存、配制

(1)如果购进的荧光探针是固体状,则固体状态保存。

(2)荧光探针一般情况下需要在避光低温(－20 ℃以下)条件下保存。

(3)荧光探针不能反复冻融,否则容易失效。

(4)工作液应现用现配。

(5)荧光探针的操作均需避光进行。

(6)配制贮存液时,常用的溶剂如甲醇、乙醇、生理盐水等,应根据所用探针选择适当的溶剂,贮存液中荧光探针的浓度一般在 10～1 000 μmol/L。

附录

实验室诊断参考值

血液学

	犬	猫
细胞压积(PCV)/%	37.0～55.0	24.0～45.0
血细胞比容(HCT)	29.8～57.5	25.8～41.8
血红蛋白(Hb)/(g/dL)	12.4～19.1	8.5～14
红细胞计数(RBC)/(10^6/μL)	5.2～8.06	4.95～10.53
白细胞计数(WBC)(10^3)	5.4～15.3	3.8～19
总蛋白(TPP)/(g/dL)	5.8～7.2	5.7～7.5
红细胞平均容积(MCV)/fL	62.7～72	36～50
红细胞平均血红蛋白量(MCH)/pg	22.2～25.4	12.2～16.8
红细胞平均血红蛋白浓度(MCHC)/(g/dL)	34～36.6	32.4～35.2
网状细胞/%	0～1.5	0.2～1.6
红细胞直径/μm	6.7～7.2	5.5～6.3
红细胞寿命/d	100～120	66～78
粒细胞与红细胞的比率(M∶E)	(0.75～2.5)∶10	(0.6～3.9)∶10
血小板/(10^3/μL)	160～525	160～660
黄疸指数	2～5	2～5
纤维蛋白原/(mg/dL)	200～400	150～300
红细胞分布宽度(RDW)	12.2～14.9	14.1～18.4
血浆凝固时间(PCT)	0.182～0.416	0.179～0.916
血小板平均容积(MPV)	6.6～10.9	10.0～15.5
血小板分布宽度(PDW)	14.5～16.0	14.4～17

白细胞计数和分类——绝对数/μL(总数的百分比)

	犬	猫
杆状嗜中性粒细胞	0～150(0～1)	0～190(0～1)

224

	犬	猫
分叶嗜中性白细胞	2 750～12 850(51～84)	1 290～15 950(34～84)
淋巴细胞	430～5 800(8～38)	260～11 400(7～60)
单核细胞	50～1 400(1～9)	0～950(0～5)
嗜酸性粒细胞	0～1 400(0～9)	0～2 300(0～12)
嗜碱性粒细胞	很少(0～1)	0～400(0～2)

血凝/s

	犬	猫
PT	6～8.4	8.7～10.5
PTT	11.0～17.4	12.3～16.7
TT	4.3～7.1	5.6～9.0

生化特性——血清

	犬	猫
白蛋白(ALB)/(g/dL)	2.6～4.0	2.6～4.3
碱性磷酸酶(ALP)/(U/L)	3～60	3～61
丙氨酸转氨酶(ALT)/(U/L)	4～91	13～75
淀粉酶(AMYL)/(U/L)	220～1 070	400～1 590
总胆红素(TBil)/(mg/dL)	0～0.7	0～0.6
血尿素氮(BUN)/(mg/dL)	7～26	10～30
钙总计/(mg/dL)	9.6～11.6	9.3～11.7
肌酸酐/(mg/dL)	0.6～1.4	0.8～2.0
肌酸激酶(CK)/(IU/L)	36～155	21～275
葡萄糖/(g/dL)	79～126	63～132
磷(PHOS)/(mg/dL)	2.5～6.2	2.9～7.7
总蛋白(TP)/(g/dL)	5.8～7.9	6.1～8.8
尿酸/(mg/dL)	0～0.6	0～0.2
钠(Na^+)/(mN/L)	146～156	151～161
钾(K^+)/(mN/L)	3.8～5.1	3.5～5.1
氯(Cl^-)	109～122	117～129
总 CO_2/(mmol/L)	17～27	13～25
阴离子隙	8～19	9～21
同渗重摩/(mOsm/L)——计算值	289～313	299～327

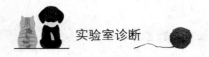
其他的血清化学性质

	犬	猫
氨/(pg/dL)	19～20	—
氨耐受/(μg/dL)	＜200	＜300
天冬氨酸转氨酸 AST(SGOT)(IU/L)	＜105	＜51
直接胆红素	0～0.4	0～0.2
30 min BSP 保留率	0～5%	—
胆固醇/(mg/dL)	125～300	95～130
γ-谷氨酰转肽酶(GGT)	0～2.26	—

其他的酸碱性/电解质

	犬	猫
pH	7.31～7.53	7.32～7.44
p_{O_2} mmHg 动脉	85～95	—
静脉	35～40	35～40
p_{CO_2} mmHg 动脉	29～36	
静脉	35～44	38～46
HCO_3^- (mN/L)	25～35	24～34
剩余碱(mN/L)	0～6	−5～2
镁(mg/dL)	1.7～2.9	

尿检分析

	犬	猫
比重	1.001～1.070	1.001～1.080
pH	5.5～7.5	5.5～7.5
体积/[mL/(kg·d)]	24～41	22～30
白细胞(每 HPF)	0～5	0～5
红细胞	0～5	0～5
管型(每 HPF)	0	0
葡萄糖/酮	0	0
胆红素	0	0
肌酸酐/(mg/dL)	100～300	110～280
尿素氮/[mg/(kg·24 h)]	140～2 302